ANESTHESIA AND BRAIN FUNCTION

麻醉与脑功能

主 编 吴 祥 曹云飞 刘 琳
副主编 盛芝仁 周东升 崔 巍

U0295927

上海交通大学出版社
SHANGHAI JIAO TONG UNIVERSITY PRESS

内容提要

随着年龄的增加,人的脑功能也处在动态的减退过程中,具体表现为记忆力、执行力和理解力的下降。而经历创伤或外科手术、麻醉药物的暴露,对患者的脑功能也是一个较大的打击。

本书对受到密切关注的麻醉与脑功能展开了详细的阐述,从麻醉医生的视角对围术期脑功能变化的原因进行探讨,锁定大脑的生理、全身麻醉的作用机制、麻醉与脑功能的关系以及睡眠与觉醒等内容,希望能为脑科学研究者及临床医生提供新颖的理念,推动我国脑科学的发展。

图书在版编目(CIP)数据

麻醉与脑功能 / 吴祥,曹云飞,刘琳主编 . — 上海 : 上海交通大学出版社,2022.7
ISBN 978 - 7 - 313 - 26102 - 1

Ⅰ.①麻… Ⅱ.①吴…②曹…③刘… Ⅲ.①麻醉-影响-大脑-功能-研究 Ⅳ.①R322

中国版本图书馆 CIP 数据核字(2021)第 245894 号

麻醉与脑功能

MAZUI YU NAOGONGNENG

主　　编：吴　祥　曹云飞　刘　琳
出版发行：上海交通大学出版社　　　　地　　址：上海市番禺路 951 号
邮政编码：200030　　　　　　　　　　电　　话：021 - 64071208
印　　刷：上海景条印刷有限公司　　　经　　销：全国新华书店
开　　本：710mm×1000mm　1/16　　印　　张：17.5
字　　数：315 千字
版　　次：2022 年 7 月第 1 版　　　　　印　　次：2022 年 7 月第 1 次印刷
书　　号：ISBN 978 - 7 - 313 - 26102 - 1
定　　价：68.00 元

编 委 会

徐笑笑　　宁波大学医学院附属医院

马千里　　宁波大学医学院附属医院

翁明娜　　宁波大学医学院附属医院

周燕妮　　宁波大学医学院附属医院

徐　倩　　宁波大学医学院附属医院

姚　琴　　宁波市康宁医院

周东升　　宁波市康宁医院

李双月　　上海市虹口区江湾医院

孙中民　　宁波大学附属李惠利医院

周雪飞　　浙江大学医学院第一附属医院北仑分院,北仑区人民医院

王龙飞　　浙江大学医学院第一附属医院北仑分院,北仑区人民医院

裴晴晴　　浙江大学医学院第一附属医院北仑分院,北仑区人民医院

吴友华　　浙江大学医学院第一附属医院北仑分院,北仑区人民医院

张细明　　浙江大学医学院第一附属医院北仑分院,北仑区人民医院

盛柳芳　　宁波大学附属人民医院

倪红艳　　泗阳县人民医院

陈　正　　镇江市第一人民医院

陈益君　　宁波市第一医院

周跃峰　　宁波市北仑区第三人民医院

前　言

2015年，中国科学院神经科学研究所首次宣布"中国脑计划"；2016年11月，蒲慕明院士宣布"基于认知方面的神经机制的基础研究"是"中国脑计划"的三大支柱之一；2018年5月，中国成立了南北两个大脑科学研究中心，标志着我国脑科学的研究将朝着更高的目标迈进，对开展脑功能研究的工作者也提出了更高的要求；2021年9月，科技部正式发布科技创新2030"脑科学与类脑研究"重大项目申报指南，主要包含脑疾病诊治、脑认知功能的神经基础、脑机智能技术等研究，至此，中国脑计划历时6年多的筹划全面启动。

脑科学研究是21世纪生命科学探索的终极目标之一，也是麻醉学所要解开的一大谜团。全麻作为一个完全可控又可逆的特殊脑功能状态，也为脑功能的研究提供了极佳的条件和突破口。而作为全麻状态的驾驭者，麻醉工作者虽然能轻松地让患者在清醒和无意识之间转换，但其实一直不清楚全麻的具体作用机制，并处于"知其然而不知其所以然"的尴尬境地。更不容忽视的是，全麻除了对意识具有可逆性影响外，还可引起记忆及认知等脑功能异常（如术后认知功能障碍），这同样是麻醉及相关的脑科学研究工作者探索的重要内容。

对人类脑功能的研究，我们还处于不断的探索之中。手术前患者尤其是老年患者，可能存在的一些基础疾病如阿尔茨海默病、陈旧性脑梗死、帕金森病等神经系统疾病，这些基础疾病加上外科疾病本身的打击，使老年患者的脑功能处于更加脆弱的状态。通过对围术期老年患者的随访、评估，建立老年患者围术期样本库，有利于制订术前脑功能评价标准，建立早期脑功能异常预警体系，并提出针对性的干预方法，这将有利于改善老年患者的预后，提高老年患者的生活质量。

本书锁定大脑的生理、全身麻醉的作用机制、麻醉与脑功能的关系以及睡眠与觉醒等内容，为脑科学研究者及临床医生提供更新的理念，推动我国脑科学的发展。由于编者认知水平有限，编写仓促，存在的缺点和错误之处请读者不吝赐教。

本书在编写过程中得到许多临床一线医师及科研人员的支持和关心，还得到了宁波大学医学院附属医院的大力支持，以及浙江省自然基金等基金项目的资助，在此一并致谢。

2021 年 11 月

目　录

第一章　脑功能概述

第一节　大脑的概念及重要性

一、大脑的概念

大脑(brain)包括端脑和间脑。端脑是脊椎动物脑的高级神经系统的主要部分,由左右两个半球组成,在人类中是脑的最大部分,是控制运动、产生感觉及实现高级脑功能的高级神经中枢。脊椎动物的端脑在胚胎时是神经管头端薄壁的膨起部分,以后发展成大脑两半球,主要包括大脑皮质、大脑髓质和基底核等三个部分。大脑皮质覆盖于端脑表面的灰质主要由神经元的胞体构成。皮质的深部由神经纤维形成的髓质或白质构成。髓质中又有灰质团块即基底核,纹状体是其中的主要部分。间脑位于中脑之上,尾状核和内囊的内侧,包含丘脑、丘脑上部、丘脑下部、丘脑底部和丘脑后部5个部分。

二、大脑的重要性

研究表明,认知过程与心理活动的产生是大脑左右两侧半球相互交流、共同协作的结果。早在100多年前,人们就认识到幼年脑组织损伤后,动作行为的可恢复潜力很大。发育阶段的大脑具有较强的可塑性,受损后具有较强的再塑能力。人脑中有多达2000亿个脑细胞、可储存大约1000亿条信息,思想每小时游走300多里、拥有超过1百兆的交错线路、平均每24小时产生4000种思想,是世界上最精密、最灵敏的器官。研究发现,脑中蕴藏着无数待开发的资源,而一般人对脑力的运用不到5%,剩余待开发的部分是脑力与潜能表现优劣与否的关键。

大脑是人类最关键的、最重要的器官,大脑开发的程度决定人的能力。现在医学上已采用脑死亡来确定一个人的最终死亡,充分证明了大脑的重要性与不可替代性。

第二节　大脑组织结构及分区

一、脑的外部结构

脑的外部结构包括头皮、颅骨和脑膜。头皮是被覆在头颅穹隆部的软组织,按位置可分为额顶枕部和颞部。额顶枕部的头皮从外向内依次是 5 层结构:皮肤、皮下组织、帽状腱膜、腱膜下组织、骨膜。颞部的头皮从外向内依次是 6 层结构:皮肤、皮下组织、颞浅腱膜、颞深、颞肌、骨膜。

人类的大脑柔嫩,完全依靠颅骨保护。颅骨由 23 块骨组成,能支持和保护脑等重要器官。除下颌骨和舌骨外,各骨之间都以接缝或软骨相连,属于不活动的连结。颅骨可分为脑颅骨和面颅骨,前者围成颅腔,后者构成眼眶、鼻腔和口腔的骨性支架,下颌骨通过与颞骨组成下颌关节而具有活动性。另外,还有游离的骨块即舌骨。颅骨由脑颅和面颅两部分组成。脑颅骨分为颅盖骨和颅底骨。

(1)颅盖骨:由外板、板障及内板组成,包括额骨、顶骨、枕骨、颞骨及部分颧骨和蝶骨大翼,经冠状缝、矢状缝、"人"字缝和鳞状缝连接在一起。颅盖骨的内面凹陷,压迹为脑回、蛛网膜粒、静脉窦及脑膜血管压迹构成。

(2)颅底骨:颅底内面高低不平,由前至后以蝶骨嵴和岩骨嵴为界,形成三级阶梯状的结构,分别称为前、中、后颅窝。

脑表面还有三层被膜(即脑膜)覆盖,由外向内依次是硬脑膜、蛛网膜和软脑膜。

二、脑的主要结构及功能

人脑由大脑、间脑、小脑和脑干所构成。大脑从位置上可分为额叶、顶叶、颞叶、枕叶及岛叶五部分。大脑包括左右大脑半球,在人类为脑的最大部分,是控制运动、产生感觉及实现高级脑功能的高级神经中枢。大脑由约 140 亿个细胞构成,重约 1400 克,大脑皮质厚度为 2～3 毫米,总面积约为 2200 平方厘米。人脑中的主要成分是脑组织、脑脊液和血液,大脑虽只占人体体重的 2%,但耗氧量达全身耗氧量的 25%,血流量占心脏输出血量的 15%,一天内流经脑的血液约为 2000升。脑消耗的能量若用电功率表示相当于 25 瓦特。左右大脑半球有各自被称为侧脑室的腔隙。侧脑室与间脑的第三脑室,以及小脑和延脑及脑桥之间的第四脑室之间有孔道连通。脑室中的脉络丛产生的液体称为脑脊液(见图 1－1)。

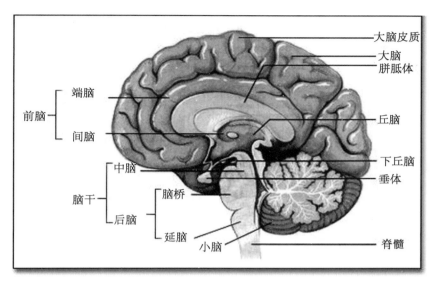

图 1 - 1 大脑组织结构示意图

（一）大脑

大脑的断面分为灰质与白质。大脑的灰质是指表层数厘米厚的被称为大脑皮质的一层，大脑灰质是神经细胞聚集的部分，含有复杂的回路，是思考等活动的中枢。相对大脑灰质的白质又称为大脑髓质。

1. 大脑半球各脑叶的位置、结构和主要功能

（1）额叶（frontal lobe）：也叫前额叶，位于中央沟前方（见图 1 - 2）。在中央沟和中央前沟之间为中央前回。在其前方有额上沟和额下沟，被两沟相间的是额上回、额中回和额下回。额下回的后部有外侧裂的升支和水平分支，分为眶部、三角部和盖部。额叶前端为额极。额叶底面有眶沟界出的直回和眶回，其最内方的深沟为嗅束沟、容纳嗅束和嗅球。嗅束向后分为内侧和外侧嗅纹，其分叉所围成的三角区称为嗅三角，也称为前穿质，前部脑底动脉环的许多穿支血管由此入脑。在额叶的内侧面，中央前、后回延续的部分，称为旁中央小叶。额叶负责思维、计划，与个体的需求和情感相关。

（2）顶叶（parietal lobe）：大脑顶叶在背外侧面，其前方以中央沟为界，下方以大脑外侧裂为界，后方以自顶枕裂的上端至枕前切迹所作的一条虚线为界。其内侧面位于扣带沟之上。顶叶的背外侧面有与中央沟平行的中央后沟，此沟的后部有一条前后方向走行的顶间沟，这两条沟将顶叶分为三部分：中央沟与中央后沟之间有中央后回，顶间沟以上的部分叫顶上小叶，顶间沟以下的部分叫顶下小叶。顶下叶又分为缘上回和角回。大脑顶叶有感觉中枢和其他许多重要区域。顶叶受到

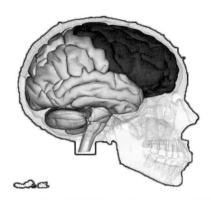

图 1-2　额叶的位置和结构(右上深色区域)

损害,可出现大脑皮质性异常感觉或感觉障碍、运用不能(失用症)、失读症、病灶对侧同向性下象限偏盲、空间定位障碍等。

(3)颞叶(temporal lobe):位于外侧裂下方,由颞上、中、下三条沟分为颞上回、颞中回、颞下回。隐藏在外侧裂内的是颞横回。在颞叶的侧面和底面,在颞下沟和侧副裂间为梭状回,侧副裂与海马裂之间为海马回,围绕海马裂前端的钩状部分称为海马沟回。颞叶的前部为精神皮质,人类的情绪和精神活动不但与眶额皮质有关,与颞叶也大有关系。海马与记忆有关。

(4)枕叶(occipital lobe):大脑以顶枕沟至枕前切迹的连线为前界,枕极为后端的脑叶。枕叶比较小,是大脑半球后端的部分,分为背外侧面、内侧面和底面(小脑幕面)。枕叶为视觉皮质中枢,枕叶病损时不仅发生视觉障碍,而且出现记忆缺陷和运动知觉障碍等症状,但以视觉症状为主。

(5)岛叶(insula):又称脑岛,也称瑞尔氏(Reil)岛,位于外侧沟底,借其周围的环状沟与额、颞、顶叶分界。岛叶的尖部称岛阈,余部被斜行的中央岛沟分为后方的岛长回,前方的部分分为 3 或 4 个岛短回。藏于大脑外侧沟深部的脑叶,被顶叶、额叶、颞叶所覆盖,其功能可能与内脏自主神经等有关。

2.大脑半球深部结构

大脑深部结构有基底节、内囊和间脑。

(1)基底节:全称为基底神经节,又称基底核,为大脑半球白质内的灰质核团,由于其位置靠近脑底,故称基底节,包括纹状体(含尾状核和豆状核)、杏仁核簇和屏状核。豆状核又分为壳和苍白球两部分。在种系发生上,尾状核及壳出现较晚且起源于端脑,称为新纹状体;苍白球出现较早,且起源于间脑,称为旧纹状体。纹状体是锥体外系的中枢之一,与躯体运动功能有关。杏仁核簇是基底核中发生最古老的部分,又称古纹状体,是边缘系统的一个重要结构。基底核包含两大回路,分别成为直接通路(direct pathway)和间接通路(indirect pathway)。它们是皮质-基底核-丘脑回路的两大部分。

(2)内囊:位于背侧丘脑、尾状核、豆状核之间,由上行的感觉纤维和下行的运动纤维构成。在脑的水平切面上呈"＞＜"状,分为内囊前肢、内囊后肢、内囊膝三部分。①内囊前肢:位于背侧丘脑与尾状核头部之间。②内囊后肢:位于背侧丘脑与豆状核之间,主要有皮质脊髓束、脊髓丘脑束、视辐射等纤维束通过。③内囊膝:位于内囊前肢和内囊后肢交汇处,有皮质核束通过。一侧内囊受损,可致对侧肢体深浅感觉丧失、骨骼肌瘫痪等症状。当内囊损伤广泛时,患者会出现偏身感觉丧失(丘脑中央辐射受损),对侧偏瘫(皮质脊髓束、皮质核束受损)和偏盲(视辐射受损)的"三偏"症状。

(3)间脑:位于中脑之上,尾状核和内囊的内侧。间脑一般被分成丘脑、丘脑上部、丘脑下部、丘脑底部、和丘脑后部五部分。丘脑是间脑中最大的卵圆形灰质核团,位于第三脑室的两侧,左、右丘脑借灰质团块(称中间块)相连。丘脑被丫形的白质板(称内髓板)分隔成前、内侧和外侧三大核群。丘脑的核团及其纤维间联系如下:①丘脑前核位于丘脑前结节的深方,它接受发自乳头体的乳头丘脑束,发出纤维投射至扣带回。②丘脑内侧核接受丘脑其他核的纤维,发出纤维投射到额叶前部皮质。③丘脑外侧核又分为较小的背侧部和较大的腹侧部。背侧部接受丘脑其他核团纤维,发出纤维至顶叶皮质。腹侧部与脊髓、脑干以及小脑有广泛联系。丘脑底部是中脑被盖与背侧丘脑的过渡区,其中有丘脑底核和Forel氏区。接受苍白球和皮质运动区的纤维,发出纤维到红核、黑质及中脑的被盖。丘脑后部位于丘脑后外侧的下方,包括内侧膝状体、外侧膝状体和丘脑枕。内侧膝状体接受外侧丘系的听觉纤维,发出纤维组成听辐射,投射至颞叶皮质听区。外侧膝状体接受视束的纤维,发出纤维称视辐射,投射到枕叶皮质。丘脑枕的深方为枕核,它接受内、外膝状体核发出的纤维,发出纤维至顶下小叶、枕叶和颞叶后部的皮质。丘脑上部位于第三脑室顶部周围。它包括左右三角、连合以及后方的松果体。起于嗅觉中枢的丘脑髓纹,止于三角的灰质,自灰质发出纤维到脑干的内脏运动核。故丘脑上部与嗅觉内脏反射有关。丘脑下部有两个特点:一是神经细胞不多,但联系复杂而广泛;二是除了一般神经元外,还含有内分泌神经元,它具有普通神经元的特点,又具有内分泌细胞合成激素的功能。丘脑下部的体积很小,但它却控制着机体多种重要功能活动。

两侧大脑皮质之间有许多连合纤维,在哺乳类动物中最大的连合纤维结构是胼胝体;进化愈高等则胼胝体愈发达,人类的胼胝体估计含有 100 万根纤维。有人观察到,当在犬的身体一侧皮肤上给予刺激,并与食物或酸防御性唾液分泌反射相结合形成条件反射后,则另一侧皮肤相应部位的机械刺激也自然具有阳性的条件反射效应。如果事先将该动物的胼胝体切断,则这种现象就不能出现。

（二）小脑

小脑位于大脑半球后方,覆盖在脑桥及延髓之上,横跨在中脑和延髓之间。它由胚胎早期的菱脑分化而来,是脑 6 个组成部分中仅次于大脑的第二大结构。小脑的外部形态－中部狭窄称小脑蚓,两侧膨大部称小脑半球,小脑下面靠小脑蚓两侧小脑半球突起称小脑扁桃体。

小脑的分叶:①按形态结构和进化可分为绒球小结叶(原小脑或古小脑,flocculonodular lobe),小脑前叶(旧小脑,anterior lobe),小脑后叶(新小脑,posterior lobe)。②按机能可分为前庭小脑(原小脑或古小脑,archicerebellum),脊髓小脑(旧小脑,paleocerebellum),大脑小脑(新小脑,neocerebellum)。

小脑的纤维联系和功能:①前庭小脑调整肌紧张,维持身体平衡。②脊髓小脑控制肌肉的张力和协调。③大脑小脑影响运动的起始、计划和协调,包括确定运动的力量、方向和范围。

（三）脑干

脑干(brainstem)是脑的一部分,位于大脑的下面,脑干的延髓部分下连脊髓,呈不规则的柱状形。脑干由延髓、脑桥、中脑三部分组成。脑干上面连有第 3～12 对脑神经,脑干内的白质由上、下行的传导束,以及脑干各部所发出的神经纤维所构成,是大脑、小脑与脊髓相互联系的重要通路。脑干内的灰质分散成大小不等的灰质块,叫"神经核"。神经核与接受外围的传入冲动和传出冲动支配器官的活动,以及上行下行传导束的传导有关。此外,在延髓和脑桥里有调节心血管运动、呼吸、吞咽、呕吐等重要生理活动的反射中枢。若这些中枢受损伤,将引起心搏、血压的严重障碍,甚至危及生命。

（1）延髓(medulla)。延髓居于脑的最下部,与脊髓相连。其主要功能为控制呼吸、心跳、消化等。

（2）脑桥(pons)。脑桥位于中脑与延脑之间。脑桥的白质神经纤维,通到小脑皮质,可将神经冲动自小脑一半球传至另一半球,使之发挥协调身体两侧肌肉活动的功能。

（3）中脑(midbrain)。中脑位于脑桥之上,恰好是整个脑的中点。中脑是视觉与听觉的反射中枢,凡是瞳孔、眼球、肌肉等活动,均受中脑的控制。

（四）嗅脑、边缘系统和脑室

（1）嗅脑。位于脑的底面，包括嗅球、嗅束和梨状皮质。分成外侧嗅区和内嗅区，前者为一级嗅区，与嗅觉感知有关，后者为二级嗅皮质，与嗅觉冲动和其他冲动的整合功能有关。

（2）边缘系统。高等脊椎动物中枢神经系统中由古皮质、旧皮质演化成的大脑组织以及和这些组织有密切联系的神经结构和核团的总称。古皮质和旧皮质是被新皮质分隔开的基础结构。边缘系统的重要组成包括，海马结构、海马旁回及内嗅区、齿状回、扣带回、乳头体以及杏仁核。上述结构通过帕兹环（Papez 环路）相互联系，并与其他脑结构（新皮质、丘脑、脑干）有广泛联系，所以边缘系统的作用是使中脑、间脑和新皮质结构之间发生信息交换。通过与下丘脑及自主神经系统的联系，边缘系统参与调解本能和情感行为，其作用是自身生存和物种延续。此外，海马结构还对学习过程和记忆发挥着突出的作用。因此，如果海马结构或与之功能联系的结构受损，则导致遗忘综合征，其病变部位不同，产生的记忆障碍形式也不同。边缘系统皮质的血液供应是十分特殊的，其血供既由穿通动脉又由软脑膜动脉供应，而静脉回流既流入脑浅表静脉，亦注入脑深部静脉。

边缘系统的功能主要是调节内脏活动、调节中枢神经系统内的感觉信息、影响或产生情绪、引起睡眠活动、参与学习和记忆活动。

（3）脑室。脑内部的腔隙称为脑室。在大脑两个半球内有侧脑室，间脑内有第3脑室；小脑和延脑及脑桥之间有第4脑室，各脑室之间有小孔和管道相通。脑室中的脉络丛产生脑脊液。脑脊液在各脑室与蛛网膜下腔之间循环，如脑室的通道发生阻塞，则脑室中的脑脊液越来越多，并扩大形成脑积水。

三、脑的 Brodmann 分区

（一）Brodmann 分区

Brodmann 分区是一个根据细胞结构将大脑皮质划分为一系列解剖区域的系统，也是最为主流的一种大脑分区方法，它是由德国神经学家 Brodmann 提出（见图 1-3）。他的分区系统包括每个半球的 52 个区域，其中一些区域今天已经被细分，例如 23 区被分为 23a 和 23b 区等。

神经解剖学中所谓细胞结构（cytoarchitecture），是指在染色的脑组织中观察到的神经元的组织方式。Brodmann 将人类的大脑皮质分为 43 个区域。这些区域用数字 1～51 进行标记。其中 12～16 及 48～51 并未出现在分区图中，表示潜在分区。潜在分区的意思是这些分区经常出现在一些哺乳类动物的脑结构中，但是在人脑结构中尚未完全被确定（见图 1-4 及表 1-1）。

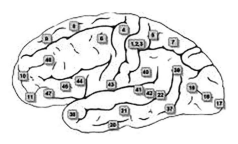

图 1 - 3　大脑半球外侧面的 Brodmann 分区

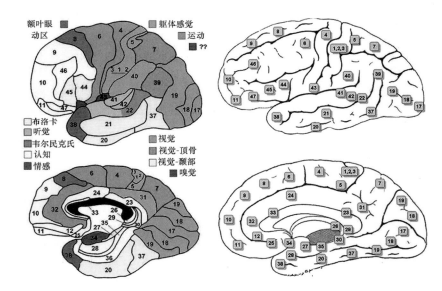

图 1 - 4　大脑 Brodmann 分区示意图

表 1 - 1　大脑 Brodmann 分区数字及名称标识

分区	名字	中文名	分区	名字	中文名
1	somatosensory cortex	体感皮质	26	ectosplenial area	压外区
2	somatosensory cortex	体感皮质	28	posterior entorhinal cortex	后内嗅皮质
3	somatosensory cortex	体感皮质	29	retrosplenial cingular cortex	压后扣带皮质
4	primary motor cortex	初级运动皮质	30	part of cingular cortex	扣带皮质的一部分

（续表）

分区	名字	中文名	分区	名字	中文名
5	somatosensory association cortex	体感联合皮质	31	dorsal posterior cingular cortex	背侧后扣带皮质
6	pre-motor and supplementary motor cortex	前运动皮质	32	dorsal anterior cingulate cortex	背侧前扣带皮质
7	somatosensory association cortex	体感联合皮质	34	anterior entorhinal cortex（on the parahippocampal gyrus）	前嗅皮质（位于海马旁回）
8	includes frontal eye field	包括额叶眼动区	35	perirhinal cortex（on the parahippocampal gyrus）	旁嗅皮质（位于海马旁回）
9	dorsolateral prefrontal cortex	背外侧前额叶皮质	36	parahippocampal cortex（on the parahippocampal gyrus）	海马旁皮质
10	frontopolar area（most rostral part of superior and middle frontal gyri）	额极区（上额回和中额回最前侧的部分）	37	fusiform gyrus	梭状回
11	orbitofrontal area（orbital and rectus gyri, plus part of the rostral part of the superior frontal gyrus）	眶额区（眶回,直回和上额回前侧的一部分）	38	temporopolar area（most rostral part of the superior and middle temporal gyri	颞极区
12	orbitofrontal area（used to be part of ball, refers to the area between the superior frontal gyrus and the inferior rostral sulcus）	眶额区（上额回和下前回之间的区域）	39	angular gyrus, part of Wernicke's area	角回,韦尔尼克区的一部分
13	insular cortex	脑岛	40	supramarginal gyrus part of Wernicke's area	缘上回,韦尔尼克区的一部分

分区	名字	中文名	分区	名字	中文名
17	primary visual cortex	初级视皮质	41	primary auditory cortex	初级听觉皮质
18	visual association cortex	视觉联合皮质	42	primary association cortex	听觉联合皮质
19	visual association cortex	视觉联合皮质	43	subcentral area (between insula and post/precentral gyrus)	中央下区
20	inferior temporal gyrus	颞下回	44	pars opercularis Broca's area	岛盖部，布洛卡区的一部分
21	middle temporal gyrus	颞中回	45	pars triangularis，part of Broca's area	三角部，布洛卡区的一部分
22	superior temporal gyrus，of which the rostral part participates to Wernicke's area	颞上回，其前侧部分属于韦尔尼克区	46	dorsolateral prefrontal cortex	背外侧前额叶
23	ventral posterior cingulate cortex	腹后扣带皮质	47	inferior prefrontal gyrus	额下回
24	ventral anterior cingulate cortex	腹前扣带皮质	48	retrosubicular area (a small part of the medial surface of the temporal lobe)	下脚后区，颞叶内侧的一小部分
25	subgenual cortex	膝下皮质	52	parainsular area (at the junction of the temporal lobe and the insula)	脑岛旁皮质

在 Brodmann 进行了分区之后，Von Economo 与 Koskinas 进一步完善和发展这一分区方法，在 1925 年提出了更为细化的脑分区图。

（二）大脑 Brodmann 分区及脑的机能定位

（1）躯体感觉区：躯体感觉区位于顶叶中央沟后面的中央后回（3、2、1区）。这里主管着热、冷、触、痛、本体觉等所有来自躯体的感觉。躯体特定部位的感觉在躯体感觉区有一定的机能定位，其定位有如下特点：颈部以下躯体感觉有对侧性，即左(右)侧躯体信息投射在右(左)侧皮质;整个躯体感觉的机能定位呈倒立分布,即来自躯体上部的信息投射到躯体感觉区下部,来自躯体下部的信息投射到感觉区上部;皮质投射区域的大小,不以躯体器官的大小而定,而是以器官感觉的精细和复杂程度而定。如手和口部感觉精细,内涵丰富,在皮质上占有极大的投射区。

(2)躯体运动区:皮质运动区位于中央沟前面的中央前回(4区)。这部位含有大量的锥体细胞,故又称锥体区。皮质运动区的机能定位与躯体感觉区相似,即头面部运动由本侧皮质支配,头部以下躯体运动由对侧皮质支配;皮质运动区的机构定位呈倒立分布,运动区上部支配躯体下部运动,运动区下部支配身体上部运动。同时,动作越精细、越复杂,在皮质的投射区越大。

(3)视区:皮质视觉区位于枕叶(17区),是视觉的最高中枢。视觉神经从视网膜上行进入脑,通向低级中枢——外侧膝状体。在上行途中,双眼视神经的一部分投射于同侧外侧膝状体,另一部分交叉到对边外侧膝状体,最后投射到皮质枕叶。由于视交叉是不完全的交叉,因此视觉信息向脑内传递带有双侧性。

(4)听区:皮质听觉区位于颞上回(41、42区),是听觉的最高中枢。听觉神经从听觉感受器——内耳柯蒂氏器上行进入听觉低级中枢——内侧膝状体,最后投射到皮质颞叶。由于听觉神经进入脑内后呈不完全交叉,故而听觉信息向脑内传递也带有双侧性。

(5)视觉语言中枢:位于39和37区,顶下叶的角回,靠近视中枢。此中枢受损时,患者视觉无障碍,但角回受损使得视觉意象与听觉意象失去联系(大脑长期记忆的信息编码以听觉形式为主),导致原来识字的人不能再阅读,失去对文字符号的理解,称为失读症。书写中枢位于额中回的后部(6、8区),若此处受损,虽然其他的运动功能仍然保存,但写字、绘画等精细运动发生障碍,临床上称为失写症。运动性语言中枢位于44及45区,紧靠中央前回下部,额下回后1/3处,又称布洛卡氏区。能分析综合与语言有关肌肉性刺激。若此处受损,患者与发音有关的肌肉虽未瘫痪,却丧失了说话的能力,临床上称运动性失语症。

第三节　大脑的基本功能

大脑的功能分区如图1-5所示。

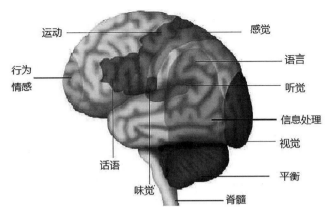

图 1 - 5　大脑功能分区示意图

一、运动功能

大脑的运动系统负责产生和控制运动,信号从大脑产生并通过神经网络传递到身体运动神经元,达到控制肌肉的目的。皮质脊髓束将运动信息从大脑、脊髓传递至躯干和四肢。脑神经将运动信息传递至眼睛、嘴和面部区域。

大幅度运动在皮质中产生,分为三部分。在前额叶回内的初级运动皮质,其负责用于不同身体部位的运动部分。这些运动由位于主运动皮质前面的另外两个区域支撑和调节:前运动区域和辅助运动区域。在运动皮质中手和嘴比其他身体部位有更大的面积,这使得更加精细的运动成为可能。小脑和基底神经节在精细、复杂和协调的肌肉运动中发挥作用,皮质和基底神经节之间的连接控制肌张力、姿势和运动起始,并被称为锥体外系。

锥体运动系统,简称"锥体系统",是指中枢神经系统内控制机体随意运动的神经纤维束。起源于大脑皮质运动区的皮质脊髓束。因在通向脊髓的过程中经过锥体而得名,由皮质脊髓束和皮质延髓束组成。主要控制精确的随意运动,如写字、打字、弹钢琴、操作计算机和谈话等。其大多数细胞体在中央前回或额叶第四区,由轴突从这个主要运动区直接下行到脊髓,与运动神经元相联系。其下行纤维通过内囊下行,然后通过大脑脚离开大脑,再经过中脑和脑桥到达延脑锥体。在锥体,大约80%的纤维交叉到对侧,与少量未交叉的纤维一起,组成皮质脊髓侧束;其余约20%未经交叉的纤维在前束内继续下行,形成皮质脊髓前束。皮质脊髓侧索和皮质脊髓前索常合称为"皮质脊髓束"或"皮质脊髓通路"。

锥体外运动系统,简称"锥体外系"。中枢神经系统内控制机体"刻板"随意运动并参与其姿势张力保持的神经纤维束。起始于皮质下有关神经核团,最后下行至脊髓。因在下行过程中不经过延髓锥体而得名。其细胞主要来自大脑运动中枢前方的皮质大细胞及顶叶和枕叶其他细胞发出的轴突。它们通过内囊和大脑脚到脑桥,然后进入对侧的小脑皮质,分出两条通路:一条经过小脑的齿状核,经丘脑,返回大脑皮质,形成丘脑皮质回路;另一条由小脑再进脑干,在脑干内上升到中脑并交叉到对侧,进入红核,再由红核发出红核脊髓束,交叉到对侧,并下降到脊髓,可以将冲动传到脊髓的前角运动细胞。除直接受大脑皮质的支配和控制外,还不同程度地分别受基底神经节、小脑和脑干网状系统的控制。与锥体运动系统的区别,除了不经过延髓锥体外,其作用不能直接迅速抵达脊髓的运动神经元,而在下传过程中的很多部位要更换和接替一系列神经元。这延误了传导速度。此外,它还存在对皮质起反馈作用的丘脑皮质回路。

二、感知功能

感觉神经系统涉及感觉信息的接收和处理,这些信息通过特定的感受器官(视觉、嗅觉、听觉和味觉)接受被传至大脑(见图1-6)。

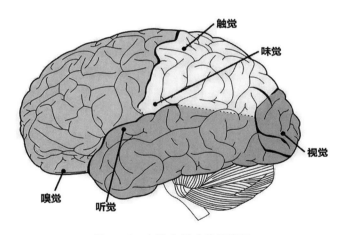

图1-6　大脑皮质功能示意图

大脑从皮肤接收关于触摸、压力、疼痛、振动和温度的信息,从关节接收关于关节位置的信息。感觉皮质位于运动皮质附近。像运动皮质一样,具有与不同身体部位感觉相对应的区域。由感觉感受器在皮肤上收集的感觉信息被转换为神经信号,其通过脊髓中的一束神经元传递至大脑。神经元沿脊髓的后部向上延伸到髓质的后部,在那里它们与"二阶"神经元连接。然后,这些神经元向上移动到丘脑中的与"三级"神经元连接,并行进到感觉皮质。脊髓会传导关于疼痛、温度和总触觉的信息。神经元在脊髓上行进并与脑干网状结构中的二阶神经元连接,用于疼痛和温度,并且还可以在髓质的腹膜复合体上进行总体触摸。

视觉首先由视网膜接外部光刺激,其被视锥细胞和视杆细胞接受并转化为神经信号,并最终发送到枕叶中的视觉皮质。左视野的视力落在视网膜的右侧(反之亦然),并通过视神经传导至外侧膝状体,使得关于视野一侧的所有信息投射到对侧的大脑视觉皮质上。

听觉和平衡觉都是在内耳中产生的。平衡觉感受器是人体内耳中的前庭器官,包括耳石和三个半规管。平衡觉反映的是人体的姿势和地心引力的关系。凭着平衡觉,人们就能分辨自己是直立,还是平卧;是在做加速、减速运动,还是在做直线、曲线运动。通过前庭耳蜗神经产生神经信号。神经信号通过耳蜗核、上极的橄榄核、内侧膝状核,最后到听觉皮质。

嗅觉由鼻腔中嗅黏膜上皮中的受体细胞产生,该信息通过颅骨的相对可渗透的部分到嗅神经。这种神经把信息传递到嗅觉皮质。值得一提的是,在所有感觉信息中,只有嗅觉信息不需要经过丘脑上的核团而直接传递至大脑皮质。

味觉是由舌头上的受体产生的,并沿着面部和咽喉神经传入脑干。一些口腔中的感觉信息也通过迷走神经从咽部传入这一区域,然后将信息从这里通过丘脑传递到味觉的皮质。

三、语言功能

大脑的语言功能主要包括语言的接受和输出。虽然传统上语言功能被认为是定位于韦尔尼克(Wernicke)区和布洛卡(Broca)区,但现在人们普遍认为,更广泛的皮质区域对语言使用有贡献。语言如何被大脑表征,处理和获取的是心理学和神经科学研究等领域正着力研究的一个问题。研究利用功能核磁的事件相关显像发现,中文的语言区更接近于大脑运动功能区,使用拼音文字的人,常用的是韦尔尼克语言区,所谓韦尔尼克区是 1874 年由德国学者韦尔尼克发现。韦尔尼克区主要功能是分辨语音,形成语义,和语言的接受有密切的关系。但研究发现使用中文的人,此区几乎用不到,常用的是的布洛卡区。由于中文语言功能区与运动区紧密相连,要想学好中文要多看、多写、多说,靠"运动"来记忆,而学习英文则应注重营造一个语音环境,注重多做听说的练习,因为英文的那一个语言功能区更靠近听力区。

韦尔尼克区损伤引起感觉性失语症,这是一种语言失认症。主要出现语音辨别丧失,导致感觉性失语症和听觉记忆的丧失。说话时,语音与语法均正常,但不能分辨语音和理解语义。韦尔尼克区的位置在大脑左半球颞叶颞上回处。功能包括：①分辨语音；②形成语义和语言的接受有密切联系。症状包括：①患者说话时语音、语法都正常，但话语没意义，几乎不能提供任何信息；②接受性失语症，一种语言失认症，能听到语音，但不能辨别出语义或者对语义做出错误的估计。

四、情绪功能

大脑的情绪功能主要是情绪的产生、控制。目前一般认为情绪是大脑皮质和皮质下神经过程协同活动的结果。皮质下神经过程的作用处于显著地位，大脑皮质起着调节制约的作用。情绪和情感的多水平中枢在皮质下各部位，同时与大脑皮质的调节是密不可分的。大脑皮质可以抑制皮质下中枢的兴奋，从而控制情绪和情感。影响情绪的神经系统主要包括指向性神经系统、下丘脑和边缘系统。

尝试将某些大脑区域的喜怒哀乐等基本情绪相关联目前还存在着极大的有争议，一些研究没有发现与情绪相对应的特定位置。杏仁核、眶额叶皮质、脑岛及外侧前额叶皮质区域似乎参与到了情绪的加工过程。情绪、思考、学习是相互连结，密不可分的，积极的情绪引导注意力，创造意义，并且有自己的记忆通路，没有比情绪与学习的关系更密切了。积极而强烈的情绪产生时，大脑神经细胞会高度活动化，同时制造更多正面的化学传导物质，资讯传输更快速，增强我们大脑提取资料的能力，使回忆和记忆效果特佳。

五、执行功能

执行功能是允许认知控制行为所需的一套认知过程的总称：它负责选择并成功监测促进实现所选目标的行为。执行功能通过注意控制和认知抑制过滤无用信息和降低与抑制无关的刺激，处理和操纵在工作记忆中保存的信息，同时思考多个概念的能力，并以认知灵活性切换任务，抑制冲动性行为等。

前额叶皮质在调节执行功能方面起着重要作用。神经影像学研究表明，在执行诸如"STROOP"任务等设计认知控制的任务时，前额叶皮质的皮质成熟与儿童的执行功能相关。规划能力则涉及包括背外侧前额叶皮质（DLPFC）、前扣带皮质、右侧前额叶皮质和缘上回。工作记忆操作涉及背外侧前额叶皮质、额下回和顶叶皮质的区域。

六、思维功能

思维功能是大脑最为复杂，也最为主要的功能，主要是指人类自出生便与生俱来的生理功能，这也是人类智商的关键组成，是建立在大脑活体基础之上的一种人类特有思维。大脑思维功能是大脑开发最为主要的方向之一。

大脑思维的思维流程可分为：信息采集、资源整理、数据分析和逻辑应用。

①信息采集主要依靠人的眼睛、耳朵、手、皮肤等一切可对自然产生感应的器官进行信息采集的,所采集的信息将会全部记录在大脑。作为智商高低的鉴别要素,信息采集能力越强的人越可能发现世人难以探知的事物。②资源整理主要是将采集后的信息进行整合,其主要目的是选取优先分析项,依次排序,便利分析。同时支持分析,在分析缺乏数据时,再次进行资源整理,以此对数据分析提供支持。人的资源整理能力直接影响其数据分析结果的准确性。③数据分析就是对整理出来的资源进行分析,进而形成有用的并可被自身理解数据。这是人类逻辑思维能力高低的决定因素。④逻辑应用是指人类将经过分析的数据在通过逻辑思维后,将数据变为指令进行应用;或将数据直接输出,在现实社会中进行记录或传播,例如图书就是我们人类将数据记载后向他人传播的一种途径。

第四节　脑功能主要研究流派及主要观点

伴随技术的发展,脑功能认知研究的科学概念和理论也在不断地发展。美国的专业期刊《认知神经科学》和专著《认知神经科学》,实际上已经标志了以阐明认知活动的脑机制为研究目的的脑功能认知研究的一门独立学科——认知神经科学的产生。认知科学理论发展的历程中出现过四种不同的理论体系:物理符号论、联结理论、模块论和生态现实理论,它们在认知神经科学中都有相应的反映。

一、大脑功能定位学说

大脑功能定位学说(theory of brain-function localization)是一门阐述人和其他动物大脑各部位与其感觉、运动、行为等功能具有对应关系的学说,这一学说由德国医师加尔提出,他认为人的各种精神特质,都在大脑中占有一定的位置,某一官能的发展必定造成颅骨的某一区域隆起,即颅相说,也是大脑功能定位学说的起源。主要代表人物有波伊劳德(Jean Baptiste Bouillaud)、布洛卡(Paul Broca)、韦尔尼克(Carl Wernicke)、潘菲尔德(Wilder Graves Penfield)等,主要观点是认为人的心理功能是和脑的某一特定部位有关的。

定位说科学研究开始于对失语症患者的临床研究。

1825年,波伊劳德提出语言定位于大脑额叶。由于人们都习惯用右手书写、绘画、击剑,波伊劳德认为,控制这些行为的可能是左半球。

1861年,法国医师布洛卡发现左半球额叶的额下回后部(44、45区)如受损伤,就会丧失说话能力,证实了运动性语言中枢的存在。

　　1870年,德国医师弗利志、希齐士发现刺激大脑皮质表面的某些部位会引起对侧肢体的运动和眼动,证实了运动区的存在;

　　1874年,德国神经学家韦尔尼克发现左半球颞叶的颞上回后部(22区)若受损伤,就会发生不能理解他人的言语的"感觉性失语症",证实了听觉语言中枢的存在。但临床实践和科学实验中的一些事实发现了用定位学说不能完全解释的新失语症。

　　20世纪40—50年代,定位说得到进一步的发展。加拿大医生潘菲尔德做出了巨大的贡献。潘菲尔德用电刺激法研究颞叶时发现。微弱的电刺激能使患者回忆起童年时的一些事情。另外,科学家发现,海马与记忆有关,杏仁核与情绪有关,下丘脑与进食和饮水有关。这些发现都支持了定位学说。近年来,脑成像的大量研究揭示了某些脑区与执行特定认知任务的关系,在某种意义上也支持了定位学说。

二、大脑功能均势说和整体说

　　大脑功能均势说和整体说是有着密切关系的,这一学说的主要代表人物是弗罗伦斯(Pierre Flourens)和拉什里(Karl Spencer Lashley)。

　　19世纪中叶,弗罗伦斯用鸡和鸽子等动物进行了一系列的实验。采用局部毁损法,切除动物脑的一部分,然后观察动物的行为表现。结果发现,在切除小块皮质后,动物运动减少,不吃不喝,但随着时间的推移,动物能康复到接近正常的情况。因此他认为人的大脑是一个整体,动物功能的丧失与切除皮质的部位无关,而与切除皮质的大小有关。

　　20世纪,拉什里采取脑毁损技术对白鼠进行了一系列走迷宫的实验。结果发现,在大脑损伤之后,动物的习惯形成出现很大障碍,这种障碍与脑损伤的部位无关,而与脑损伤面积的大小有密切关系。拉什里因此引申出了两条重要的原理。

　　(1)均势(equipotentiality)原理:大脑皮质的各个部位几乎以均等的程度对学习发生作用。

　　(2)总体活动(mass action)原理:大脑是以总体发生作用的,学习活动的效率与大脑受损伤的面积大小成反比,而与受损伤的部位无关。

　　基于此,拉什里提出大脑功能均势说(亦称大脑功能反定位说),认为脑的定位与功能无关,而与脑量多少有关。脑的功能是不可分割的,具有整体性。这一学说在强调脑的整体功能时,否定了脑的不同部位在功能上的分化。学说原则分为3点:①各种感觉器官虽然在皮质上分别有其投射区,但它们的功能作用却依赖于大脑皮质的整体;②功能丧失的程度和切除的脑组织的多少有关;③如果有足够的皮质组织依然完好,这部分剩下的组织就可接管整体脑的功能。

三、机能系统说

机能系统说是由俄罗斯心理学家和神经心理学创始人鲁利亚提出的,主要观点是认为大脑是一个动态的结构,一个复杂的动态机能系统。如果机能系统的个别环节或部分受到损伤时,高级的心理机能就会受到影响,从而引起一系列技能障碍。

在第二次世界大战期间,鲁利亚和同事们对因战争而造成大脑损伤的患者进行了机能恢复的工作。鲁利亚从脑损伤的患者身上看到,脑一定部位的损伤往往不会导致某一孤立的心理机能丧失,而是引起某种综合征,引起一系列过程的障碍。

鲁利亚把脑分成三个互相紧密联系的机能系统,每个系统的特点和机能都不一样。

第一机能系统:调节激活与维持觉醒状态的机能系统,也叫动力系统。由脑干网状结构和边缘系统组成。基本功能是保持大脑皮质的一般觉醒状态,提高它的兴奋性和感受性,并实现对行为的自我调节。

第二机能系统:信息接受、加工和存储的系统。位于大脑皮质的后部包括皮质的枕叶、颞叶和顶叶以及相应的皮质下组织。基本功能是接受来自机体内、外的各种刺激(包括听觉、视觉和一般机体感觉),实现对信息的空间和时间整合,并把它们保存下来。

第三机能系统:行为调节系统。即编制行为程序、调节和控制行为的系统,包括额叶的广大脑区。基本功能是产生活动意图,形成行为程序,实现对复杂行为形式的调节与控制。

鲁利亚认为,人的各种行为和心理活动是三个机能系统相互作用、协同活动的结果。

四、模块说

模块理论认为人脑所形成的功能模块是一种快速、特异的信息过程。人脑是由在神经系统的各个水平上进行活动的子系统以模块形式组织在一起,复杂的心理能力是大脑中许多离散的特异区域功能的产物。

机能模块说(module theory)是20世纪80年代在认知学科和认知神经科学的研究中出现的学说,这一学说认为:人脑在结构和功能上是由高度专门化并相对独立的模块组成的,这些模块复杂而巧妙的结合,是实现复杂而精细的认知功能的基础。

这一理论得到了认知神经科学早期成果的支持。例如,视觉领悟的研究发现,猴子的视觉与 31 个脑区有关。颜色、运动和形状、知觉是两个大的功能模块,它们之间的精细分工和合作是视觉的神经基础。

五、神经网络学说

神经网络学说(neurons network hypothesis)主要代表人物是格奇温德(Norman Geschwind),他是较早用神经网络观点来描述语言产生的一位神经科学家。

随着神经科学和认知神经科学的发展,人们越来越深刻地认识到,各种心理活动,特别是一些高级复杂的认知活动(如记忆、语言、面孔识别等)都是由不同脑区协同活动构成的神经网络来实现的,而这些脑区可以经由不同神经网络参与不同的认识活动,并在这些认知活动中发挥不同的作用。正是由这些脑区组成的动态神经网络构成了各种复杂认知活动的神经基础。

(魏　鹏　马千里　吴　祥　刘　琳)

第二章　麻醉与意识

　　自 1845 年 Morton 首次公开演示乙醚全身麻醉至今，现代麻醉学已走过了 170 余年的发展历程，各种新型全麻药物的研制开发和全麻技术的不断改进，使全身麻醉的实施在今日已并非难事。目前已知的具有全麻作用的化合物多达百种之多，分属于脂肪类、脂环族、芳香族、醇、醛、酮、酯、醚及卤代烃类。但事实上，即便是目前最新的全麻药物，其不良反应和应用风险仍然很高，按照治疗指数（即 50% 致死剂量与 50% 有效剂量的比值）进行比较，常规药物的治疗指数均超过数百或数千，而全麻药物的治疗指数大多界于 3～4。当前全身麻醉的安全实施在很大程度上仍可以说是得益于训练有素的麻醉工作者和日益发展的先进监测技术，而全麻药物本身的安全性还有十分巨大的提升空间。但限于目前对全身麻醉本质和机制认识上的局限性，我们在全身麻醉的安全性、可控性，乃至新药开发等的研究方面均受到了极大的制约，并且时至今日麻醉工作者也始终摆脱不了"知其然而不知其所以然"的尴尬境界。对于种类繁多的全麻药物作用原理的研讨至今已逾百年，曾提出的推论和假说也在百种以上，虽然其中的许多学说和观点已逐渐被否定或摒弃，但也有不少的发现至今仍具有重要价值，如 Meyer-Overton 法则和膜脂质学说等。但值得一提的是，经过百余年的不懈努力和探索，全麻原理的研究已分别在分子、细胞和整体水平上取得了许多重要的进展。全麻药物作用机制的阐明不仅决定了麻醉药物和技术发展的未来，也将对理解和揭示认知、意识等复杂脑功能的相应机制产生深远影响。

第一节　全麻的概念及其本质的探讨

　　在探讨麻醉与意识的相关性及其神经机制前，我们自然要先了解全麻的本质问题。何谓全身麻醉（general anesthesia）？ 这一问题目前还没有一个简单、明确的答案。长期以来，人类一直致力于从全麻现象的观察和描述，来逐步揭示全麻的本质内容。在乙醚麻醉时代,全身麻醉被明确描述为一种由麻醉药物引起的、能实施外科手术的新现象,即患者对外科手术创伤不能感知的状态(乙醚化作用),这种乙醚化作用在全麻过程中可具体表现为一系列有规律的临床征象。但以后随着各种新型全麻药物、肌松药和复合麻醉技术等的发现和应用,全身麻醉所表现出来的许多临床征象逐渐失去了其原有的规律性和特异性,全麻概念及其本质内容的确定也显得更为困难,至今我们还很难给出一个简明确切的全身麻醉定义。

从临床实施的角度看,全麻应该是一种药理学干预措施,以防止手术创伤引起的精神及躯体方面的不良反应,并为手术创造舒适的条件。所以全麻也可看作是由一种或多种药物产生的综合药理效应或组成成分,其中包括了遗忘、意识消失、镇痛、抑制伤害性刺激反应、制动、肌松等临床需要达到的药理效应,同时也涉及循环紊乱、兴奋、惊厥、呕吐、颤抖等药理学不良反应(见图 2-1)。在乙醚时代,全麻效应多是由单种全麻药物如乙醚、氯仿等所诱导,其间伴随的药理学不良反应十分普遍,其中一些全麻药物即是因为不良反应严重而被淘汰。现代全麻习惯采用多种药物的联合应用来选择性地达到催眠、镇痛、遗忘、肌松及对机体应激反应的抑制,而尽量避免其药理学不良反应或使之降到最低限度。值得一提的是,图 2-1所示的一些药理学效应还可由非全麻药物来替代实现,如:作用于外周的神经肌肉松弛剂可引起骨骼肌麻痹,肾上腺素能受体阻断剂可改善伤害性刺激引起的心血管反应。从本质上分析,这些全麻效应或成分应该不是全麻的必要或本质成分。

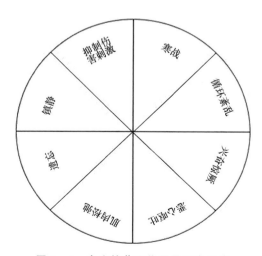

图 2-1　全麻的药理作用及不良反应

对于全身麻醉所包含的多种药理学效应或组成成分,其中哪些是全麻的特征性成分或本质成分,目前尚存在较大的分歧。当然将上述所提到的药理学不良反应排除在全麻必要成分之外,目前已没有异议,而关键是要从临床麻醉所需要达到的药理学组分中筛选出必要的成分或特征性要素,这就涉及不同主体(如患者、麻醉医师、外科医师等)对全麻状态(即患者对外科手术创伤不能感知的状态)的理解。由于各自的出发点和临床需求本身就存在着较大的差异和侧重点,所以其对全麻特征性或本质性成分的理解并不相同。对于外科医师而言,全身麻醉就是手术患者对伤害性刺激没有体动反应(制动作用),不影响手术操作;对患者而言,全身麻醉主要是记忆缺失(遗忘),而并非一定要意识消失,患者可能更愿意选择处于清醒的记忆缺失状态,而不是存在记忆的意识消失状态,后一种状态在临床实际中完全可能,如内隐记忆(implicit recall)的存在。而对临床麻醉医师来说,可能考虑到患者和外科医师的需求,其对全麻状态的理解最为周全。从临床角度考虑,多数麻醉医师认为,全麻的目的是意识丧失、制动、镇痛、肌松及对伤害性手术刺激反应的抑制等,上述成分对于达到较为理想的全麻状态均十分重要,不可偏颇,因而在客观上均应属于全麻成分。如 Kissin、Hug、Lynch 等均认为,所有能抑制手术创伤刺激的独立药理学效应,无论是由多种选择性药物诱导产生,或是由一种非选择性药物作用所引起,均应视为全麻成分,因为这些成分都是临床上反应全麻状态合适与否的衡量指标。

但从本质上说,许多麻醉效应或成分可能并不能严格地称之为全麻的必要或本质成分。肌松就是其中最为典型的例子,早期由全麻药物如乙醚、氯仿等诱导产生的肌松作用曾被认为是全麻组成部分,但后来发现可由作用于外周神经肌肉接头的肌松剂诱导而产生肌松效应,由此肌松不再被多数人接受为全麻本质成分。

对于镇痛成分,虽然在临床上一直被认为是全麻的重要组成部分,但目前也多被排除在全麻必要成分之外。一般认为疼痛是人体对伤害性刺激的意识性感知,并伴有某些情绪和行为反应,是人类意识存在条件下所特有的主观感受,意识丧失后在主观上就不会感觉到疼痛,因而镇痛不应成为全麻的必要成分。而所谓镇痛一般是指清醒状态下痛觉减退(如用阿司匹林)或消失(如用阿片类药),基本不会影响到意识状态。虽然大剂量阿片类药物也能产生临床上看起来类似全麻药物引起的无意识状态,但这在本质上与全身麻醉不同,这种现象只在应用可引起呼吸完全抑制的大剂量阿片类药物时才会出现,因此没有必要将这种药理效应与在阿片类受体上引起的特异性镇痛和呼吸抑制作用相混淆,而且迄今也尚无证据说明大剂量阿片类药物产生的意识状态改变与其特异性受体之间存在着内在的联系。当然镇痛成分本身对全麻的其他组成成分如意识消失、制动作用和自主反应的抑制等均有一定的影响。如 Murphy 和 Hug 在以狗为对象的研究中发现,在镇痛剂量范围内,阿片类药物(如芬太尼、阿芬太尼、舒芬太尼等)可显著减少异氟烷或七氟烷的 MAC 值,但随着阿片类药物浓度的增加,其降低异氟烷 MAC 值的作用逐渐减弱并达到平台(如芬太尼浓度增加 3 倍,MAC 值的减少幅度为 65%～67%),即出现"封顶"效应(ceiling effect)。丙泊酚和阿片类药物相互作用的研究,也观察到相似的"封顶"效应。并且这种"封顶"效应在不同的全麻成分如 MAC-BAR(自主反应)、MAC(制动作用)、MAC-awake(意识消失)之间明显不同,如图 2 - 2 所示。可见虽然我们把镇痛成分排除在全麻必要成分之外,但并不能否认其与其他成分之间存在的复杂的内在联系。

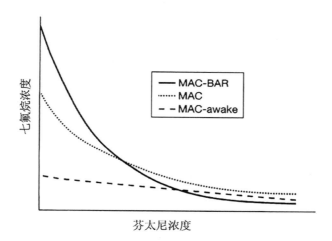

图 2 - 2 芬太尼对七氟烷麻醉效应的影响

同样,全麻状态中对自主反应(即伤害性刺激引起的心率增快、血压升高、儿茶酚胺浓度增加等)的抑制作用,只是出于麻醉安全的考虑而将其包括在全麻成分之内。事实上,轻度到中度伤害性刺激引起的自主反应对健康机体一般不至于造成严重的损害,所以对自主反应的抑制作用也不被认为是全麻的必要成分或本质要素。

目前为多数人所接受的观点认为,全身麻醉是一种由药物诱导的可逆性意识消失状态,伴有对伤害性刺激反应的抑制作用,其中包含了多种成分,如制动、遗忘、意识消失等要素成分,而镇痛、肌松和自主反应抑制等则只是其辅助成分。而对于全麻的必要成分或本质要素,最早提出 MAC(最小肺泡有效浓度)概念的 Eger 认为,全麻的必要成分只有遗忘(amnesia)和制动(immobilization),不过早先他曾认为镇痛也是全麻的必要成分之一。Prys-Roberts 则认为全麻是一种药物诱导的无意识状态,意识消失无疑是最主要的全麻成分,而镇痛、神经肌肉阻滞及抑制自主神经反应则是独立的药理效应,并不是麻醉的组成部分,而只能归结为全麻必要的辅助成分,否则手术无法安全顺利地进行。Antogini 和 Heinke 则认为全麻的必要成分应包括意识丧失、遗忘及制动(对伤害性刺激)三要素,并明确将镇痛及抑制血流动力学反应等排除在外。其理由是,记忆和意识消失是全麻期间的普遍特征,既往多认为记忆的敏感性要高于意识,全麻期间的记忆缺失应该可被意识消失所掩盖,所以大多数人强调意识消失是全麻的一个重要的特征性成分,记忆缺失已被包括在内。但实际上记忆和意识是两种既相互区别、又密切联系的现象,两者之间存在着复杂的交叉重叠关系。目前的研究显示,尽管在总体上看,记忆对全麻药物的敏感性要高于意识,但在意识消失的情况下仍有可能存在记忆或回忆,如内隐记忆。大量心理学研究证实,内隐记忆现象在识记阶段可有意识参与,也可无意识参与;而在提取阶段,虽没有清晰的记忆,但在操作与记忆阶段有关的任务时,存储在大脑中的信息将会自动起作用。其特征是在提取阶段无意识参与,即不要求其有意识回忆所学内容,而要求其完成某项操作时,即可在操作中反映出其所学的内容。Antogini 和 Heinke 等的临床观察表明,全麻患者在意识消失的情况下对术中事件没有外显记忆(explicit recall),但如发生内隐记忆的存在,也可造成心理创伤或长期痛苦,所以他们把意识丧失和遗忘并列为全麻的必要成分。

由此可见,对于全麻最具特征性的意识消失成分,探讨其潜在的神经生理机制无疑是麻醉学科最具挑战性的核心问题。

第二节　意识的概念及其神经生理基础

意识的概念及其组成一直是心理学、社会学和神经科学等领域所争论的焦点问题。但到目前为止,我们对意识的概念仍无一个明确而统一的定义,而且不同学科之间对意识的定义和看法也存在着较大的分歧。事实上,尽管不同学科的研究者在几百年以来一直试图明确意识概念,但至今它仍然是现代神经科学中最重要的未解谜团之一。

意识代表了我们体验和了解世界的能力。神经科学领域比较多的观点认为:意识是生物体对外部世界和自身心理、生理活动等客观事物的觉知或体验。意识具有从感觉体验(视觉、听觉、体感觉等)到非感觉体验(意志、情绪、记忆、思维等)

的多种要素,对这些要素的结合和整合,即产生了个体的具体意识体验。通俗地说,意识可以定义为"个体觉察自我与环境存在的脑功能状态",也就是说,意识是脑对"存在"的觉察,感知"存在"就是对真实自我和环境的觉察。

从神经科学的角度分析,意识主要是由警觉(alertness)和知晓(awareness)两大成分组成。警觉是指一种简单的清醒行为,是感知、清醒的理解活动以及记忆和回忆等活动的基础。警觉和唤醒依赖于皮质下的功能,皮质下区域不仅可维持基本的唤醒和警觉状态,而且对知晓的其他成分也起了关键性作用。知晓与警觉和唤醒不同,它依赖于大脑皮质的功能,但不排除皮质与皮质下结构的联系,特别是皮质与丘脑之间的相互作用对意识这种高级而复杂成分的影响。意识的形成需要警觉和知晓的有机结合,它所表现的是大脑整体的一种活动,是全身的一种统一的活动,而并不是某个中枢区域独立的活动。已有的神经生理研究显示,意识产生是大范围、各层次的脑神经元共同参与的结果,包括皮质、丘脑和中脑(主要为脑干网状结构上行激活系统)在内,各脑区必须共同参与对外界信号刺激的识别和处理,而最终产生意识。其中上位脑干区域结构可对意识的不同水平进行调节,并在唤醒中起了决定性的作用;而丘脑和皮质的活动则提供了意识的大部分内容,如联合皮质构成了识别特异性信号刺激的基础,而额叶皮质可对信号刺激进行整合处理。其中中脑网状结构和丘脑结构是最为关键的中枢区域,此即为 Newman 和 Baars 提出的中脑网状结构—丘脑激活系统(extended reticular-thalamic activating system,ERTAS)决定意识觉醒状态理论。因此,我们可以认为意识是一种大脑处于"神经网络连接性"最佳水平的状态。

意识概念的不确定性,也使得目前对其的研究十分困难,因为意识体验完全是在大脑内部进行,无法被他人触及。比如,我们让所有人同时在屏幕上看同一张照片,但无法判断每个人看这张照片时的主观体验,除非让其说出自身的感受。当然,也只有意识清醒的个体,才具有主观体验。清醒状态下,对"存在"的觉察是脑的基本功能,也是注意、学习、认知、思维等功能的前提。评估个体是否意识清醒的最直接方法,就是让其说出关于自己的感受。而目前对意识的研究,一般也是从意识状态和意识内容两个方面来展开。意识状态是指植物状态、麻醉状态、睡眠状态、清醒状态等,意识内容则是指个体对某对象是否感知及所对应的神经加工相关物。

麻醉诱导的人类无意识状态通常由对语言命令的反应性丧失来定义;而对于啮齿类动物研究,麻醉诱导无意识状态的最常见观察指标是翻正反射的消失(loss of the righting reflex)。当然,对于人类而言,在机体失去言语能力的情况下,仍然可以通过对提问做出回应(如点头或摆手)来显示意识状态。只是通过这种方式获得的信息可能不会那么丰富,但仍足以确定机体确实具有意识体验。不过,临床的很多情况下,机体无法做出任何回应,此时就很难判断机体是否存在有意识,并且可能被误认为机体已经失去意识。但实际上,这些机体中有一小部分确实还存在有意识,只是无法做出任何行为性反应而已。利用功能性磁共振成像(fMRI)等新技术,则可以对大脑活动以及某些大脑区域和其他区域"交流"的方式进行测量。在有意识和无意识状态下,机体的大脑会随着时间推移有不同的自组织模式。意识清醒时,大脑区域之间交流频密,既有积极也有消极的联系。图2-3中显示了两种主要的大脑区域交流模式。一种只是简单地反映了大脑的物理连接,比如只存在于两个有直接物理连接的区域之间的交流,这种情况见于实际已经没有意识体验的机体,或表现出仅有极少意识的证据,即"最低程度意识状态"(minimally conscious state,MCS)。这意味着此时其大脑可能仍会感知事物,但对此没有体验;另一种模式表现出非常复杂的全脑动态互动,涉及分属于6个大脑网络的42个大脑区域,这种复杂的模式几乎只出现在具有某种意识水平的机体身上。重要的是,当机体处于深度麻醉状态时,这种复杂的模式消失了。

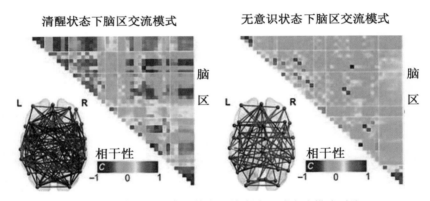

图2-3 清醒和无意识状态下的大脑区域交流模式对比

有意识及无意识状态下,大脑会随着时间的推移而具有不同的自我组织模式。当处于有意识状态时,脑区会有丰富的沟通秉性,并显示出正向和负向的联系(相干性C:-1～1),有效促进信息交换。有意识者也可从这一模式转变为其他模式。相反,当处于无意识状态时,脑区会变成"停顿状态",不再有相互联系(相干性C约为0)。无意识者更倾向于较长时间地处于这一模式,且会避免探索其他的脑组态,从而无法进行灵活的信息交换。

第三节　全麻意识消失的中枢作用区域研究

全麻药物究竟是如何作用于中枢神经系统并产生意识消失状态的？鉴于机体的意识觉醒状态是由中枢神经系统中特定的神经细胞群或解剖结构所维持,药物对这些部位的作用应该是产生意识消失的关键。20 世纪 90 年代中期,Lydic 和 Biebuyck 曾假设全麻药物可能是通过共同控制睡眠——觉醒周期的皮质下神经核团而抑制意识状态。事实上,也确实存在全麻药物与多数这些神经核团相互作用的证据,如脑干、中脑和下丘脑等皮质下神经核团。全麻药物与上述中枢靶区域的精确作用机制及其对麻醉意识消失状态的贡献至今仍不清楚。近来应用的一些新技术如定量脑电图、诱发电位监测、功能性脑成像技术等已可以对脑结构和功能进行实时、活体、动态、无损伤研究,并在意识和全麻意识消失的中枢作用区域研究方面显示出独特的应用价值。

一、脑干在全麻意识消失中的作用

脑干中的蓝斑(locus ceruleus,LC)核团,在清醒状态下其活性最大,非快动眼(NREM)睡眠期间活性降低,快动眼(REM)睡眠期间则活性最低(见图 2 - 4 最上面一行)。由此推测,LC 与清醒过程中的皮质觉醒相关,它可能在"连接"意识(即与环境连接的意识)中发挥作用。鉴于 LC 是脑内去甲肾上腺素的主要来源,并广泛投射到整个皮质,从 LC 到基底前脑的去甲肾上腺素神经传递可能与麻醉深度密切相关。研究表明,LC 神经元被氟烷超极化和直接调制后,可以影响异氟烷麻醉期间的觉醒状态和苏醒时间。右美托咪定可使 LC 和结节乳头体核(TMN)失活,而腹外侧视前核(VLPO)被激活。Correa-Sales 等的研究显示,LC 微注射右美托咪定可导致意识水平降低,其机制可能与右美托咪定激活突触前 a_2 肾上腺素能受体而抑制去甲肾上腺素能神经元的放电、并减少皮质刺激有关。然而,缺乏多巴胺-β 羟化酶(合成去甲肾上腺素所需的酶)的基因敲除小鼠,可表现出对右美托咪定的超敏反应,表明存在其他作用途径或机制。静脉麻醉药氯胺酮似乎也是依赖于 LC 功能,因其可使蓝斑 c-fos 蛋白表达增加。c-fos 蛋白是一种细胞代谢前驱标志物,在蓝斑和结节乳头体核(TMN)注射右美托咪定模拟 NREM 睡眠时可抑制其表达,在腹外侧视前核(VLPO)用药可诱发其表达。

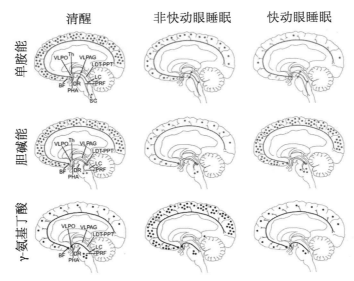

图 2-4　睡眠—觉醒周期中的脑区结构基本神经化学变化

　　脑区结构包括基底前脑（BF）、中缝背核（DR）、蓝斑（LC）、背外侧和脚间脑桥被盖（LDT/PPT）、下丘脑后区（PHA）、脑桥网状结构（PRF）、脊髓（SC）、丘脑（Th）、腹腔导水管灰（VLPAG）、腹外侧视前核（VLPO）。基本神经化学包括单胺能、胆碱能和 γ-氨基丁酸（GABA）能神经递质系统的睡眠—觉醒周期状态依赖性变化。图示的神经末梢点密度反映了特定神经递质释放的状态依赖性增加或减少。

　　位于脑桥的被盖背外侧和脚间脑桥被盖（lateodorsal/pedunculopontine tegmentum，LDT/PPT），与基底前脑一起，是脑内的乙酰胆碱主要来源。LDT 和 PPT 投射到下丘脑和丘脑，并已知在慢振荡和睡眠纺锤波的产生中起作用。与 LC 一样，其活动在清醒期间较高，而在 NREM 睡眠期间较低。而与 LC 和其他单胺能神经元相反的是，胆碱能 LDT/PPT 在 REM 睡眠（皮质觉醒状态）期间也是活跃的。因此，睡眠—觉醒周期中的皮质激活与高胆碱能张力相关（见图 2-4 中间一行）。尽管目前对其在全麻意识消失中的作用研究较少，但已知全麻药物可调节来自 LDT/PPT 的胆碱能投射。氟烷麻醉期间出现的睡眠纺锤波，与向脑桥内侧网状结构（PRF）的胆碱能传递减少相关。还有证据表明突触和突触外 γ-氨基丁酸（GABA）受体在调节 LDT 神经元中发挥作用，这可以与 GABA 能全麻药物的分子机制相直接联系。

　　脑桥网状结构（pons reticular formation，PRF）是中枢网状激活系统的一部分。自 20 世纪 40 年代以来,它一直被认为在皮质唤醒中发挥重要作用。尽管 GABA 通常与睡眠—觉醒周期中的神经元抑制有关(图 2 - 4 中最下面一行),但 PRF 中 GABA 水平与皮质觉醒呈正相关。PRF 微注射 GABA$_A$ 受体激动剂蝇蕈醇(muscimol)时,清醒状态的时间增加;而当微量注射 GABA$_A$ 拮抗剂荷包牡丹碱时,清醒即被抑制。Vanini 及其同事发现 PRF 中 GABA 水平的降低与异氟烷诱导的无意识状态相关。值得注意的是,PRF 中的 GABA 似乎只参与了全麻诱导期间、而非苏醒过程的神经生物学变化。PRF 还包含所谓的"中脑被盖麻醉区"(mesopontine tegmental anesthesia area,MPTA)。当戊巴比妥微注射到该区域时,即可诱发出类似于全身麻醉的可逆性意识消失状态,尽管全身用药和 MPTA 局部注射的药物分布完全不同,但行为效应是相似的,并且均可产生相似的、广泛的皮质活动抑制。

二、中脑在全麻意识消失中的作用

中脑的腹侧被盖区(VTA)的多巴胺能神经元,并没有明显的睡眠—觉醒状态依赖性变化,也因此未被认为是睡眠—觉醒控制的关键核团。但最近发现,多巴胺激动剂可以逆转异氟烷和丙泊酚的全麻作用,其机制可能是选择性地通过 VTA 所介导。电刺激 VTA 而非黑质,也可以逆转全麻诱导的无意识状态。

三、下丘脑在全麻意识消失中的作用

下丘脑前部的腹外侧视前区(ventrolateral preoptic nucleus,VLPO)是促睡眠中枢之一,有诱导睡眠的作用,而下丘脑外侧区的食欲素神经元(orexinergic 神经元)则与促进、维持清醒状态有关。约 80% 的 VLPO 神经元为 γ-氨基丁酸(GABA)能神经元和甘丙肽能神经元,也是 NREM 和 REM 睡眠期间被最大程度激活的神经元群体,睡眠期间 VLPO 的活性与脑干和下丘脑唤醒中心的抑制相关。作为少数"睡眠激活"神经元群体之一,VLPO 被推测可能是全身麻醉的重要潜在靶位。研究显示,GABA 能全麻药物如丙泊酚的全身给药可致 VLPO 区域的 c-fos 表达增加。睡眠期间和麻醉状态下 VLPO 的激活提示该区域的毁损应该会出现全麻抗性现象。但 Eikermann 等在 VLPO 慢性病损大鼠模型的研究显示,VLPO 的毁损可出现预期的睡眠剥夺现象,但却对异氟烷的作用高敏。Moore 及其同事的研究结果也与之相一致,他们证明 VLPO 的急性毁损对异氟烷的作用具有抗性,而慢性病损则可引起高敏反应,这种作用似乎是通过 VLPO 中的睡眠活跃神经元所特异性介导。总的来说,VLPO 对全麻意识消失的作用比较有限,既非必需,也不够充足。

食欲素神经元亚群位于下丘脑外侧并传递食欲素 A(orexin A)和 B[也称为下

泌素（hypocretins）］。食欲素 A 和 B 是调节摄食行为、能量代谢和睡眠—觉醒周期的下丘脑兴奋性神经肽，参与多种高级脑功能。这些神经元不仅接收来自许多具有调节生理、精神、环境变化神经信号的输入，同时也发出神经纤维直接投射到大脑重要的促觉醒区域，如对皮质提供重要的唤醒刺激，并支配脑干和基底前脑中的唤醒中枢。食欲素神经元在清醒状态下放电最活跃，NREM 睡眠期间则被抑制，而在动态快速动眼睡眠（phasic REM sleep）期间偶尔会出现爆发。人和动物的发作性睡病都与食欲素神经系统受损有关。发作性睡病（narcolepsy）患者全身麻醉后苏醒延迟的现象，也推动了全麻机制研究中对食欲素的重视。食欲素可减弱异氟烷、丙泊酚、氯胺酮和巴比妥类的全麻作用，而在基底前脑中微注射食欲素则有利于七氟烷和异氟烷麻醉后的皮质唤醒和快速苏醒。下丘脑的穹隆周区（食欲素神经元的位点）微注射丙泊酚可出现皮质乙酰胆碱的减少，而较低的胆碱能张力状态与无意识状态有关（乙酰胆碱是一种重要的皮质催醒介质）。Kelz 等发现，食欲素神经系统信号通路的遗传学或药理学阻断仅影响全身麻醉的苏醒阶段（与诱导阶段相反）。这种诱导和苏醒状态的不对称提示其内在神经生物学机制存在差异，而并不仅仅只是麻醉药物的药代动力学开始或消失所引起。与之相类似，丙泊酚可降低食欲素神经元中的 c-fos 表达，并且基底前脑中微注射食欲素神经肽会影响全麻苏醒但不影响全麻诱导。但最近的一项临床研究表明，食欲素 A 的血浆水平与老年手术患者的苏醒延迟无关。

结节乳头体核（tuberomammillary nucleus，TMN）位于下丘脑尾部，是组胺的脑内来源（组胺是一种大脑催醒递质），因此是体内促觉醒调节中枢之一，也是脑中组胺能神经元胞体集中聚集区域。清醒状态下 TMN 的活性和组胺水平最高，而睡眠期间最低，由此推测 TMN 与睡眠和麻醉诱导的无意识状态相关。研究显示，TMN 与 VLPO 中促进睡眠的 GABA 能神经元具有相互抑制的关系，睡眠和氟烷麻醉期间组胺释放被抑制。丙泊酚、硫喷妥钠和 GABA 激动剂蝇蕈醇的全身给药均可导致 TMN 的活性降低（c-fos 表达降低）。组胺的唤醒促进作用部分是由基底前脑所介导，该区域应用组胺即可导致异氟烷麻醉期间脑电抑制减少。但目前对于 TMN 在全麻机制中的作用仍不清楚，因为组胺能神经元中基因敲除 $GABA_A$ 受体后对丙泊酚诱导的意识消失作用并无影响。

四、丘脑和皮质在全麻意识消失中的作用

研究表明，全麻药物并不引起所有脑区的功能降低，其中枢抑制作用具有明显的选择性。对脑部的某些特殊区域，如"脑同步化活动区域"（synchronize brain activities）和"任务诱发脑激活"（task-induced brain activation）等特殊的神经网络区域,全麻药物表现出一定程度的特异性抑制作用。目前推测,大脑皮质、下丘脑、网状结构是形成意识的主要脑区,其他部位如脊髓到脑的上行交通支等可能参与了意识状态的调节。全麻药物引起的意识消失可能就是通过影响这些神经结构而实现的。功能性脑成像技术研究证实,丘脑和网状结构可能是全麻药物导致意识消失的主要部位,丘脑和网状结构称得上是意识之"门"(gate)。Fiset 等采用正电子发射成像术,研究了不同剂量的丙泊酚麻醉下,各脑区血流量的变化以及相应的行为学改变,结果显示受试对象的意识状态与丘脑、中脑、基底前脑以及枕顶联合皮质血流量的降低有显著的直线相关性。低剂量的丙泊酚能够引起躯体感觉皮质血流量的降低,此时受试对象对振动、触觉的反应减退,但意识仍清醒,此时皮质下结构——丘脑和中脑的血流量也无显著改变;而应用中等剂量的丙泊酚时,振动刺激引起的所有皮质上相关脑区的兴奋被完全抑制;当药物的剂量加大到使受试对象的意识消失时,可观察到丘脑和中脑的血流量显著降低,而且两者的血流量是同步发生变化的,提示这些结构之间有着密切的关系。Palacan 等采用 PET(正电子发射断层扫描技术)和 fMRI(功能磁共振成像技术)联合脑电图技术,观察了七氟醚意识丧失期间额叶、顶叶和丘脑区域的脑血流量和代谢活动的变化,结果显示,七氟醚可以减弱大脑区域之间的信号相关性,特别是随着麻醉剂浓度的增加,皮质内和丘脑皮质之间的信号连接逐渐崩溃。Hudson 等使用脑电图记录了丙泊酚诱导期间来自丘脑腹侧中间核的局部场电位和接受深部脑刺激手术患者同侧感觉运动皮质的脑电图信号,以研究丙泊酚相关的丘脑和皮质局部功率变化以及丘脑皮质功能连接性,结果显示丙泊酚诱导意识消失后丘脑皮质连接减少,证实其意识消失机制与破坏的丘脑皮质通讯有关。

　　由此可见,全麻药物对丘脑和中脑功能的抑制可能是产生意识消失作用的关键区域,这与全麻药物作用于特定的神经结构而产生意识消失的假说相一致,也与 Newman 和 Baars 提出的中脑网状结构—丘脑激活系统决定意识觉醒状态的理论相吻合。可以推测,虽然各种全麻药物的神经作用通路不尽相同,但是意识消失的产生可能最终都是通过抑制丘脑和中脑的功能而得以实现。

　　丘脑由大约 50 个神经核和亚核组成,一些神经核主要从外周(所谓的特异性或低阶核)接收感觉传入,而其他神经核主要从皮质接收信息输入,并提供更多模式的整合功能(所谓的非特异性或更高阶核)。鉴于丘脑在感觉觉察和睡眠—觉醒周期神经生物学中的重要性,该结构一直被认为是全麻意识消失的关键部位。在全身麻醉的意识抑制方面,丘脑至少有 3 种可能的作用机制:①丘脑的开关机制。Alkire 等提出丘脑可能是全麻状态转变的"开关",因为不少吸入和静脉全麻药物都可对丘脑产生一致性的代谢抑制。但氯胺酮是个例外,它可以增加丘脑的葡萄糖代谢。全麻药物引起丘脑超极化后,可将紧张性放电(tonic firing)转换到爆发式放电(burst firing),从而阻断传入感觉刺激对皮质的唤醒作用,相当于发挥了开关功能。动物实验也证实,采用尼古丁或抗体阻断电压门控钾通道后,刺激丘脑中央内侧区仍可导致全身麻醉的动物苏醒。而丘脑中央内侧区中的电压门控钾通道(Shaker家族)已被体外和在体研究证实为挥发性全麻药物的重要靶位。对人体进行的正电子发射断层扫描(PET)研究表明,丘脑的激活与麻醉苏醒有关,而丘脑中央区的激活也被证明可改善创伤性脑损伤患者的行为。因此,丘脑中央内侧区可能存在全麻药物的分子靶位,并且丘脑的激活似乎对于复苏很重要。②丘脑的皮质信息读取机制。丘脑的高阶神经核可以看作是皮质的一种"计算黑板",主要接受皮质的输入,并有助于稳定或促进皮质皮质间的连接和通讯。Velly等通过记录头皮脑电图(反映皮质活动)和丘脑底核电极(反映丘脑活动)的神经生理学研究,比较了皮质与皮质下在全麻意识消失中的首要地位。结果显示,由多种全麻药物诱发的意识消失与皮质而非皮质下变化相关,即全麻意识消失主要是通过皮质机制实现,丘脑的抑制只是皮质抑制的结果,而不是原因。但这一研究并没有直接记录丘脑的活动。最近的一项临床研究,在神经外科患者放置了皮质电极和丘脑电极(置于腹外侧核—感觉区域),丙泊酚诱导后出现了同步的活动抑制。最近在啮齿类动物麻醉诱导的无意识状态研究显示,丘脑中央内侧区的神经生理学变化要早于皮质,其机制和意义尚不清楚。③丘脑作为参与者的机制。丙泊酚可通过作用于网状核中的 GABA$_A$ 受体而产生额叶皮质的超同步 α 波(8～13 Hz),并中断维持正常意识所需的、适应性强的皮质处理过程。丘脑和皮质的紧密联系功能及其在睡眠—觉醒周期中的状态依赖性变化,使得丘脑皮质系统常被视作为全身麻醉的潜在作用靶位。但值得注意的是,受损的丘脑皮质连接并非始终与全麻意识消失状态相关。Mhuircheartaigh 等的功能磁共振(fMRI)研究显示,丙泊酚麻醉诱导的无意识状态下,皮质和壳核之间的功能断裂更为明显,并非是丘脑皮质系统;更高剂量的丙泊酚甚至可导致丘脑皮质系统的"内部对话",但与感觉系统相脱离。其他的动物研究和临床观察也证实,异氟烷麻醉大鼠和丙泊酚麻醉人体均发现有皮质和基底神经节之间的功能性断裂。

第四节　全麻意识消失的神经网络机制研究

现代神经生物学观点认为,意识觉醒状态与整个中枢神经系统信号传导网络的整合活动有关,如神经元间的同步化活动、神经振荡、适应性共振、自行更新的反射模式等。意识的消失是全麻药物对这种整合活动的抑制或阻断的结果,而与特定的神经细胞群或解剖结构无关。如给予受试者大脑非侵入式的经颅磁刺激(TMS),发现清醒大脑在经颅磁刺激下脑活动会形成复杂的"涟漪",相当于出现了不同神经元群之间信息整合的迹象。但丙泊酚和氙气麻醉的受试者大脑则并无此现象,其脑电波形式远比清醒时简单得多。通过改变关键神经递质水平,发现这些麻醉药物似乎"破坏"了大脑的信息整合,这也与受试者实验期间意识全无的状态相一致。他们的内在体验一片黑暗,只有虚无。但氯胺酮麻醉是个例外,受试者虽然对外界毫无反应,但常报告称自己做了疯狂的梦,而不是像丙泊酚和氙气麻醉状态下那样,意识一片黑暗。我们可以认为"氯胺酮梦"使人在具有有意识体验的同时与环境脱离。采用经 TMS 来评估丙泊酚、氙气和氯胺酮麻醉期间的意识状态,而不考虑对外界的行为反应。可以看到氯胺酮麻醉的受试者大脑对 TMS 的反应要比其他两种麻醉剂来得复杂,说明其意识状态在药物作用下有独特改变,其对外界的联系被割裂,但大脑仍保持"开启"状态(TMS 已被证明有助于客观地评估意识水平,而不考虑感觉处理和运动反应)。不同的睡眠状态下也有类似的发现,非快动眼睡眠期间(这期间做梦很少),人脑对 TMS 的反应不那么复杂;而在快动眼睡眠期间,即做梦较频繁期间,信息整合度似乎要高一些。

这一观点与神经科学的细胞集合理论相符合。所谓细胞集合理论,是指神经细胞间形成了一个庞大而复杂的神经通路网络系统,任何一个神经细胞都不能离开细胞群而单独进行活动或发挥功能。这一观点的具体机制主要涉及神经生物学理论及量子理论。

(1)神经生物学理论。目前大多数学者是从神经生物学的角度揭示全麻药物导致意识丧失的机制。研究发现,大多数全麻药物可使神经网络的活动产生显著的改变,并且其作用要早于对单个神经元功能的明显影响。如在全麻状态下,兴奋性突触后电位(EPSP)的降低或抑制性突触后电位(IPSP)的增强。这些突触增益的变化多比较微小,并未能对单个神经元产生明显的阻滞作用,但却能对大的神经系统或网络产生显著影响。因此,全麻药物对整个大脑功能的影响要比其对单个神经元活动的抑制作用表现得更早,这与临床上较低浓度全麻药物即可引起意识消失的作用现象相一致。近来发现的神经元间的同步化活动或振荡也是较为有力的证据之一,如人脑在执行认知功能时可以观察到相关联的不同脑区产生放电频率在 $30 \sim 100\,\mathrm{Hz}$ 高频范围内的脑电活动,通常称为 γ 振荡(γ oscilliation)和 γ 同步(γ sychronization)。目前的研究认为,γ 振荡对于维持大脑的清醒状态起着重要的作用,而 γ 同步可使得各脑区间发生交互联系,并对外界信息进行整合,从而产生认知和意识。较低浓度的全麻药物就可以削弱或完全抑制这种脑电活动,并引起镇静和意识消失效应。提示全麻药物可能是通过阻断或抑制 γ 振荡和 γ 同步而引起意识和认知功能的丧失。关于 γ 振荡形成机制的分子机制还不清楚,但研究显示,γ 振荡是兴奋性与抑制性神经递质共同作用的结果。离体的脑片研究发现,谷氨酸和乙酰胆碱等兴奋性递质可诱发 γ 振荡的产生,同时还可引起兴奋性突触后电位(EPSP)和抑制性突触后电位(IPSP),有推测认为 γ 振荡的产生可能是 EPSP 与 IPSP 相互协调的结果。

(2)量子理论。研究发现全麻药物气体分子可通过与一类中枢蛋白质(如 $GABA_A$、氨基乙酸、$5-HT_3$ 乙酰胆碱等受体)疏水性袋口之间的结合和相互作用来防止蛋白质的构象变化及意识的发生,这种相互作用主要由范德华力、伦敦力(一种在分子及原子电子云之间的量子化的机械性双向耦合)等发挥作用。并且在高度可极化的疏水性口袋里,这些量子化的双向耦合出现在非极性的氨基酸残端与全麻药物气体分子之间。正常生理状况下,这些中枢蛋白质在神经功能中充当了极其重要的角色,而其构象则维持在强有力的均等势力的脆弱平衡中。当将全麻药物气体分子连在一起的伦敦力在氨基酸残端中发挥作用时,即可破坏这种脆弱的平衡并控制蛋白质构象的变化。这种伦敦力虽然非常微弱,但由于数目众多,而且在重要的可极化区域有聚合效应,因而依赖于微弱量子力的神经功能如意识等,可被全麻药物所阻滞或破坏。量子理论描述了近原子水平的物质和能量的奇妙特性,包括量子的一致性(quantum coherence)、位置的非局限性(non-locality)、量子叠合(quantum superposition)、波功能的崩溃(collapse of the wave function)等。这些特性使它们在解释意识的某些方面比蛋白质构象调节理论更有说服力,如一致性可以解释意识到自我的一致性,位置的非局限性可以解释联合记忆现象等。但全麻药物引起意识消失的量子理论也面临着质疑,如在与环境温度相互作用时,量子会出现脱散现象(decoherence),而环境温度对全麻药物引起的意识消失则无相应的影响作用。

虽然对于全麻意识消失的神经影像学研究早在 20 世纪 90 年代就开始了,但直到最近十年,功能性、定向和有效的皮质间连接才成为全麻机制的研究焦点。功能磁共振成像(fMRI)的临床研究显示,全麻意识消失时皮质间不同模式的功能性连接呈现断裂现象,如丙泊酚或七氟烷致意识消失时,高级皮质网络的功能性连接断裂,但初级感觉网络相对保留(见图 2-5)。最近的研究表明,皮质间而并不是丘脑—皮质的功能性连接断裂,才是全麻意识消失的关键,这也符合全麻自上而下的中枢抑制过程和相应机制。

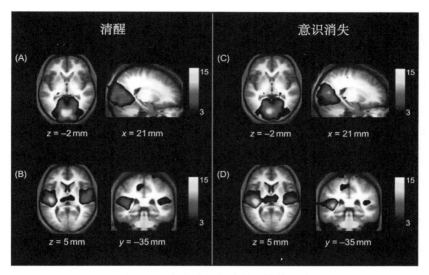

图 2 - 5　全麻对初级感觉网络的影响

　　功能性磁共振成像研究显示,丙泊酚诱发意识消失时,初级感觉神经网络仍被保留而不受影响。图片显示主要的视觉(A 和 C)以及听觉(B 和 D)皮质的横向和矢状切面,其中 A 和 B 分别为清醒状态,C 和 D 为丙泊酚诱发的意识消失状态

　　早期的脑电图监测发现,麻醉诱导期间伴随有前脑区快速、高频振荡的电压波增加,意识消失时则扩散到更后部的脑区;相反,意识恢复时,慢速、低频波出现在后脑区,并向前脑区迁移。麻醉诱发意识消失时,前脑区和后脑区出现功能性分离,该现象在麻醉和手术期间始终存在,而在意识恢复(以对声音指令出现睁眼动作为指标)时,额前皮质和感觉区间的 b 和 g 频率耦联恢复到正常水平。跟意识状态相关性最大的是 g 波的突然变化,并常在睁眼前数分钟出现。神经元在 γ 频率区域(35～45Hz)的共振活动与意识的相关性已得到不少实验研究的证实。目前认为,γ 振荡起源于丘脑内层神经核团,又受中脑网状激活系统调控,40Hz 的神经振荡结构对感觉信号的处理是必要的,其活动可反映意识水平的变化。当所有的频率带出现相似的解耦联时,d 和 a 的复耦联往往出现在有反应的意识恢复后数分钟。Koskinen 等观察了 23 名患者在丙泊酚麻醉期间的脑电图变化,发现诱导和复苏期间,脑电图 EEG 的 d 波以下波段出现相应的降低和升高,a 波段则呈现升高和降低,d 波、b 波以及 q 波波段的变化较不规律。一些神经生理指标,如监测自发脑电活动的定量脑电图(quantitative electroencephalographic monitors)和监测

由刺激所诱发脑电活动的听觉诱发电位(auditory evoked potential index,AEP),与临床意识变化有着密切的相关性,提示脑电活动的某些方面对意识水平较为敏感。停用全麻药物后,脑皮质的电活动逐步活跃,表现为脑电双频指数逐渐升高,但觉醒中枢仍处于"关闭"状态,直到意识恢复的那一时刻,才表现出 AEP 值的突然升高。

最近联合采用功能磁共振 fMRI/定量脑电图 EEG 技术来探索全麻意识消失机制,发现全麻手术患者的前后脑和大脑半球之间的功能性连接断裂。随后在啮齿类动物和人类的研究表明,全麻引起的前脑和后脑区域之间的连接性断裂可能更具选择性(见图 2 - 6)。采用视觉闪光刺激大鼠并进行转移熵(transfer entropy)测量,发现异氟烷致意识消失时,由前脑至后脑的通信[包括折返(re-entrant connectivity)、循环(recurrent connectivity)或反馈连接(feedback connectivity)]被破坏,而由后脑至前脑的通信(前馈连接)仍得以保留。健康志愿者和手术患者的脑电图 EEG 分析也证实额顶叶神经网络中折返/反馈连接可出现选择性抑制,并且这一现象在丙泊酚、七氟烷和氯胺酮这三类作用机制明显不同全麻药物的作用下均存在。高密度脑电图分析也证实了丙泊酚麻醉下额顶叶连接的选择性抑制,皮质—皮质之间(而非丘脑—皮质)的连接性断裂是最根本的原因。高密度脑电图和经颅磁刺激的临床研究显示,咪达唑仑致意识消失后即出现皮质—皮质间有效连接的抑制,这与 NREM 睡眠期间的发现相一致。

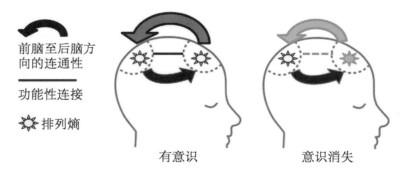

图 2 - 6　丙泊酚致意识消失时的功能性定向连接变化

同步采用脑电图和功能磁共振成像观察丙泊酚引起的意识消失状态,发现由前脑至后脑方向的连通性减少(用箭头表示,颜色变浅表示减少),由前脑至后脑的功能性连接(用线表示,颜色变浅表示减少)和前额排列熵也减少(用符号星星表示,灰色表示减少)。

第五节 全麻意识消失的突触机制研究

全麻状态的形成主要是由组成神经系统的神经元功能变化所引起的，这主要体现在全麻药物引起的神经元兴奋性以及神经元之间突触传递功能的改变。大量实验研究已经证明，全麻药物对突触功能的影响是其引起神经功能改变的主要原因之一，全麻药可通过干扰突触部位神经递质的释放、再摄取、与突触后膜受体结合及干扰其结合后产生的效应等环节影响突触的传递过程并导致全麻状态的产生，由此提出全麻药物的中枢作用在于使突触功能的暂时性改变，即全麻的突触传递学说，其具体机制主要包括影响突触前的神经递质释放（突触前机制）和突触后的离子通道受体功能（突触后机制）。

一、全麻作用的突触传递学说

在细胞水平，中枢神经系统的突触传递是全麻药物的敏感作用环节。早在 20 世纪 50 年代，Larrabee 和 Posternak 分别研究了全麻药物对蛙脊髓神经和哺乳动物交感神经节突触的作用，发现很多全麻药物都能够影响兴奋性突触传递，而对动作电位向轴突的扩散却没有显著影响。这些研究结果使人们更加相信全麻药物对突触传递的抑制是一种选择性过程。以后逐渐开展的对脊髓和脑的兴奋性突触传递的动物实验也证实，大多数全麻药物确实对兴奋性突触有抑制作用，并由此提出全麻药物的中枢作用在于使突触功能的暂时性抑制，即早期的全麻突触学说。

然而，由于神经系统各个部位突触的结构和功能是不一样的，其中一些主要负责信息的前向传递（如楔束核的突触和与脊髓运动神经元相连接的初级传入神经突触），这些突触之间的接触往往很紧密；而另一些突触则主要起到整合功能，这些突触之间的接触很松散，而且有可塑性（如大脑皮质和海马），因此导致神经系统各个部位的突触对全麻药物的敏感性不一样，如嗅觉皮质和海马可以被中等浓度的全麻药物抑制，而嗅球的树突—树突突触则对很多全麻药物都不敏感。而有些全麻药物如氯胺酮的中枢作用与突触抑制学说也并不相符，氯胺酮全麻状态时可使丘脑向大脑新皮质的投射处于抑制，与疼痛有关的部分边缘系统也有程度不等的抑制，但其余部位的边缘系统和锥体外系等，虽也属于多突触经路，反而呈现程度不等的兴奋状态。1965 年 Eccles 等的研究发现，巴比妥盐可增强 GABA 介导的突触抑制作用。以后的研究也证实，许多全麻药物对 GABA 介导的抑制性突触传递均有明显的增强作用，而对谷氨酸等介导的兴奋性突触传递则呈抑制作用。可见全麻药物的作用具有明显的选择性,即对兴奋性突触传递产生抑制作用,而对抑制性突触传递则呈现增强作用。

20世纪后期,有关全麻药物对突触传递影响的研究分别在整体麻醉、局部神经环路以及突触水平这三个层面展开,这为以后全麻突触学说的提出奠定了有力的基础。如采用同位素标记的^{14}C氟烷麻醉大鼠,对其大脑皮质、海马、下丘脑、纹状体等9个脑区的示踪显影结果显示,约80%的标记元素分布在突触密集区域,而包含纹状体和皮质区域的显影要明显低于突触密集区域,表明突触传递在全麻过程中的重要介导作用。神经传导的研究也表明,全麻药物对轴突、树突、突触前和突触后胞膜,以及神经元和神经胶质细胞的胞膜均有一定的影响作用,并且也可作用于许多胞内结构,如神经递质释放系统、钙平衡和缓冲系统、第二信使系统、线粒体结构等,但其中以对突触传递的影响作用最为明显和特异,临床较低浓度的全麻药物即可明显影响中枢神经系统的突触传递。而突触水平的研究显示,全麻药物对突触前神经递质的合成、释放、摄取以及突触后离子通道受体等环节均有不同程度的影响。据此,Richards等于1983年提出了较为成熟的全麻突触学说,并指出全麻作用的产生是全麻药物对突触前和突触后综合作用的结果。

二、全麻作用的突触前机制

由于中枢神经系统中神经末梢极小(<1mm),这阻碍了用直接电生理方法来分析突触前事件的可能性,而只能通过对内源性递质的神经化学分析或采用放射预标记递质及其前体进行相关的研究。已有的结果显示,全麻药物可影响神经递质的释放。如实验发现,乙醚可减弱经Ⅰa纤维传入冲动诱发的兴奋性突触后电位,但不改变由神经递质产生的突触后电位,提示乙醚是通过抑制突触前兴奋性递质的释放,而不是改变突触后膜的化学敏感性发挥作用。对豚鼠丘脑神经元的研究显示,氟烷和异氟醚明显抑制电刺激诱发的兴奋性突触后电位,但并不影响谷氨酸盐诱发的去极化反应,提示其作用是发生在突触前。大鼠海马神经元的研究也显示,CA1区锥体细胞对外源性AMPA和NMDA的反应可被氟烷有效抑制,其EC50值分别为1.7mmol/L和5.9mmol/L,而谷氨酸能突触电流显得更为敏感,由非NMDA受体和NMDA受体介导的EC50值分别为0.66mmol/L和0.57mmol/L,提示氟烷抑制谷氨酸能突触传递主要是通过突触前机制起作用(见图2-7)。其他的研究也显示,临床浓度(0.5~2 MAC)异氟烷和氟烷均显著抑制海马部位神经元谷氨酸的剂量依赖性释放,对谷氨酸释放的突触前抑制可能是挥发性麻醉药的一个共同特性。

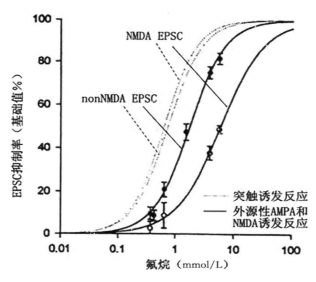

图 2 - 7　氟烷主要通过突触前机制影响谷氨酸能传递

与外源性 AMPA 和 NMDA 诱发的 EPSC 相比,突触诱发的 EPSC 对氟烷的抑制作用更为敏感

　　全麻的突触前机制主要包括全麻药物对突触前神经递质的释放和重摄取这两个环节。对于全麻药物所影响的递质释放作用,研究最多的是兴奋性递质谷氨酸。研究发现,高浓度的氟烷和安氟烷增加鼠皮质突触体的基础谷氨酸释放,但这个效应是否是通过抑制钠钙离子通道或突触前的其他靶位,目前尚有争议。通过定量比较全麻药物对 KCl(不依赖钠通道)和 4-AP、藜芦定(钠通道依赖)诱发的谷氨酸释放的影响,可初步确定谷氨酸释放的抑制究竟是由钠通道还是钙通道所介导。异氟烷、安氟烷及氟烷均剂量依赖性地抑制 KCl 诱发的谷氨酸释放,与钠通道不依赖药物(KCl)相比,氟烷、异氟烷和丙泊酚抑制钠通道依赖药物(4-AP、藜芦定)引起的递质释放,其作用更强。同时异氟烷影响钙内流作用的 IC_{50} 为 0.69mmol/L,但异氟烷抑制谷氨酸释放的 IC_{50} 明显要高,约为 1.6mmol/L。提示对突触前与递质释放耦联的钙通道的抑制,可能并非是这些全麻药物的主要作用机制。进一步的研究也表明,氟烷和丙泊酚可强烈而特异性地拮抗与突触体钠通道结合的放射性标记配体,这种特异性可能也是许多全麻药物突触前作用的普遍属性。可见,与递质释放耦联的钙通道相比,全麻药物对突触前钠通道更为敏感。结合其他研究中所观察到的临床麻醉浓度全麻药物阻断神经性钠通道的电生理证据,表明全麻药物抑制谷氨酸递质释放的机制,可能是通过阻断突触前钠通道,抑制神经末梢去

极化,而导致谷氨酸释放减少。但也有研究认为全麻药物引起的谷氨酸释放减少,可能是由其他机制或者是由于谷氨酸再摄取增加所致。

除了谷氨酸外,全麻药物对其他神经递质释放的影响并未受到广泛研究。鼠皮质脑片的研究表明,氟烷抑制 KCl 诱导的乙酰胆碱释放(IC_{50} 为 0.38%),且这种作用主要不是由抑制胆碱摄取(高浓度情况下可发生)或乙酰胆碱酯酶所致。全麻药物对抑制性神经递质 GABA 释放的影响及其机制也不太清楚。异氟烷(1.5% 和 3.0%)对 KCl 诱发的鼠皮质突触体内源性 GABA 的释放或[^{3}H]GABA 摄取均没有影响,但在低浓度(0.5%)时可抑制 GABA 的释放。进一步的研究表明,异氟烷的作用具有双向效应,如可抑制非钙依赖的 GABA 释放而增加钙依赖的 GABA 释放,其机制尚不清楚。采用放射标记鼠纹状体突触体的研究显示,丙泊酚、依托咪酯、硫喷妥钠、氯胺酮、氟烷、安氟烷和异氟烷对自发或诱发(15mmol/L KCl)的[^{3}H]GABA 释放均没有影响作用。Haycock 等报道较高浓度的巴比妥类药物可抑制由 50mmol/L KCl 或藜芦定诱发的小鼠前脑突触体[^{14}C] GABA 的释放,而离子载体(A23187)所诱发的释放并不受影响,提示巴比妥类药物可能是通过作用于钙释放耦联或胞吐上游机制而发挥效应。静脉全麻药物仅在超临床浓度时可抑制 GABA 的摄取,除氯胺酮外,丙泊酚、依托咪酯及苯巴比妥等增强 KCl(15mmol/L 或 30mmol/L)诱发的小鼠大脑皮质[^{3}H]GABA 释放。丙泊酚也增强钙和牡丹荷包碱敏感的自发性释放,研究显示,丙泊酚增加鼠皮质突触体的基础 GABA 释放,可能涉及突触前 $GABA_A$ 受体的作用。全麻药物影响突触体释放儿茶酚胺的研究显示,氟烷抑制 KCl 诱导的鼠皮质突触体[^{3}H]去甲肾上腺素的释放,而苯巴比妥钠(200mmol/L)抑制 KCl 或藜芦定诱发的鼠额叶突触体[^{3}H]去甲肾上腺素的释放。挥发性吸入全麻药物增强鼠纹状体[^{3}H]多巴胺的自发性释放,但抑制 KCl(15mmol/L)诱发的释放,而对高浓度 KCl(50mmol/L)诱发的释放并没有影响作用。硫喷妥钠和氯胺酮不影响其自发性释放,而对诱发的释放则具有相似的效应。全麻药物对突触体儿茶酚胺释放的影响及其机制,尚需进一步的研究确定。

除了对突触前神经递质释放的影响外,全麻药尚可通过影响神经末梢递质的重摄取而改变突触功能(主要影响递质作用的持续时间)。如全麻药物减少谷氨酸能神经末梢递质的释放,可能是其促进了谷氨酸再摄取的结果。Larsen 等报道异氟烷可通过增加高亲和力谷氨酸的最大摄取速度而剂量依赖性地增加鼠大脑皮质突触体的谷氨酸再摄取。而全麻药物通过增强突触体内蛋白激酶 C 的活性而激活谷氨酸转运体的功能,则被认为是增加谷氨酸再摄取的内在机制。其他的研究也显示,氟烷和异氟烷还能增加神经胶质细胞对谷氨酸递质的再摄取。但 Nicol 等报告临床相关浓度的异氟烷、氟烷、丙泊酚、硫喷妥钠或氯胺酮对谷氨酸再摄取进入大鼠皮质突触体并没有影响作用。而 Bianchi 等在相似模型上的研究却得出高浓度丙泊酚可抑制谷氨酸再摄取和释放的结果。也有研究显示,氟烷和异氟醚以浓度相关的方式抑制鼠脑突触体对 5-HT 及多巴胺的重摄取。可见,目前对于全麻药物影响神经末梢递质重摄取的结论,尚存在较大的分歧和争议,还需要进一步的实验验证。

三、全麻作用的突触后机制

全麻药物对中枢神经系统突触传递的影响是多方面的,除了突触前机制之外,全麻药物还可以通过增强或抑制突触后受体—离子通道对神经递质的反应,而发挥或影响全麻效能,这就是全麻作用的突触后机制。目前研究最多的是全麻药物对突触后谷氨酸受体和 GABA 能受体的影响作用,但不同全麻药物的突触后作用环节或位点可存在明显的差异,如静脉全麻药物主要作用于 GABA 能突触的突触后信号传递,而吸入全麻药物的作用机制可能更为广泛。

（一）全麻药物对突触后谷氨酸受体的影响

早期 Crawford 和 Curtis 的研究表明,巴比妥类药物能降低皮质细胞对离子化谷氨酸的反应,但是氟烷无此作用效应。随后发现有些全麻药物,包括乙醚、美索比妥和甾类全麻药物 alphaxalone,都可以减低嗅觉神经元对谷氨酸的敏感性,而同样,氟烷几乎无效。在认识到谷氨酸受体有两种主要亚型（AMPA 受体和 NMDA 受体）后,人们开始注意到全麻药物对这两种受体亚型有着不同的影响作用。已知氯胺酮、苯环己哌啶、乙醇、乙醚主要抑制 NMDA 受体,氧化亚氮和氙气也均能强烈抑制 NMDA 电流,并与早已发现的氯胺酮对 NMDA 受体的抑制作用相似。巴比妥类药物同时抑制这两种受体亚型,吸入麻醉药氟烷也同样可对 AMPA 和 NMDA 受体产生相似程度的抑制作用,仅全麻期间脑内的氟烷浓度就可以显示对这两种亚型的抑制作用。

全麻药物抑制离子型谷氨酸受体通道的机制至今尚不是很清楚。有研究观察了全麻药物对 NMDA 受体通道动力学的影响,发现戊巴比妥可通过阻断通道的开放而抑制 NMDA 受体的功能,其机制主要是戊巴比妥缩短了通道开放的时程,但并不改变离子通道开放时的电导和通道的离子选择性。低浓度异氟烷可以减少离子通道开放的概率,但是对通道的平均开放时间没有明显影响,而更高浓度的异氟烷（>1mmol/L）则可以使平均开放时间缩短。氟烷可减少 NMDA 突触的自发性 mEPSCs 和动作电位依赖性 EPSC（NMDA 和非 NMDA）,但并不影响它们的衰减相。分离性静脉麻醉药氯胺酮似乎是优先阻断开放的 NMDA 通道,这种阻断作用呈电压依赖性,且与给药方式有关。各种全麻药物作用于谷氨酸受体通道的不同机制是否与其表现出来的全麻效应差异有关,还需要进一步研究证实。

(二)全麻药物对突触后 GABA 能受体的影响

可能除氯胺酮、氙气外,目前常用的全麻药物,如巴比妥类、苯二氮䓬类、丙泊酚和挥发性麻醉药,均可引起中枢神经系统抑制性 GABA 能突触传递过程的增强,其机制主要是通过对 GABA$_A$ 受体的变构调节或直接激活后,直接或间接影响了氯离子内流的结果(见图 2-8)。如依托咪酯在临床相关浓度(4.1mmol/L)下可以使 GABA$_A$ 受体的剂量反应曲线左移,但是不改变饱和浓度 GABA 诱发的最大反应,而更高浓度的依托咪酯(82mmol/L)可以在没有 GABA 存在的情况下直接诱发出电流。进一步对 GABA$_A$ 受体进行的单通道分析表明,8.2mmol/L 的依托咪酯可以使通道开放概率增加 13 倍,通道有效开放的概率增加 2 倍。对静脉麻醉药硫喷妥钠的研究表明,临床相关浓度的消旋硫喷妥钠(25mmol/L)能明显增加 GABA 能突触电流,但是对最大电流没有影响。而同等浓度甚至两倍于此浓度的硫喷妥钠,对谷氨酸能突触的突触后电位都没有明显影响。另外,硫喷妥钠的立体构象也明显影响其对 GABA 能突触的作用,左旋硫喷妥钠对 GABA 电流的增强作用是右旋异构体作用的两倍。在海马 CA1 区锥体细胞,挥发性全麻药物氟烷、异氟烷和安氟烷都可以轻微增加非动作电位依赖性 GABA 兴奋性突触后电位(mIPSPs)的发放频率和总的电量,并延长衰减时间和减少最大电流幅度。其中安氟烷对 mIPSPs 的抑制作用,在任何浓度下都大于异氟烷。临床浓度的氟烷可以延长大鼠皮质神经元 mIPSCs 的衰减时间,高浓度氟烷则减少 mIPSCs 的发放频率,但 mIPSCs 幅度基本不受影响。与氟烷不同的是,丙泊酚对 mIPSCs 和 IPSCs 的仅有影响是延长它们的衰减相。氟烷和丙泊酚都延长 mIPSCs 和 IPSCs,且都对 mEPSCs 和 EPSCs 幅度没有影响作用,说明这些全麻药物对 GABA 突触后传递的影响是有选择性的。

现已基本明确全麻药物对 GABA$_A$ 突触传递的影响机制是其直接作用于离子通道本身所致。MacDonald 等发现巴比妥盐可使 GABA$_A$ 受体氯离子通道的平均开放时间延长、开放数量增加,并使其介导的抑制性突触后电流持续时间延长,20mmol/L 苯巴比妥可使表达小鼠全脑 mRNA 的瓜蟾卵母细胞对 GABA 的反应峰值增加 3 倍以上,其机制可能是通过明显增加 GABA 对 GABA$_A$ 受体的亲和力所致。苯巴比妥可显著延长 Cl$^-$ 电流的衰减,使 GABA 剂量依赖曲线向低浓度方向偏移,但上升时间和峰值的倍数往往不受影响,对高水平 GABA 诱发的 Cl$^-$ 电

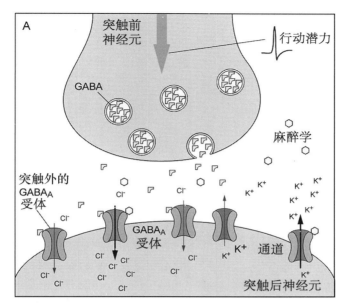

图 2-8 全麻药物对突触后 GABA 能受体的影响

流峰值也无明显影响,其特征与麻醉作用及随后的延长作用相一致。戊巴比妥能延长并强化运动神经元 GABA 的超极化作用,其机制可能为戊巴比妥延长 GABA$_A$ 受体的氯离子通道开放时间,从而使氯电导升高所致。吸入全麻药物增强抑制性突触传递的机制主要是通过变构调节而增强 GABA 亲和力所致,如异氟烷可增强 GABA 与受体的结合,并产生长时间的通道开放状态,延缓 GABA$_A$ 受体的失活。与静脉麻醉药相似,高浓度吸入全麻药物也可直接激活 GABA$_A$ 受体,在没有 GABA 时使通道直接开放。吸入麻醉药物还可抑制高水平 GABA 脱敏后的残余稳态电流,但目前尚不清楚其与快突触反应的关系。重组 GABA$_A$ 受体的研究也揭示,由不同亚单位组成的受体对全麻药物的反应并不相同,如表达 a、b、e 亚单位的 GABA$_A$ 受体就可以消除全麻药物对 GABA 能突触电流的增强作用。利用基因打靶技术造成 GABA$_A$R 氨基酸序列突变,有助于揭示全麻药物在 GABA$_A$R 上的作用位点,如使 GABA$_A$ 受体 b_2 亚基第一个穿膜节段的基因发生突变,就可以改变 GABA 和全麻药物诱导的门控通道的脱敏感动力学特征。突变 GABA$_A$ 受体对 GABA 的脱敏感速度(以 τ 值代表)均明显延长,全麻药物(戊巴比妥)激活 GABA$_A$ 受体通道的 τ 值也明显延长。这说明 b_2 亚基第一个穿膜节段可能是全麻药物影响 GABA$_A$ 受体功能的关键作用位点。小鼠 GABA$_A$ 受体 b_3 亚基第二穿膜段基因发生突变(N265M)后,全麻药物增强 GABA 电流和减少皮质脑片自发性动作电位发放的作用就明显减少,静脉全麻药物丙泊酚和依托咪酯对伤害性刺激所致的体动反应的抑制作用也完全消失,但是挥发性全麻药物安氟醚和氟烷的这种作用仅轻度减弱。同样,静脉全麻药物抑制小鼠翻正反射的时间明显缩短,而挥发性全麻药物抑制翻正反射的时间并不改变。这说明 $GABA_A$ 受体 b_3 亚基是决定静脉全麻药物丙泊酚和依托咪酯制动作用的主要位点,而挥发性全麻药物制动作用的相应位点则可能较为广泛。

全麻药物可从多个环节影响突触传递,但鉴于突触前与递质释放相关的末梢生理的复杂性,且这种复杂性与微小的神经末梢和测定难度形成了鲜明的对比,因此目前对突触前生理及全麻药物影响作用的了解在许多方面均落后于对突触后事件的研究。相比之下,我们对全麻突触后机制的了解似乎要显得更多一些。但即便如此,全麻药物影响突触后受体—离子通道的诸多环节和机制至今都还没有被完全阐明。因此,今后尚需对这两个环节展开更进一步的深入研究,以最终能完整地揭示出全麻药物影响作用的突触传递机制。

第六节　全麻意识消失的分子靶位研究

一、脂质学说与蛋白质学说

早期的全麻分子机制研究,多是根据全麻药物的某些理化特性与其麻醉效能之间的相关性,来探讨全麻药物作用部位的属性和分子特点,其中最早提出、也最经得起时间考验的是脂质学说。早在 1847 年,Bibra 和 Harless 就发现组织的脂肪含量与麻醉敏感性之间存在着关联性,但最终由 Meyer 和 Overton 分别在 1899 年几乎同时提出"脂溶性学说"(lipid-solubility theory)。其主要依据是基于所有的吸入全麻药物均具有较高的脂溶性,且其麻醉效能与脂溶性大小(油/气分配系数)密切相关(即 Meyer-Overton 法则)(见图 2-9)。

这一法则提示全麻药物的作用可能是通过和神经组织中的脂质成分发生松散的物理-化学结合,致使神经细胞中各种成分的正常关系发生改变,从而产生麻醉效应。与此同时,全麻药物的一些其他理化属性如蒸汽压、水溶性、油/水分配系数及其对水表面张力的抑制作用也被发现与其麻醉效能相关。如 1904 年 Traube 基于全麻药物的麻醉效能与其降低水表面张力之间的相关性,提出全麻作用部位应该位于神经细胞表面的观点。而 20 世纪初期发展起来的细胞生理和神经生理研究也为进一步探索全麻药的分子作用机制奠定了基础。从理化特性分析推定的细

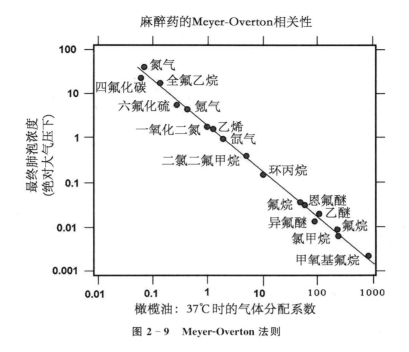

图 2－9　**Meyer-Overton 法则**

胞表面成分,特别是细胞膜结构自然成了这一时期全麻分子靶位研究的主要目标。鉴于细胞膜结构是神经元兴奋的关键因素,因此容易联想到全麻药物的作用可能是通过作用于神经膜而实现。20 世纪 20 年代,Lillie 指出药物可通过改变膜的性能(如降低通透性)而消除神经兴奋性,而全麻药物即可降低不同类型细胞膜的通透性,由此提出全麻药物的"膜通透性降低学说"。期间还发现细胞膜内的类脂多为不饱和脂肪酸,其排列秩序较差、熔点低于正常体温、呈流体性等特性,认为细胞膜是均匀一致的液态,并提出"膜流体化全麻假说",即当膜结构与全麻药物分子接触后,其黏滞度更低,而流体性及容积进一步增加,从而可影响和干扰膜蛋白的正常功能。以后又提出"相转换假说",认为温度等因素的改变可使膜脂质的流体性发生改变,即脂质分子由排列较为整齐的胶晶态,变为排列不规则的液晶态,称之为"相转换"。20 世纪 50 年代初期,Mullins 对当时积累的有关脂质学说的各种实验资料进行了整理,发现全麻药物的麻醉效能不仅与其脂溶性相关,也取决于作用部位的麻醉药浓度(摩尔分数)与摩尔体积(体积分数)之乘积,而且后者可能是更为重要的因素。由此推测,麻醉药在神经膜内达到某种临界容积分数时,可通过填满膜脂质中的孔隙——即自由容积而导致全麻,并将其命名为"自由容积学说"。20 世纪 70 年代初,Mullins 理论与全麻的压力逆转现象被联系起来并加以修正,发展出临界容积学说(critical volume theory),认为脂溶性全麻药物进入神经膜疏水区后,可引起膜膨胀,当超过临界容积时,便出现全麻状态。而通过压力和温度变化使疏水区容积得以收缩恢复,则全麻状态随之消失。由于此学说能较为圆满地阐述压力与吸入全麻药物之间的相互作用,并有一定实验依据,故于20世纪80年代前曾风靡一时。但以后大量研究证明,该学说所预计的温度降低会抵消全麻药物引起的膜膨胀,以至产生类似于压力逆转的所谓"温度逆转"现象,在动物实验中至今难以证实,且常会得出相反的结论。临界容积学说经过补充和修正后又进一步提出了"多部位膨胀学说"和"侧向分离假说",认为吸入全麻药物吸收后可使膜容积增大和膜膨胀,同时脂质单层中的侧(横)向压力增加,其增加程度与全麻药物的麻醉效能密切相关,由此可对冲动传递所依赖的离子通道施加压力,导致通道关闭或阻抑其开放。但实际上,全麻药物引起的膜膨胀程度其实极其微弱,而对于全麻药物引起膜膨胀的同时伴有脂质双层厚度增加和跨膜通道内离子流动改变等的设想和假说,至今也未获得令人信服的依据。

虽然从总体上来看,随着研究的深入,膜脂质学说的缺陷越来越明显,一些按脂质学说作出的推论或权威性论断,如压力逆转麻醉及温度对麻醉的影响等,不仅未能得到进一步的解释或证实,反而被一些相反的实验结果所质疑。由此也使得全麻分子机制的研究,自20世纪60年代以后开始从膜脂质学说逐渐向蛋白质学说转变。但在强调蛋白质学说的同时,是否也意味着膜脂质学说的终结呢? 考虑到脂质学说对诸多麻醉现象的预测作用(Meyer-Overton法则、麻醉断点现象、压力逆转效应、以及非制动剂的存在等),所以仍然有必要研究膜脂质在影响和调节全麻药物发挥麻醉效应中的作用及其机制。

鉴于凭借单纯的膜脂质改变等理化特性的分析似乎很难对全麻分子机制作出合理的诠释,而只能以此推断全麻分子靶位作用微环境的理化属性,如根据Meyer-Overton法则及早期的研究结果,Franks等推测全麻药物作用的位点可能包括:①脂质双层内部的脂性疏水基质;②蛋白质与脂性基质接壤的疏水界面;③膜内蛋白质表面卷曲折叠形成的疏水间隙;④暴露在水相中蛋白质的疏水间隙等。生物化学研究揭示,生物膜由类固醇磷脂双层构成,在疏水的脂质双层中镶嵌着各种蛋白质,所以生物膜同时具有蛋白质和脂双层的结构复杂性以及更为复杂的脂蛋白交界面。Meyer-Overton法则实际上是描述全麻药物到达其作用靶位的倾向性,而并不反映麻醉药与其靶位的作用效应。由Meyer-Overton法则推测,麻醉药物与其靶位结合的特异性较低,提示其结合靶位应该是相对无序的结构,而脂双层的相对无序性可以较好地解释其对多数麻醉药物缺乏结构上的选择性。但同时发现弱极性溶剂(如辛醇)可提供更好的溶解度与麻醉效能之间的相关性。由于辛醇与胞膜内在蛋白质的极性相似,并且对于正烷烃类和其他麻醉药,采用较高极性的溶剂其相关性会更好,据此推测全麻作用的分子靶位具有一定的极性,麻醉药物更可能是作用于具有极性的蛋白质靶位,而并非是纯疏水性位点。

但细胞膜蛋白质的跨膜结构使其必然要与周围环境的脂质结构发生相互作用,显然其中的脂质-蛋白质界面应该是溶解在膜中的麻醉药物与膜蛋白发生特异性作用的潜在靶位。集中在脂双层-水界面的麻醉药物可对膜蛋白产生直接或间接的影响,即通过改变脂双层的某些尚不清楚特性,间接影响与其相关的蛋白质(间接效应);或在脂双层/水/蛋白质界面发挥直接作用(直接效应)。全麻药物可以通过很多方式改变脂质双层结构,其影响作用要依赖于全麻药物的生化特征以及膜的物理结构和特征,比如厚度、表面张力、表面电位、流动性和膜黏性等。应用配体门控通道的点突变技术表明,全麻药物最初的作用点很可能在这些离子通道的跨膜区,全麻药物也可以通过改变蛋白-脂质连接面的侧压而对特定的蛋白激酶产生影响作用。麻醉药物对脂双层浅层的偏向性还可进一步解释其对膜双极电位幅度的降低作用。生理情况下,细胞膜内部存在着很大的电势,主要是由膜-溶剂界面的水或脂质羰基原子排列成的双极层所组成,其中位于浅层界面的磷脂烃链尾区带有正电。细胞膜即是由两个排列相反的双极层所组成,虽然在整体上细胞膜不存在跨膜的双极净电位,但其间的跨膜蛋白则要经受四极电位的作用。溶解在细胞膜中的麻醉药可明显降低每一层的双极电势,生理浓度的麻醉药物引起的电势变化约为 $10mV$,而这种变化足以引起电压敏感膜蛋白结构均衡的变化。

进一步的研究证实,全麻药物分子可动态地分布在整个磷脂双层,药物分子可在膜脂质和膜内外水相中迅速进行交换,也可积聚在双层的中间或附着在磷脂膜头部的极性基团部位,甚至可穿越整个脂质双层进入细胞质内。由于各种全麻药物的自身极性以及极性原子的排列本身就存在很大的差异,同时脂双层本身的微环境变化也较大,可以从极性到完全非极性,所以不同全麻药物在脂双层中的位置会有所不同,但主要还是集中于磷脂头端部位,如醇类在大多数情况下与极性较高区域的羟基相结合,而烷烃类则主要位于中间的烃链区域(见图 2-10)。氟烷、异氟烷和安氟烷等卤代烃类全麻药物主要偏向于结合在甘油主链附近的脂双层浅区,而非制动剂主要位于脂双层的深层区域(见图 2-10 的 A_3 区)。对此的合理解释是,麻醉药物是两性化合物,所以主要结合在作用于双极性区域或位点,而非制动剂由于没有极性,主要集中于非极性的脂双层深层区域,而不需要在麻醉药物作用位点发生极性相互作用。麻醉药物偏向于结合在脂双层的界面,因而能在邻近水界面的蛋白质位点达到足够高的浓度，并且能够与膜蛋白界面部分发生直接作用。而非制动剂主要位于膜脂双层的深层区域，因而不能在邻近水界面的蛋白质位点局部达到适当的浓度，或与蛋白质发生有效的影响。亲和标记研究也进一步显示，全麻药物与膜离子通道的结合是位于通道的内部和脂质－蛋白质界面上。膜结构中的脂质和蛋白质这两种成分应该都与全麻作用机制相关，全麻药物可能是在细胞膜的脂质环境内（可解释疏水性与麻醉效能的相关性）与特异的膜蛋白相作用（可解释断点效应和异构体效应）。近来也有假设认为，全麻药物可通过降低膜的偶极或改变脂双层的外侧压力等参数而影响其中的靶蛋白功能，虽然尚缺乏明确的实验支持，但全麻药物对脂双层的轻微影响及其对蛋白质功能的调节作用值得引起注意。进一步精细阐明全麻分子靶位的结构特性，尚需要借助包括功能性核磁共振、X 射线衍射、同位素标记示踪、受体蛋白亚基和肽链重组以及分子遗传研究等各种新技术、新方法和新策略的引入和应用。

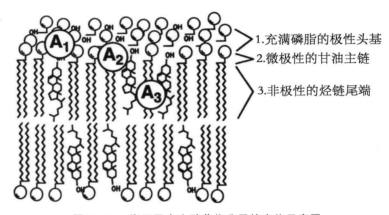

1. 充满磷脂的极性头基
2. 微极性的甘油主链
3. 非极性的烃链尾端

图 2 - 10　脂双层中麻醉药物分子的定位示意图

20 世纪中期以后，随着细胞和分子生物学技术的发展，受体蛋白的分离、纯化、分子克隆以及膜片钳技术等在全麻机制研究方面的应用，全麻分子机制的研究获得了许多新的发现和突破，并形成了一些新的观点和理论。如细胞和分子水平的研究显示，全麻药物中枢作用的神经基础主要表现在对神经传导（突触传递和缝隙连接）和神经元兴奋性的影响上，显然神经细胞膜是其最直接的分子作用靶区。早期的分子动力学研究发现，吸入全麻药物分子主要在脂双层的蛋白结合部位发生快速的运动，处于不断结合和分离的动态平衡之中，并占据蛋白质上本已存在的大小合适的疏水空隙和袋口。20 世纪 60 年代，随着蛋白纯化结晶和 X 线衍射技术的引入及应用,确定磷脂双层内在的膜蛋白可能是全麻药物更为特异的作用靶位。药理和生化技术也证实全麻药物可以作用于多种蛋白质靶分子,如研究显示全麻药物对非脂性酶——虫荧光素酶活性的抑制作用与其在体麻醉效能同样呈正相关,即麻醉药对该酶的作用也完全符合 Meyer 和 Overton 法则。虽然虫荧光素酶与麻醉作用没有直接关系,但此研究模型证明了蛋白质学说与 Meyer-Overton 法则并不矛盾。这一发现也正式拉开了研究全麻药敏感的特异性蛋白靶位的序幕。20 世纪 80 年代以来神经生理和生物化学的研究则进一步证实,全麻药物的中枢作用要较既往认为的更具选择性,主要是通过直接结合于中枢蛋白质靶位而发挥麻醉作用。全麻药物可与中枢神经系统的许多蛋白质发生直接的相互作用,并对中枢系统的神经放电、递质释放或突触传递产生影响;许多蛋白质靶位的功能改变(如使用激动剂或拮抗剂、进行肽链改造或亚基重组)可明显增强或减弱全麻作用;并且脂溶性相似的全麻药物同分或立体异构体可表现出明显的麻醉效能差异,且与其对蛋白质靶位的立体选择性相一致。也是基于上述研究结果分析,1994年 Franks 和 Lieb 提出"蛋白质学说",明确指出,全麻药物的分子作用靶位是蛋白质而不是脂质,基本否定了传统的"脂质学说"。蛋白质学说认为,全麻药物与其蛋白质靶位的结合,可使其功能发生可逆性改变并显现麻醉效应,其内在的机制源于全麻药物对蛋白质结构、稳定性和动力学的影响。

　　虽然蛋白质学说得到越来越多的支持证据,但现有的全身麻醉药分子结构和化学活性都差异很大。因而很难想象,仅通过某个单一的特定离子通道和/或受体蛋白质来一元化解释全麻药物的作用机制,包括全麻的镇静、催眠、遗忘和制动等药理学效应。目前已发现许多离子通道和/或受体蛋白质对全麻药物敏感,但它们不可能都是全麻药物的作用靶点,只有那些对于神经元电活动或神经信号的传递非常重要的蛋白质才有可能成为全麻药物的分子作用靶位。其中离子通道蛋白,特别是配体门控离子通道如 NMDA 受体、GABA$_A$ 受体、Ach 受体等是最为可能的全麻分子作用靶位。其他分子靶位如 PKC、G 蛋白、NO、cAMP 等也在一定程度上对临床相关浓度的全麻药物敏感,并可能参与和涉及了全麻作用机制。但这些"全麻药作用靶位"都需要遵循"临床相关的浓度范围内发挥作用"的筛选原则。一些新的离子通道蛋白,如双孔背景钾通道、超极化激活阳离子通道(HCN)、AMPA 受体等,已被认为是全麻的候选靶位。这些通道蛋白质具有共同的特点:①对神经元的兴奋性起重要作用;②在与麻醉药物作用相关的中枢区域表达丰富;③对临床相关浓度的全麻药物敏感。

二、全麻醉意识消失的相关离子通道研究

　　目前已发现的许多对全麻药物敏感的蛋白质分子靶位,如离子通道受体等,但

是否具有特异性或是否真的与全麻作用有关,仍然存在很大的疑虑,其中大多数只是表现出对全麻药物具有不同程度的敏感性,而特异性则有待于进一步的验证。

全麻现象是一种整体的生物行为反应,因此其研究和分析也最终必须在整体生物水平进行,即筛选出的全麻分子靶位也必须能解释全麻药物在整体动物和人体上的作用表现(特征性的意识消失现象)。但长期以来,由于全麻分子机制在体研究存在技术条件上的限制(如缺乏特异性的拮抗剂、获取转基因动物在技术和费用上存在的困难等),全麻作用分子靶位的筛选和鉴定主要是在离体研究模型上进行。这其中还包括有些研究结果并不是在"麻醉相关环路"(anaesthesia-relevant circuits)上研究发现的,而多是在一些与麻醉作用并不相关的替代模型(如虫荧光素酶、电鳐 nAchR、电鳗轴突的钠通道等)上观察到的。这些全麻药物敏感的蛋白质分子靶位在整体动物麻醉中的作用也多较微弱或难以得到验证,其中最为关注的 $GABA_A$ 受体。多数的离体研究均显示其功能明显受全麻药物的影响,并由此被认为是最为可能的全麻作用分子靶位。但在体的研究和功能鉴定,发现其对全麻作用的影响多较微弱。Quinlan 等发现 $GABA_A$ 受体 b_3 亚基剔除小鼠($b^{3-/-}$)与野生型($b^{3+/+}$)比较,存在着轻度的感觉障碍,但安氟烷和氟烷抑制翻正反射的浓度在两者之间并无明显差异,而对安氟烷和氟烷的夹尾抑制反应(疼痛抑制和制动作用),$b^{3-/-}$ 小鼠则表现出轻度的抗性($10\% \sim 20\%$),提示 $GABA_A$ 受体的 b_3 亚基可能仅对吸入麻醉药的制动作用有轻度影响。Homanics 等比较了野生型与 a_6 亚基基因剔除小鼠($a^{6-/-}$)对吸入全麻药(氟烷和异氟醚)的敏感性差异,结果发现两者之间无明显差异。上述研究表明 $GABA_A$ 受体确实介导了正常小鼠的麻醉反应,但肯定不是唯一的作用靶位。

除了 $GABA_A$ 受体外,目前发现的与全麻意识消失相关的热门离子通道蛋白还包括双孔 K^+ 通道(two-pore-domain K^+ channels,K2P)和 HCN 离子通道。

双孔钾通道(K2P)最显著的特征是可在一切膜电位下开放,从而通过形成背景钾电流来维持细胞的静息膜电位,并对神经元的兴奋起后台调节作用,因而,K2P 通常被认为是调控神经兴奋性的基础。K2P 通道的分子结构属于蛋白复合物,具有 4 个跨膜片段(4TMS)和 2 个孔道结构域(2P),其氨基端与羧基端均位于胞浆侧,而胞外侧含 M1 与 P1 形成的环形结构,介导 K^+ 的流动。根据基因序列保守性和通道功能特性可将 K2P 分为 6 类:① TWIK(weak inward rectifiers K^+ channel),即弱内向整流钾通道,包括 TWIK-1 和 TWIK-2;② TREK(TWIK-related K channels),即 TWIK 相关钾通道,可被多不饱和脂肪酸和机械张力所激活,包括 TREK-1、TREK-2 和 TRAAK(TWIK-related arachidonic acid-stimulated

K^+ channels）；③ TASK（tandem pore domain acid-sensitive K^+ channel），即 TWIK 相关酸敏感钾通道，包括 TASK-1、TASK-2、TASK-3、TASK-4、TASK-5；④TALK（TWlK-related alkaline PH activated K^+ channel），即 TWIK 相关碱敏感钾通道，包括 TALK-1、TALK-2；⑤ THIK（tandem pore domain halothane inhibited K^+ channel），即可被氟醚抑制的双孔钾通道，包括 THIK-1、THIK-2；⑥TRESK（TWIK-related spinal cord K^+ channel），即 TWIK 相关脊髓表达的钾通道，因其在脊髓中高表达而得名，也是 K2P 家族唯一可被 Ca^{2+} 激活的通道。

全身麻醉药尤其是卤代烷类吸入麻醉药，可以激活双孔钾通道的某些亚型，通过超极化细胞膜或增强细胞膜的传导抑制神经元的活动，将膜电位维持在动作电位阈值以下，从而降低神经兴奋性，并产生镇静催眠或意识消失作用。正常睡眠—觉醒周期中，促觉醒神经递质如去甲肾上腺素、组胺、乙酰胆碱等均可促进双孔钾通道关闭而提高神经元兴奋性。双孔钾通道基因敲除小鼠对全麻药的敏感性也明显降低。因此，双孔钾通道可能是吸入性麻醉药的重要作用靶点。但由于缺乏特异的通道阻断剂和激动剂，使得双孔钾通道的在体研究存在一定的困难。

吸入性麻醉药可激活脑内的这 5 种 K2P 通道，但敏感性并不均等，其对氯仿和异氟烷的敏感性差异较大，其中 TASK-1 通道基本不受影响。但 5 种 K2P 通道均对氟烷高度敏感。一氧化二氮、环丙烷、氙气都可激活 TREK-1 通道，但对 TASK-3 通道的影响却不明显。有研究表明，TREK-1 基因敲除（TREK-1 KO）小鼠对吸入麻醉药引起疼痛反应消失的程度及翻正反射消失的能力都明显降低，推测其在全身麻醉意识消失中具有重要作用。Patel 等通过比较 TREK-1 KO 小鼠和野生型小鼠对不同吸入麻醉药的麻醉起效时间和 MAC 值，发现 TREK-1 KO 小鼠对对吸入麻醉药敏感性显著降低（7%～37%），麻醉起效时间延长，MAC 值升高，故推测 TREK-1 是全麻机制的重要靶位。应用全细胞膜片钳技术研究发现，转染在 COS 细胞上的 TREK-1 通道能显著、可逆地被乙醚、氟烷、七氟烷及异氟烷激活，并呈量依赖性增加。Gruss 等的进一步分子研究发现，TREK-1 的羧基末端（C端）可能是吸入麻醉药调控靶点。氨基酸缺失重组分析显示，TREK-1 的 N 端不影响其对氟烷和异氟烷的敏感性；但 C 末端氨基酸逐步缺失时，该通道渐进地丧失了对氟烷和异氟烷的敏感性，当 C 末端缺失 48 个氨基酸时，TREK-1 对吸入麻醉药的敏感性完全丧失。在转染 TREK-1 通道的 HEK-93 细胞和 tsA-201 细胞上，氙气、笑气等吸入麻醉药均可激活 TREK-1，其第 306 位点的谷氨酸可能是吸入麻醉药的作用靶点，因为 Glu306 的突变可使通道持续激活，并对全麻药的激活作用不敏感。因此 TREK-1 通道可被吸入麻醉药可逆性地激活开放，其 C 端在吸入麻醉药激活通道中起关键作用。但不同吸入麻醉药在 TREK-1 上的作用位点可能并不相同。有趣的是,单一敲除 K2P 中某一个亚型的基因后,小鼠对吸入麻醉药的敏感性降低,但并没有完全消失,可能是吸入麻醉药同时作用于多种不同类型靶点而发挥效应或其他靶点的表达产生了代偿效应(如 GABA$_A$ 和 TASK-1 代偿)。吸入麻醉药既可作用于突触后的配体门控离子通道和 K2P 降低神经元的兴奋性,也可作用于突触前的 K2P 影响神经递质的释放。TREK-1 基因敲除后,氟烷对 4-氨基吡啶诱发的谷氨酸和 GABA 释放的抑制作用各降低约 70% 和 30%;对谷氨酸基础释放的抑制作用也减弱,但对 GABA 基础释放的抑制作用则没有变化(同氟烷对野生型小鼠谷氨酸和 GABA 释放的作用相比)。临床浓度的氟烷和异氟烷是 TASK-1 和 TASK-3 的激活剂,而乙醚则轻度降低 TASK-1 通道的活性。剔除双孔背景钾通道 TASK 基因的小鼠对吸入麻醉药物的镇静,催眠和制动作用明显不敏感。逐步氨基酸缺失分析显示:位于通道第 243 和第 248 间的 6 个氨基酸残基对氟烷激活 TASK-1 通道至关重要。通过基因嵌合重组和特异位点突变的方法发现第 159 位的亮氨酸(M159A)是决定 TASK-1 和 TASK-3 对吸入麻醉药敏感性的关键位点。而将其变异为丙氨酸后,TASK 通道对吸入麻醉药敏感性消失,即消除了全麻药对通道的激活作用。在 TASK-1 基因敲除(TASK-1 Knockout,TASK-1 KO)的小鼠,吸入麻醉药效价强度[最低肺泡浓度(MAC)]降低。氟烷的 MAC 值在 TASK-1 KO 小鼠为 1.32,而在野生型为 1.21(以夹尾反射消失作为效应终点)。值得注意的是,TASK-1 KO 小鼠小脑神经元上 GABA$_A$ 的 $\alpha_2\beta_{2/3}\gamma_2$ 等亚基表达上调;而靶向敲除小脑颗粒细胞的 GABA$_A$ 亚基 $a_6\delta$,颗粒细胞膜 TASK-1 电导增加。众所周知,GABA$_A$ 是神经系统重要的抑制性神经递质受体,是吸入麻醉药和部分静脉麻醉药的重要作用靶点。GABA$_A$ 和 TASK-1 这种互为代偿效应表明它们可能都是吸入麻醉药的作用靶点。氟烷的 MAC 值在 TASK-3 KO 小鼠为 1.48,而在野生型小鼠为 1.25(以翻正反射消失作为效应终点);而异氟烷在 TASK-3 KO 小鼠 MAC 下降的并不显著。但 TASK-3 KO 小鼠的氟烷和异氟烷的量效曲线均出现了右移,可见对氟烷和异氟烷的敏感性也减低。TRESK 通道对氟烷、异氟烷、七氟烷、地氟烷极其敏感,即使是亚临床浓度的吸入麻醉药也可使 TRESK 通道电流增加近两倍。进一步研究显示,吸入麻醉药增加 TRESK 通道的开放频率而不增加通道的电导,作用的关键部位是通道 TM2 和 TM3 间的氨基酸片段。最近研究显示,TRESK 基因敲除小鼠的异氟烷 MAC 值为 1.54 ± 0.016,与野生型小鼠(1.42 ± 0.016)相比增加约 8%;而氟烷、七氟烷、地氟烷的 MAC 值在 TRESK 基因敲除小鼠和野生型小鼠间没明显的差异。

HCN 离子通道是一种在中枢神经系统(尤其是大脑皮质和丘脑)中广泛表达的超极化激活阳离子通道,即 HCN 离子通道。HCN 通道的激活依赖于膜的超级化,对 Na^+、K^+ 具有通透性,受细胞内环磷酸腺苷(cyclic adenosine monophosphate,cAMP)的易化调节并能被细胞外铯离子(Cs^+)所阻断。HCN 通道独特的超极化激活特性使其在中枢、外周神经系统中发挥重要作用。HCN 离子通道共有四个亚型:HCN1～4,除 HCN3 外,其余三种亚型大量分布于脑、心脏和脊髓等与麻醉药作用相关的重要组织。近年来的研究表明,HCN 通道是全麻药物作用的重要候选靶位。HCN 通道在中枢神经系统的兴奋活动起重要作用。吸入麻醉药和静脉麻醉药均对 HCN 通道电流具有显著抑制作用,并且 HCN 通道基因敲除小鼠表现出对全麻药物的不敏感,表明全麻药物的麻醉效应与 HCN 通道的抑制密切相关。最近有研究显示,HCN 离子通道可能与传统的 $GABA_A$ 受体共同参与静脉麻醉药的全麻效应。传统观点认为,全麻药物主要通过作用于 $GABA_A$ 受体发挥全麻作用。$GABA_A$ 受体(又称 γ-氨基丁酸 A 型受体)是一种离子型受体,同时也是一类配体门控型离子通道。$GABA_A$ 受体被激活后,选择性让 Cl 离子通过,导致神经元的超极化,从而引起神经信号传递抑制。同时,在神经系统中,约 30% 的神经元为 GABA 能神经元,$GABA_A$ 激活后,可导致 $GABA_A$ 能神经元支配的细胞兴奋性降低,抑制性突触后电流的形成与 $GABA_A$ 受体密切相关。因此,$GABA_A$ 受体在神经系统功能的维持及调控中起重要作用。研究证明,丙泊酚、乙醇和吸入麻醉药均可激活 $GABA_A$ 受体,增加 GABA 能神经的抑制效应。但是随着研究的深入,单纯的 $GABA_A$ 受体作用已不能完全解释全麻药物的作用机制。丙泊酚作为经典全麻药物,可能是同时通过抑制 HCN 通道和激动 $GABA_A$ 受体而发挥全麻效应,使用 HCN 通道阻断剂和 $GABA_A$ 受体激动剂可增强丙泊酚的全麻效应。动物实验结果显示,小鼠侧脑室注射 ZD-7288(HCN 通道阻断剂)或 GABA($GABA_A$ 受体激动剂)均可显著降低丙泊酚的 EC50(小鼠翻正反射消失),并呈剂量依赖性。ZD-7288 或 GABA 单独使用时可模拟丙泊酚诱导的全麻效应,同样可使小鼠翻正反射消失。脑电记录也证实,$GABA_A$ 受体和 HCN 通道共同参与丙泊酚诱导的脑电慢波振荡,且二者具有协同效应,丙泊酚可能是通过抑制 HCN 通道和激动 $GABA_A$ 受体发挥全麻效应。

三、全麻意识消失的分子靶位研究方向

虽然全麻分子机制的研究经历了早期的探索和现阶段的快速发展,但总的看来,已有的研究结果,包括已发现的许多对全麻药物较敏感特异的全麻分子靶位(如离子通道受体),其在动物整体麻醉效应中的作用多较微弱或难以得到确证,即

目前所有关于分子靶位的研究均不能解释药物在分子水平的作用是通过什么方式转变为临床观察到的整体麻醉状态。因此,今后全麻分子机制的研究尚需进一步深入,并应与中枢区域和神经网络水平的整体研究紧密联系起来,从而发现特异性更高、敏感更强的全麻分子靶位,并阐明其内在的作用机制。

但鉴于中枢神经系统的复杂性,即人脑并非是离子通道、神经元、突触和局部神经环路等的机械堆积,其巨大的神经网络和复杂的功能系统远远超出了我们的想象。特别是人脑所表现出来的某些高级功能(如意识、认知、记忆、思维、语言、情感,"顿悟"等),是不能在较低的中枢层次上观察到的,其中多数是通过各个神经单元之间的非线性相互作用而涌现出来的复杂的协同行为。因此目前发现的一些对全麻药物较敏感特异的全麻分子靶位,其特异性及在整体动物麻醉中的介导作用和机制尚难以得到确认或验证,所有关于分子靶位的研究也均不能解释药物在分子水平的作用是通过什么方式转变为临床观察到的整体麻醉状态,全麻分子机制的研究尚有太多的谜团需要逐一解开。

但值得庆幸的是,在生物技术爆炸性发展的今天,各种新技术、新方法和新思维的引入和应用,将为全麻分子机制的研究提供了新的契机。如近来应用的嵌合受体(chimeric receptor)和定点突变等技术可进一步确定单个受体或蛋白靶位上可能的全麻药物结合位点(如氨基酸序列);光亲和标记定位法则是将全麻药物或类似物与相关的神经元膜蛋白进行不可逆的光亲和标记,然后采用埃德曼降解(Edman degradation)或质谱分析来确定被标记的氨基酸,这一方法有助于确定与全麻药物分子实际接触的氨基酸,目前该方法仅用于一种配体门控离子通道,即表达丰富的电鳐尼古丁乙酰胆碱受体,并且电鳐受体的光亲和标记研究结果与紧密相关的小鼠肌肉尼古丁乙酰胆碱受体的突变研究结果十分吻合,均显示在通道腔内存在全麻药物的结合位点;X-衍射技术应该可以显示蛋白质上全麻结合位点的三维结构和空间形状,但可惜的是,目前发现的全麻分子靶位几乎均为膜蛋白,很难进行结晶化以获得 X-衍射结构,可能需要许多年以后才能获得高溶性结构的膜蛋白模型。作为替代方法,目前的技术已可以成功表达这类膜蛋白的较小受体片段,因其较容易结晶化,并可用来进行 X-衍射结晶分析;基因水平的操作如基因剔除、基因整合将有助于明确全麻相关蛋白的作用和功效,如受体和受体亚单位在全麻作用中的重要性;现代的显微技术还可直接观察到单个的受体和分子,如原子扫描显微镜可用来观察和探索分子间的作用。可以预测,不久的将来,我们将最终观察到单个全麻药物分子与受体的结合并确定其结合动力学。类似这些新技术、新方法的应用必将极大地促进全麻分子机制的研究和发展。

同时新型全麻药物的开发研制也为全麻分子机制的研究提供了新的动力。在医学事业蒸蒸日上的今天,虽然临床全身麻醉的实施对于多数麻醉工作者来说已并非难事,但这在很大程度上只是得益于不断提高的麻醉技术和监护手段,而并非是全麻药物的安全性。即使是目前最新应用的全麻药物,其毒性仍然是相当的高,按照治疗指数(即50%致死剂量与50%有效剂量的比值)进行比较,常规药物的治疗指数均超过数百或数千,而全麻药物的治疗指数一般介于3~4,可见目前全麻药物的应用本身还承载着极高的风险,进一步开发高效、安全、可控性强的全麻新药具有十分巨大的临床和商业价值。实际上,全麻药物的开发研制与全麻分子机制的研究本身就存在相辅相成的关系,新型全麻药物的开发研制要依赖于全麻分子机制的理论依据,而开发出来的全麻药又可以反过来验证和补充全麻分子机制的理论基础。如新一代静脉全麻药物丙泊酚、具有全麻效能的氙气(xenon)、氩气(argon)和氪气(krypton)等的发现和推出均对既往提出的一些敏感全麻分子靶位理论提出了新的检验和挑战。丙泊酚的化学结构完全不同于既往应用的静脉全麻药物,氙气、氩气和氪气则是具有麻醉效能的分子结构最简单的麻醉剂,而更小分子的氦气(helium)和氖气(neon)则在较高浓度时也不产生麻醉作用。这些分子结构和化学活性迥异的全麻药物,其产生全麻效应过程中所涉及的分子机制还远未得到阐明,至今我们可能只窥见了冰山的一角,而与问题的实质和内核尚有较长的距离,今后的全麻分子机制研究还任重而道远。

第七节　麻醉与意识研究的展望

早在1975年,Millar就指出,在阐明意识的明确定义及其神经基础之前,有关全麻意识消失机制的研究很难取得令人满意的答案。几十年以后的今天,有关意识方面的基础知识仍然非常缺乏,对其产生的分子和更高水平的神经机制更是没有满意的解释。鉴于大脑功能的复杂性,迄今为止,我们对意识的各种独立成分虽然有一定程度上的认识,但对于其潜在的神经基础如大脑的整合功能、大脑各区域间的相互联系等方面的认识还非常肤浅,而对于全麻药物引起的意识丧失神经机制,我们所知更少。长期的研究实践表明,对于意识这一高级脑功能,任何单一学科的研究均因其局限性而难以全面和深入地揭示脑在信息处理、行为完成过程中的内在机制和规律。脑意识研究过程中诸如神经细胞功能及形态变化的定量分析、各种实验数据的处理、不同层次上无序和有序相互转化的数量关系,以及神经网络模式的建立等,均需要采用多种学科的不同技术条件和思维方法并在多个层次上展开研究。近来应用的一些新技术如正电子发射计算机断层扫描、功能性脑成像技术、定量脑电图等已可以对脑结构和功能进行微区、微量、瞬间、实时、活体、动态、无损伤的研究,并在意识和全麻引起意识消失机制的研究方面显示出其独特的应用价值。全麻药物引起的可逆性意识消失现象,为意识的神经生物学研究提供了极好的"开关工具"和新的探索途径,当然,麻醉学领域也可从意识科学的最新发展中受益。我们也期待对意识及全麻机制的研究能在不久的将来取得突破性的进展。要探讨全麻意识消失的神经生理机制,目前的研究思路主要着重于观察并筛选出全麻药物引起机体意识消失或恢复意识期间的脑电活动及相关神经生理变化。

（王龙飞　周雪飞　郑武威　曹云飞）

第三章　麻醉与记忆

全麻药物具有镇静、镇痛、催眠、遗忘等作用,其中催眠遗忘作用即涵盖了全麻药物对记忆的影响。目前认为,与手术有关的记忆主要是指术后对全身麻醉期间所发生事件的自发回忆,也包括对日后心理和行为的潜在影响。手术期间由全麻药物引起的记忆缺失或遗忘(amnesia),其实质是药物对学习和记忆过程的干预,并且全麻药物对不同记忆类型的影响也存在较大的差异。探索记忆的神经机制以及全麻药物对记忆的影响,将有助于进一步揭示全麻作用原理,并为日益受到重视的术中知晓的防治及监测奠定理论基础。

第一节　记忆概述

记忆(memory)是指将获得的知识储存和提取(再现)的神经活动过程,它是建立在感知和学习基础上的高级脑活动。外界事物经感觉器官认知后,即使刺激不再作用于感官,事物在脑中的印象也可保持相当长的时间,并在某种条件下能将这种印象再现出来,这就是记忆。作为脑高级功能之一的记忆,还与意识状态、觉醒和睡眠、注意和学习等脑的其他高级活动密切相关。

一、记忆的分类

记忆具有多种形式和分类,且并非是单一过程在不同环境下的多种表现,而是因为其中包含了多样的、可分离的组分,这些组分和过程已经被很多的电生理学等研究资料所证实。目前国际上关于记忆最普遍的分类有三种:记忆的内容、记忆能否被意识到以及记忆能否被加以陈述。按照记忆的内容来分,记忆可分为五种:形象记忆、情景记忆、情绪记忆、语义记忆、动作记忆。按照记忆能否被加以陈述,记忆可分为:陈述性记忆(declarative memory)和非陈述性记忆(nondeclarative memory)。陈述性记忆包括:事件记忆和事实记忆(语义记忆),这种记忆中的信息能够被有意识的回忆起来,易于进行外显记忆。而非陈述行记忆包括:技能学习、重复启动和条件反射等。根据记忆能否被意识到,记忆可分为:外显记忆(explicit memory)和内隐记忆(implicit memory)。

(一) 按信息保持时间长短分类

最通用的分类方式是按照记忆时程的长短而将记忆分为瞬时记忆、短时记忆、长时记忆和永久记忆(多数将永久记忆并入长时记忆而不单独列出,如表 3-1 所示)。短时记忆一般保持在几秒钟到几小时,长时记忆可保持数周、数月甚至数年。短时记忆是一种形成快速但不稳定的记忆形式,信息储存时间短,容量有限。短时记忆经过多次强化,可以形成稳定的长时记忆。关于全麻机制的研究,一般多根据信息保存时间的长短、记忆的内容或编码方式以及其回忆方式进行分类。

各类记忆的脑内神经机制并不相同,按其记忆信息加工过程可分为瞬时记忆、短时记忆和长时记忆,也可分别称为感觉记忆、初级记忆和次级记忆。

表 3-1　记忆时程及特点

记忆类别	信息储存时间	脑内可能的神经机制	举　例
瞬时记忆	0.25~2 秒	感觉信号传入大脑,在皮质感觉区传递的过程	在字典上查找某词时,对其他词的印象一闪而过
短时记忆	数分钟以内	特定的神经信息在有关神经通路中往返传递一段时间,其化学机制可能是关键大分子的可逆性构象变化,如磷酸化与脱磷酸化	查找到一个新电话号码,拨完电话就忘了
长时记忆	数分钟至若干年	蛋白质合成增加,突触功能增强及突触结构修饰等,神经信息影响基因表达或 mRNA 转录,如 c-fos 基因可能与长时记忆有关	经历中的重要事件
永久记忆	终生	脑内新突触形成或突触结构不可逆的改变	本人姓名、年龄、生日等

1. 感觉记忆(sensory memory)

感觉记忆指外界刺激信息经感觉器官接受后保留的一定数量内容。完全以其所具有的物理特性编码,形象鲜明,容量较大但保持时间很短,数秒后就被新的内容替代或自行消失,只有经特别注意的材料才转入短时记忆。

2. 短时记忆(short-term memory)

经注意加以选择后,感觉记忆的部分信息转入短时记忆,容量有限,保留数秒至数分钟,以听觉编码为主,也有视觉编码等。对完成某项任务时所需的有关信息的短时保持也称为工作记忆(work memory)。

3. 长时记忆(long-term memory)

长时记忆指保持数分钟直至终身的信息或技能。容量极大,几乎无限,以语义编码为主,也包含部分程序技能和印象。

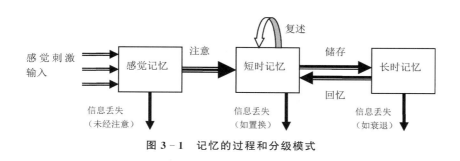

图 3-1　记忆的过程和分级模式

最初的记忆需要经过一个信息选择的过程,表现为对特定信息的注意(attention),也就是心理活动对一定事物的指向和集中,通过这种指向和集中,人能够清晰地反映周围现实中特定的事物,而排除其余事物的干扰。信息的重复无疑是增强记忆和促使短时记忆向长时记忆转化的重要手段之一,任何影响这些心理活动的因素都可以干扰记忆的形成。

短时记忆的神经基础是有关神经回路中短暂维持的一种循环活动。神经元之间突触的可塑性变化,如递质合成和释放增加、受体数量增多、递质和受体亲和力增加等,使突触传递易化,有利于短时记忆向长时记忆转化。相反,麻醉、缺氧和电击等暂时中断神经冲动的传导则可抹去短时记忆。

长时记忆一般都认为与新的蛋白合成有关,因为在实验中加入 RNA 或蛋白合成抑制剂后,并不一定会影响学习过程,但都可阻断长时记忆的形成。目前尚未清楚记忆时是否形成了特异性的蛋白,但一些与记忆关系密切的蛋白已陆续被发现,如 S-100 蛋白、室管膜素、B50/GAP-43 等,虽然这些蛋白在记忆形成过程中的作用及其特异性尚有待于进一步的验证,但可以肯定的是,长时记忆的形成必须依赖于基因转录和蛋白合成等环节。

(二) 按信息的编码处理方式分类

1. 印象性记忆(imagery memory)

印象性记忆指粗制的未经抽象化处理的原始感觉材料的保存,主要由视觉和听觉构成。虽然这些感觉发生后很快消失,但我们依旧能够相当清晰地回忆出当时的生动场景,回想所经历的见闻。

2.程序性记忆(procedural memory)

程序性记忆指对操作技能的记忆,比如行走跳跃等,不需要意识的参与,也非语言所能表达,一旦获得便很不容易被遗忘,具有自主和反射性质。程序性记忆是非陈述性记忆的一种。日常生活中,我们不断学习一些运动技巧,形成了一些固定的行为习惯。例如,我们学习弹钢琴、骑自行车、系鞋带等,这些关于技巧或习惯的记忆就是程序性记忆。

3.陈述性记忆(declarative memory)

陈述性记忆是对可进行描述和记录的信息,即与时间、地点有关的事实、情节和资料的记忆,也是记忆研究的重点之一。它可以用语言陈述或作为一种非语言的印象形式保持在记忆中,这种记忆上升到意识能被清楚地描述,并进行推理,因而是唯一一种能够进入意识中的、并且可以觉察到的记忆。陈述性记忆还可进一步分为情节记忆(episodic memory)和语义记忆(semantic memory),前者是指对所经历的特定时间场景和过程的回忆,而后者是指用语言表述的事件抽象的意义。

这三种记忆方式之间有着相互的联系,以学习驾驶车辆为例。学习的时候,教练先把有关驾驶的基本知识和技能用语言予以描述,学员按部就班地根据教练所教步骤操作,开始不熟练,也经常犯错误。但在不断的训练中,操作程序日趋熟练,错误和不必要的动作不断减少并消除,直到不需要指导,能够下意识地对车辆进行操作和控制,并避免错误和事故的发生。这一过程中,开始的教练传授和按规范操作就是陈述性记忆过程。之后,通过不断的操练逐步转化为程序性记忆,一旦后者产生,就可不再需要陈述性记忆的干预,驾驶车辆成为自然而然的、不需要意识过多干预的过程,相反过多的干预反而会降低驾驶者的反应灵敏度。而驾驶车辆在道路上行驶的过程则可以产生十分生动的印象性记忆,回忆时仿佛就像在面前一样。

(三)按记忆信息的回忆特点分类

1.外显记忆(explicit memory)

外显记忆指可以直接回忆的、或可以通过提示予以确认的事件、场景或语言等信息的记忆,是对过去经历的有意识的识记和提取。包括印象性记忆、部分的陈述性记忆,例如复述有关过程和言语等。

2.内隐记忆(implicit memory)

内隐记忆不能直接回忆,即使予以提示也不能完全确认,但可以对以后有关的操作或认知产生影响的记忆。内隐记忆是在非意识回忆状态下,过去经历对当前行为的影响,其特点是人们并没有觉察到自己拥有这种记忆,但是它却在特定任务的操作中表现出来,这种操作不依赖于对先前经验的有意识恢复。内隐记忆以程序性记忆为代表,包括一部分陈述性记忆在内,比如直觉判断一个人的熟知与否等。内隐记忆区别于外显记忆最显著的特点是:意识是否参与记忆提取,无意识即为内隐记忆,有意识即为外显记忆。外显记忆可以直接表述,易于被干扰和消退。而内隐记忆不易被诱导和发现,存在较持久,但可影响日后相关的学习和对某些事物的判断。两者有时相互交叉重叠,不易被清晰地分离,并与意识丧失的程度密切相关。

3. 外显记忆与内隐记忆的神经机制

内隐记忆与外显记忆存在比较明确的脑机制分离。近 30 多年来在对内隐记忆和外显记忆进行实验性分离的研究基础上得出了相对一致的结论,即内隐记忆与外显记忆依赖不同的记忆系统,而这些记忆系统与大脑的不同区域相联系。神经影像学证据提示,外显记忆主要表现在背侧后顶区和腹外侧前额皮质激活。内隐记忆主要表现在腹侧后顶皮质以及背侧前额皮质与内侧额区激活,左右前额叶可能选择性地参与了内隐记忆不同任务的加工。内隐记忆与外显记忆在编码阶段的脑机制也存在分离和重叠现象。目前研究编码神经基质的一个典型范式是 Dm 范式,即通过事件相关电位(ERP)技术记录学习阶段的神经成像活动,然后根据随后的记忆测验结果来分类学习阶段的这些记录,并进行相应的比较。Schott 等把内隐记忆项目与忘记项目的差异定义为内隐记忆,把外显记忆项目与忘记项目的差异定义为外显记忆,结果发现内隐记忆与外显记忆在编码过程中表现出不同的神经关联,如内隐记忆表现为 200～450ms 中央顶区负走向的 Dm 效应,而外显记忆表现为 600～800ms 中央区以及 900～1200ms 右额区正走向的 Dm 效应,其功能磁共振(fMRI)数据表明,预测随后外显记忆的神经关联表现在双内侧颞叶和左前额皮质的激活增强,而预测随后知觉启动的神经关联表现在双侧纹外皮质,左梭状回和双侧下前额皮质的反应减少。2010 年,Wimber、Heinze 和 Richardson-Klavehn 也采用两阶段的测验方式,通过快速的知觉识别与再认相结合的方式区分出随后记住(识别出且再认为旧)、随后启动(识别出但再认为新)和随后未识别(不能识别或识别错误)项目,结果发现编码过程中不同的额顶皮质网络预测着随后的内隐和外显记忆,外显记忆主要表现在背侧后顶区和腹外侧前额皮质的激活,而内隐记忆则表现在腹侧后顶皮质以及背外侧前额皮质与内侧额区的激活。虽然上述的研究结果并不完全一致,但它们都反映出内隐与外显记忆在编码过程的神经分离现象。

(四) 不同记忆分类的交叉重叠

不同的记忆分类方法存在一定的交叉,例如程序性记忆一般都属于内隐记忆,而陈述性记忆大多数是外显记忆,且有特定的脑部结构相对应(见图3-2)。在实际生活中,不同种类的记忆多是同时参与,并可以互相转化,前面所述的学习驾车就是例证。麻醉状态对不同记忆类型的影响也不完全相同,这将在下文予以详述。

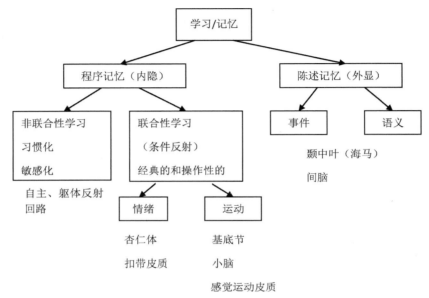

图3-2 记忆的分类及其在中枢的解剖结构定位

二、记忆的神经生物学研究

学习与记忆功能和语言、思维、情绪以及运动控制等功能一样,同属于脑的高级功能,主要由脑的不同部位分别或联合完成。在神经科学领域,学习和记忆的研究历来受到高度的重视,神经科学家在揭示脑和行为关系的研究时,均把学习和记忆的机制作为研究的重点,而把记忆过程中的信息编码、储存、摄取,以及在此过程中的物质及结构变化,作为研究的突破口。

(一)记忆的解剖学基础

学习和记忆作为脑的一种属性或功能,必定有其自我调节控制的神经生物学机制或物质基础。为了认识和揭示学习记忆这类高级脑功能的本质,有必要先确定参与学习记忆的中枢结构和区域。近年来关于脑内的记忆回路问题已取得了较大进展,特别是在人和其他灵长类动物上所获得的重要资料已经有可能描绘出记忆回路的框图。已有的研究显示,不同类型的记忆有不同的神经结构和环路参与,如陈述性记忆(或称显性记忆)也即与认知功能有关的记忆需要有边缘系统的参与,而非陈述性记忆(或称稳性记忆)则需要基底神经节的参与。但应该看到,把学习和记忆的神经定位进一步缩窄到特定的脑区和脑区内个别的神经元群将是更加艰巨的工作。

(二)记忆的脑功能解剖定位

目前有关记忆的脑功能定位研究发现,不同类型的短时记忆在脑部有着较为明确的区域特性,但是对与长时记忆密切相关的解剖结构研究尚不充分。长时记忆被认为与广泛联系的联合皮质有关,涉及面较广,并且实验发现,损毁大脑的大部分区域也并不一定会使已形成的长时记忆完全丧失。表3-2粗略显示了目前已知的介导不同类型记忆的相应脑部区域。

表 3-2　不同记忆的脑部区域

记忆类型	陈述性记忆	非陈述性记忆
短时记忆	海马及相关结构	部位尚不清楚,可能涉及广泛脑结构
长时记忆	各皮质区,如语义记忆—韦尔尼克区,情节记忆—颞叶皮质	小脑、基底节、运动前区、与运动行为相关的其他脑区

脑部结构中与陈述性记忆相关的主要有海马、前额皮质、丘脑、乳头体区及杏仁核,而参与非陈述性记忆的结构主要是基底核团、小脑和皮质运动区。以下介绍目前研究较多的与陈述性记忆或情景记忆关系密切的脑部结构(见图3-3)。

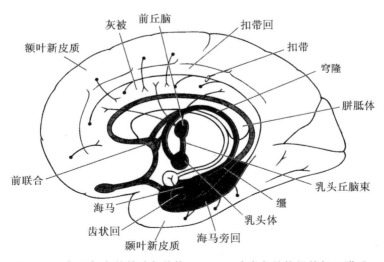

图 3-3　与记忆有关的脑部结构(Papez 环路中各结构间的相互联系)

1. 海马

海马(hippocampus)是颞中叶(medial temporal lobe,MTL)的主要结构,内侧颞叶结构对形成长期外显记忆有非常重要的作用,尤其是海马结构及其临近的皮质是记忆形成、重构和巩固过程所必需的。同时,这些结构对记忆的储存也起作用。损害海马及其相关结构会引起近期记忆受损而远期记忆不受影响。动物实验结果显示,海马、内嗅皮质或穹隆受损会影响损伤前 30 天内习得的记忆。就人类而言,海马受损甚至会影响数年前就已习得的记忆。海马损伤后可导致逆行性和顺行性遗忘。海马损毁的患者可以和正常人一样,能很快学会解复杂的机械难题,但事后他却不记得见过这个难题和曾经解决过这个难题。海马损伤可引起陈述性记忆的短时储存发生困难,而长时记忆仍保持完好,非陈述性记忆即程序性记忆也不受影响。说明海马主要参与信息的获得,在巩固新的情节记忆转化为长时记忆时显得尤其重要,但不是记忆长时间储存的场所。海马中有一些与空间位置记忆有关的神经元被称为"场所神经元"(place cells),在 Morris 水迷宫试验中,大鼠进行空间学习和记忆时,即可见到这类神经元的放电现象。另有实验提示,只有当涉及嗅皮质(包括内嗅和嗅周皮质)更为广泛的损伤时才会引起严重的遗忘,这部分皮质与海马纤维联系密切,不仅起着传递信息的作用,其本身也具有一定的记忆功能。

2. 间脑

间脑(diencephalon)包括丘脑、乳头体等,从颞中叶发出的纤维与下丘脑和丘脑联系密切,并参与了短时陈述性记忆。这部分结构的损伤将引起对新近记忆的遗忘,即顺行性遗忘,而对长时记忆影响很小。某些部位的丘脑损伤也可导致逆行性遗忘,推测丘脑可能与记忆库信息的检索有关。乳头体区的破坏见于伴有严重遗忘症的 Korsakoff 综合征,动物该区域的损伤可以造成某些类型的空间记忆障碍。乳头体与海马间的密切纤维联系,也说明其是海马空间记忆环路中的一部分,并与某些类型的空间学习记忆障碍有关。

3. 杏仁体

杏仁体(amygdala)是一个与简单的经典条件反射有关的脑结构。它可以通过两种方式影响长时陈述性记忆的储存,一是调制海马及有关环路的记忆过程,损毁杏仁核可以阻抑刺激海马引起的记忆增强效应,并对内嗅皮质的记忆功能有调制作用;二是有应激激素参与,增强与情绪有关的长时陈述性记忆。由交感神经系统释放的儿茶酚胺所诱发的觉醒信号,可通过刺激迷走神经的传入,激活脑内去甲肾上腺素能觉醒系统,并投射到杏仁核和海马,以巩固特定的记忆。下丘脑—垂体—

肾上腺轴(hypothalamus-pituitary-adrenal axis,HPA)中每一水平分泌的激素都可作用于杏仁核和海马,适度的儿茶酚胺和糖皮质醇对优质的学习有利,过量则反而起有害作用。杏仁核还可通过激活前脑的胆碱能注意系统而增强对记忆的巩固作用。因此,杏仁核和应激激素可视为内源性的记忆调控系统。

4. 前额皮质(pre-frontal cortex,PFT)

皮质区域在长期记忆储存中起重要作用。研究表明,随着学习时间的进展,皮质区域对记忆的储存越来越重要。一些代表神经元活性的生化指标的表达在学习后发生明显改变。活性相关基因如 c-fos 和 Zif268,在海马区域的表达逐渐减少,而这些基因在皮质区域,如前额叶、额叶、前扣带回、压后皮质和颞叶皮质的表达却逐渐增加。功能磁共振神经影像研究发现,新皮质联结逐渐改变有助于形成稳定的长期记忆,说明新皮质关联记忆的长期储存可能与相关编码位点有关。前额皮质与颞叶和间脑相联系,参与情节记忆的编码和再现。有意思的是编码功能在左侧,而再现则以右侧为主。功能神经影像学研究发现,在学习记忆过程中,前额皮质的很多区域,包括罗德曼 10 区、46 区、前额叶背外侧区和后扣带皮质等都有代谢活动的增加,而后扣带皮质是前额皮质与海马纤维联系的中转站。

功能神经影像学作为最近发展起来的无创伤检测技术,可以在健康受试者身上动态地观察各种活动的脑部表现。如利用 PET 可以直接观察脑部活动时各部位的局部脑血流(rCBF)变化情况,由于 rCBF 可以反映该区域神经元的活动程度,所以可以利用 PET 技术直观地观察机体在完成某项任务时的脑部活动图。如图 3-4所示,当机体进行程序性记忆时,大脑顶叶和小脑的活动明显增强,说明顶叶的感觉和运动皮质以及小脑是程序性记忆的关键部位。

小脑和丘脑是形成内隐记忆的两个重要的脑区。中脑在内隐记忆中也起着重要作用。外显记忆需要内侧颞叶结构的参与,如海马结构和一些皮质区域。内隐记忆则涉及许多不同的脑区,包括小脑、纹状体和中脑。

(三) 记忆的神经通路

实验发现,不同的记忆是在不同脑结构所形成的神经网络中完成的,佩帕兹(Papez)最早提出了以海马为主的与陈述性记忆相关的神经环路,即佩帕兹环路(Papez circuit)或海马环路。经反复修正后,现认为陈述性记忆的神经回路如下:视、听、触觉刺激进入大脑初级感觉皮质(味觉和嗅觉主要进入颞叶和额叶的边缘旁皮质)→联合皮质→内侧颞叶边缘系统、丘脑内侧核团、额叶腹内侧部分→前脑基底胆碱能系统→大脑联合皮质。

非陈述性记忆的神经回路主要由皮质—纹状体系统组成。大致回路是:感觉

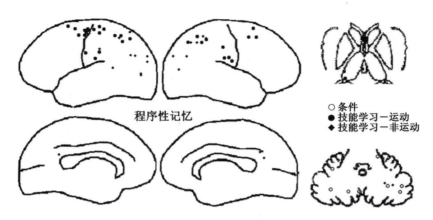

○ 条件
● 技能学习—运动
◆ 技能学习—非运动

图 3 - 4　PET 成像显示程序性记忆时 rCBF 发生变化的相关脑区

刺激→皮质感觉区和联合皮质→颞叶→尾壳核→苍白球和黑质→脑干运动系统。苍白球和黑质也可以通过丘脑腹侧核投射至大脑皮质运动区,此回路的形成可协助锥体系完成已学会的运动反应。大脑皮质→边缘系统→伏隔核→苍白球通路在运动学习的动机形成中起了重要作用。

（四）记忆的重要分子机制——神经系统突触的可塑性

学习记忆是脑的高级机能,其神经基础是中枢神经系统高度的可塑性,包括神经网络、神经环路及突触连接等不同水平的可塑性,其中突触连接是神经元之间信息传递的重要环节,是神经可塑性的关键部位。所谓突触可塑性(synaptic plasticity)就是突触在一定条件下调整功能、改变形态及增减数目的能力,既包括传递效能的变化,又包括形态结构的变化,二者的物质基础都涉及神经元和突触部位的某些蛋白质、受体、神经递质、离子及信使分子的物理化学变化。作为突触可塑性的主要表现形式有长时程突触增强(long-term potentiation,LTP)和长时程突触抑制(long-term depression,LTD)两种,这两种现象已被公认为是学习记忆活动的细胞水平的生物学基础。现一般认为:LTP 与记忆的形成和储存有关,而 LTD 与记忆的整合、遗忘和恢复突触产生 LTP 的能力有关,两者共同组成一个能学习的神经网络。

1. 长时程突触增强(LTP)

20 世纪 40 年代末 Hebb 提出学习记忆的突触修饰理论,认为通过神经递质在突触间的释放,编码信息的电脉冲便能从一个神经元传到另一个。记忆就是由突触间耦合强度在一个神经网络中心的分布来决定的,这种耦合强度是可塑的,这种可塑性就是学习记忆的基础。在训练过程中,一些特定的神经元之间的耦合强度被调整,并达到改变神经网络对信号的处理从而形成新的记忆。自此突触部位的功能与形态可塑性成为学习与记忆研究领域中的重要寻找目标。1973 年 Bliss 和 Lomo 在兔海马中发现的长时程突触增强,使人们相信这一现象可能与记忆过程密切相关。其主要依据包括:①LTP 现象是突触部位传递效能增强的一种表现形式,是突触可塑性的一个功能性指标;②LTP 持续时间较长,在慢性动物实验中可以观察到长达几周的增强效应,这是在为记忆信息寻找客观指标时所发现的最为诱人的一个特征;③LTP 首先在海马部位被发现。而无论在动物实验或临床病例观察中均已证明,海马的损毁或损伤会导致学习记忆的障碍,海马是哺乳动物学习记忆的重要脑区。

长时程突触增强是指神经通路上经短暂重复刺激后引起的突触传递持续性增强,LTP 普遍存在于神经系统中。而目前研究得较为透彻的是海马 CA3 区锥体细胞 schaffer 侧支和 CA1 区锥体细胞之间的突触连接。用低频刺激 schaffer 侧支(2~3Hz),在 CA1 区神经元上可诱发出恒定大小的兴奋性突触后电位(excitatory postsynaptic potential,EPSP),这种 EPSP 与 AMPA(α-amino-3-hydroxy-5-methyl-4isoxazol propionic acid,α-氨基-3-羟基-5-甲基-4 异恶唑-丙酸)受体有关,而不依赖 NMDA(N-methyl-D-aspartate,N-甲基-D-天冬氨酸)受体。给予 schaffer 侧支以一定强度的高频刺激(也称强直刺激,如 15Hz、12s)后,继而用单个刺激测试,可发现突触后神经元的 EPSP 明显增强,表现为潜伏期缩短、振幅增大和斜率增加,这种突触传递的增强现象即为 LTP,如图 3-5 所示海马 LTP 的形成和记录。LTP 经诱导产生后,可在海马脑片上持续数小时,在整体动物可长达数天至数周。进行空间学习记忆的大鼠所出现的海马 θ 节律也是产生 LTP 的很好说明,当将大鼠置入迷宫时,脑电图就表现出一种 θ 节律(4~10Hz),这一周期性节律产生于胆碱能通路驱动的海马神经元。在 θ 放电过程中,与空间学习有关的细胞处于活动状态,而其他锥体细胞则被增强的抑制细胞放电所抑制,这一机制可保证参与特定环境学习记忆的细胞群处于活动状态。体外实验中引发 LTP 最有效的刺激模式也多与 θ 放电十分相似。

LTP 具有三个时相:诱导、表达和维持。通过对海马 LTP 的研究发现,LTP 的诱导依赖于 NMDA 受体的激活。NMDA 受体是一种电压和受体双重门控的,并对钙离子有较强通透性的阳离子通道,其激活后引发的钙离子内流是产生 LTP 的关键。强直刺激使突触前膜能够释放足够的谷氨酸,先激活仅对钠和钾离子通透的 AMPA 受体,使细胞膜电位向去极化方向移动,当达到 NMDA 受体开放阈值后,NMDA 受体即开放,钠、钾尤其是钙离子发生跨膜流动。同时 L-型电压门控性

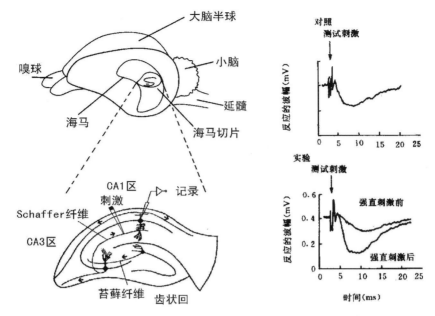

图 3－5　海马 LTP 的形成和记录

钙离子通道也开放,结果钙离子大量内流,激活 Ca^{2+}/CaM 依赖蛋白激酶,并作为第二信使产生一系列的后续作用。第二信号系统可进一步介导各种蛋白激酶的激活,并对受体产生调控作用,其效应包括使 AMPA 受体敏感性增强、受体蛋白表达增加、使原先静息的突触上获得受体通道以产生新的激活部位等。同时,突触后细胞还向突触前细胞释放逆行信使,令突触前膜的谷氨酸释放增加。LTP 可以维持数小时以上,这样的维持还需要有转录和翻译的参与,以合成新的蛋白质,并引起突触结构发生变化和保持突触对刺激的敏感性。

　　LTP 不同于其他形式的突触后易化现象,它具有三个特性:协同性(cooperativity),LTP 诱导需要多个传入纤维同时被激活,兴奋的纤维数量与 EPSP 大小有关;输入特异性(input specificity),指 LTP 仅出现在强直刺激的突触部位;联合性(associativity),弱刺激或低频刺激不引起 LTP,但如弱刺激传入通路与邻近的强刺激同时传入,将能够导致两条通路的突触部位均产生 LTP(见图 3－6)。

　　对于 LTP 和学习记忆之间的密切关系,除了学习记忆活动中出现的传入信息强直刺激外,干扰 LTP 可导致学习记忆受损也是从神经细胞水平揭示两者之间关系的另一个重要证据。利用药理学和基因工程学方法干扰大鼠 LTP 的形成,常可

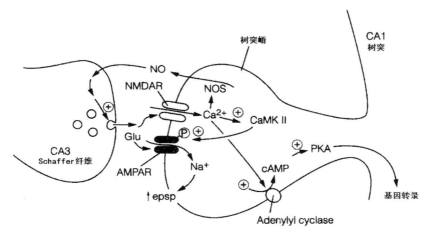

图 3-6　海马 LTP 产生的分子机制

AMPAR：AMPA 受体；NMDAR：NMDA 受体；Glu：谷氨酸；CaMK Ⅱ：钙
调蛋白激酶 Ⅱ；PKA：蛋白激酶 A；NO：一氧化氮；NOS：一氧化氮合酶；
Adenyly cyclase：腺苷酰环化酶；epsp：兴奋性突触后电位

导致其空间学习和记忆的损害。实验也证实，全身麻醉药物可以在递质释放、受体调控、受体阻断或激活等多个环节上对 LTP 产生影响。

2. 长时程突触抑制（LTD）

长时程突触抑制是另一种突触的可塑性形式。与 LTP 相反，LTD 可导致突触间传递效率的长时程降低。在海马和皮质除了产生 LTP 外，也可发生 LTD。低频长时（1Hz，10～15min）刺激 schaffer 侧支，突触后神经元的 EPSP 或场电位 EPSP 将被抑制，这种抑制可持续数小时。LTD 与 LTP 产生的机制相似，区别在于进入突触后细胞的钙离子量，少量可导致 LTD，大量则发生 LTP，这是由于钙离子浓度敏感的磷酸酶进行调节的结果。

小脑是另一个能产生 LTD 的部位，其产生的 LTD 引导方法和生化机制与海马不同，且在小脑至今未发现 LTP。小脑爬行纤维（climbing fibers）和平行纤维（parallel fibers）与浦肯野氏细胞（Purkinje cells）间突触诱导的 LTD 也需要钙离子的流入，激活的主要是 AMPA 受体和代谢型谷氨酸受体（metabolic glutamate receptors，mGLURs），并开放 P-型电压门控性钙离子通道。钙离子激活一氧化氮合酶（nitric oxide synthase，NOS），生成的 NO 可对蛋白激酶 C（protein kinase C，PKC）和蛋白激酶 G（protein kinase G，PKG）进行调控，促使 AMPA 受体磷酸化，最终 AMPA 受体去敏感化，并导致突触传递抑制（见图 3-7）。

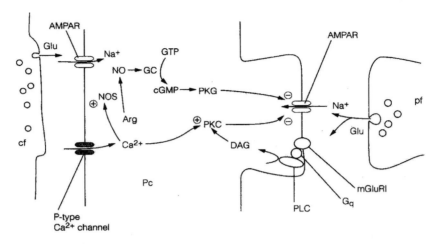

图 3 - 7　小脑 LTD 的形成机制

　　Pc:Purkinje 细胞;pf:平行纤维;cf:爬行纤维;AMPAR:AMPA 受体;P-type Ca^{2+} channel:P型钙通道;mGluR1:Ⅰ型代谢型谷氨酸受体;Glu:谷氨酸;;Arg:精氨酸 NO:一氧化氮;NOS:一氧化氮合酶;GC:鸟苷酰环化酶;GTP:三磷酸鸟苷;cGMP:环磷酸鸟苷;PKC:蛋白激酶 C;PKG:蛋白激酶 G;Gq:G 蛋白;DAG:二酰甘油

　　与长时程增强现象的研究相比较,关于突触传递的长时程抑制的研究目前仍处于初级阶段,无论其发生条件、形成机制还是其与学习记忆的相关性等,都还有待更多实验资料的积累。

　　3. 神经递质对学习记忆的调制作用

　　各种类型的学习记忆是由不同的神经通路所完成,而各种神经递质对信息的传递和调控作用是神经通路完成其功能的基础,各种递质作用的相互协作或拮抗可起到改变传入信号强度、分离过滤信息等的作用,因此对记忆的产生和维持有着至关重要的影响。

　　(1)谷氨酸(glutamate,Glu)。

　　谷氨酸能神经元的分布很广,其中尤其是与海马有关的谷氨酸能神经联系,其与记忆的形成关系密切。其作用主要通过两类受体介导:一类是配体门控离子通道,介导快速信号传递,包括 NMDA、AMPA 和 KA(kainic acid,海人藻酸)受体;另一类是代谢型谷氨酸受体(mGluRs),与 G-蛋白相耦联,可调节细胞内的第二信使,目前至少已发现有 8 种亚型。如前所述,谷氨酸是形成 LTP 的重要神经递质,可分别通过 NMDA、AMPA 和 mGluRs 产生和调节 LTP 的功能。临床上给予机体亚麻醉剂量的非竞争性 NMDA 拮抗药氯胺酮或苯环己哌啶(phencyclidine),都可抑制 LTP 的形成,并产生剂量依赖性的顺行性遗忘。有关吸入性和静脉麻醉药对谷氨酸配体门控离子通道的抑制作用及其与 LTP 影响之间的关系,目前也已有不少的研究报道。

(2)乙酰胆碱(acetylcholine,Ach)。

胆碱能通路非常广泛,既有长投射通路,又有核团和脑内局部的神经元回路。脑干网状结构上行激活系统和皮质的胆碱能系统对激活并维持机体觉醒有着重要的作用,用 M 型胆碱能受体拮抗剂阻断蓝斑上行背束的肾上腺素能系统即可影响机体的觉醒水平。乙酰胆碱能神经与记忆的联系也十分密切,给予胆碱能激动剂或刺激胆碱能神经均可诱发与学习记忆密切相关的脑电去同步化和海马 θ 节律。学习记忆过程中,胆碱能突触的传递功能增强,即突触后膜对 Ach 的敏感性增加,但这种增加在达到一定程度后即逐渐下降,此刻就伴随着遗忘的开始。研究表明,Ach 可加强海马 Schaffer 侧支与 CA1 区锥体细胞间突触的 LTP 活动,临床上给予 Ach 受体抑制剂东莨菪碱可引起近期遗忘,而给予 Ach 受体激动剂和胆碱酯酶抑制剂都可显著增强动物对习得行为的保持能力。胆碱能 M、N 受体激动剂均可增强记忆,其机制可能是由于胆碱能系统可增强信息编码过程中知觉处理的选择性,从而简化记忆维持中的处理需求,减轻前额皮质的参与,从而提高记忆能力。

(3)儿茶酚胺(catecholamine,CA)。

位于蓝斑的去甲肾上腺素能神经元发出的纤维广泛投射到整个中枢神经系统,对调节躯体和内脏感觉信息的传导、控制躯体和内脏运动有着重要的作用,并可影响下丘脑神经内分泌和边缘系统的功能,以及维持大脑的兴奋性和觉醒状态。其作用还可通过影响海马等边缘系统的功能,影响信息的巩固和再现。去甲肾上腺素能系统活动可调节脑部突触传入活动,增大环境中有意义的信息传入,而抑制其他刺激传入干扰,能有效过滤并维持有用信息,并起到增加信噪比的功能。运用肾上腺素可增强对事件记忆的贮存,而 β-肾上腺素受体阻断剂则可以拮抗这种增强作用。

(4)γ-氨基丁酸(gamma-aminobutyric acid,GABA)。

GABA 广泛存在于中枢神经系统,是海马中间神经元等的重要抑制性神经递质,对学习和记忆起抑制作用。GABA 转氨酶抑制剂氨氧乙酸(AOAA)可抑制 GABA 的代谢,使脑内 GABA 浓度增高 2.18 倍,并明显损害小鼠的记忆能力。GABA$_A$ 受体激动剂蝇蕈醇(muscimol)和 GABA$_B$ 受体激动剂巴氯酚(baclofen)均可破坏记忆的巩固作用,而 GABA$_A$ 受体拮抗剂荷包牡丹碱(bicuculline)和氯离子通道阻滞剂印防己毒素(picrotoxin)则均可对记忆产生易化巩固作用。苯二氮䓬类药物与 GABA_A 受体复合物上的苯二氮䓬类受体结合后,可促进 GABA 与其受体的高亲和力结合,并增强其作用效应,这可能是临床上应用地西泮或咪达唑仑后导致遗忘作用的重要机制。

(5)神经肽(neuropeptide)。

促肾上腺皮质激素(adrenocorticotrophic hormone,ACTH)和促黑素细胞激素(melanocyte-stimulating hormone,MSH)均来源于同一前体,有着相似的结构和作用,并且都对短时记忆有促进作用,有助于记忆的保持及再现。其作用并非是继发于皮质激素的作用,而是直接作用于脑的结果。

垂体后叶加压素(vasopressin)是由 9 个氨基酸组成的多肽,对学习记忆的作用比 ACTH 类神经肽强,持续时间可达 3 周以上,其对记忆的易化巩固作用已在临床上得到证实。

内啡肽(endorphin)可损害记忆的巩固过程,其作用可被阿片类受体拮抗剂纳洛酮拮抗,作用机制可能与抑制中枢神经系统胆碱能及去甲肾上腺素能系统的活动有关。

(6)其他。

多巴胺(dopamine)通路可通过作用于 D1 受体而参与短时记忆的调制。长期使用抗精神病药物的患者往往会发生记忆损害,其原因就在于 D1 受体的下调。应激对记忆的影响可能是因为杏仁体对皮质多巴胺受体活动的调节作用,损毁杏仁体中央核将减少应激引起的前额皮质多巴胺更新的增加,并减弱记忆能力。

此外,5-羟色胺(5-hydroxy-tryptamine,5-HT)也显示有一定的记忆增强作用。而腺苷(作用于 A1 受体)则可损害记忆的保持。

三、遗忘

与记忆相对应的过程就是遗忘(amnesia)。信息输入大脑后,遗忘也就随之开始了。遗忘率随时间的流逝而先快后慢,特别是在刚刚识记的短时间里,遗忘最快,这就是著名的艾宾浩斯遗忘曲线。德国心理学家赫尔曼·艾宾浩斯(Hermann Ebbinghaus)研究发现,遗忘在学习之后立即开始,而且遗忘的进程并不是均匀的。最初遗忘速度很快,以后逐渐缓慢。他认为"保持和遗忘是时间的函数",并根据他的实验结果绘成描述遗忘进程的曲线,即著名的艾宾浩斯记忆遗忘曲线(the Ebbinghaus forgetting curve)。如没有线索的重新启用,遗忘可能是终身的。它揭示了外显记忆与时间的关系。但在内隐记忆的研究中,人们发现内隐记忆随时间的推移消退的较慢。

正常情况下,通过感官进入脑的外界信息量非常巨大,同样对于人类来说,其脑内的信息储存量也是十分巨大的,据推算,人脑一生中约可储存 5 亿册图书的知识量。但从记忆的分级加工模式来看,信息在进入大脑分级流程中要经过筛选和大量丢失。也就是说,外界通过感觉系统输入的信息很多,而到达长时记忆阶段并稳定储存的信息很少,据估计大约只有 1% 的信息最终被长期贮存,绝大部分均被遗忘。可见在正常生理过程中,记忆的同时即伴随有大量的遗忘,大脑通过选择和忘记将获得的信息及时加工并抽象化,以避免大量无为信息的干扰和有限处理资源的浪费,只有这样才能保障正常记忆和神经系统的高效运作。在记忆的不同阶段中都存在遗忘,其机制有对有关信息的注意或忽视、信息的巩固或干扰置换、所存信息的衰退等,也与信息本身的特征有关。就记忆的分类来讲,内隐记忆或程序性记忆和长时记忆不易被遗忘,外显记忆或陈述性记忆和短时记忆容易被遗忘。也就是记忆丧失的患者可以忘记曾经发生了什么事、甚至是自己的姓名,但不会忘记语言或者开车的原因。

信息的可用性(availability)和可取性(accessibility)是维持记忆和避免遗忘的两大要素,前者指材料是否真正被保存在长时记忆,并可随时取出,属于信息是否被贮存的问题;后者是材料已被贮存,而在取回过程中有无困难的问题。可用性问题的发生常常因感觉记忆时注意力有限、短时记忆中信息被干扰置换或长时记忆的巩固受碍等原因造成,结果是信息永久受损或缺失。可取性问题常与情绪、创伤等有关,但信息并未缺损,只是暂时的混淆和偏差,并能通过心理学手段了解到。任何影响可用性和可取性的因素都可以引起遗忘。

病理性或药物导致的遗忘不同于正常的遗忘,记忆的缺失往往发生在特定阶段、或限于某特定编码方式的记忆是这类遗忘的特点之一。造成遗忘的原因很多,如颅脑外伤、脑卒中、疾病、酒精、电击、高龄和药物等。很多疾病可以导致遗忘,其中相当多的病例可以在脑部找到器质性病灶。来源于神经损伤患者和动物实验的研究证实,记忆的损伤和脑内特定的结构有着密切的关系。切除双侧海马和颞叶联合皮质的癫痫患者产生顺行性遗忘,特点是对早先的记忆无影响,只干扰获得新的记忆。即短期记忆不受影响,但无法过渡到长期记忆。说明海马不是信息的储存处,只是参与了记忆的过程。海马在记忆过程中起重要作用,海马 LTP 活动是建立新记忆的基础。海马与皮质构成一个神经回路,记忆的保持是在皮质区。脑部扫描等现代新的技术经常可以定位出记忆缺损时的损伤部位,这也为我们研究记忆遗忘提供了有力的工具。

临床上的记忆障碍表现多样,主要包括如下类型:

（1）顺行性遗忘（anterograde amnesia）。新近获得的信息不能保留，如创伤刺激后新的长时记忆中断，而发生前的记忆不受影响，通常与病毒感染或外科损伤颞叶和海马等脑部结构有关。

（2）逆行性遗忘（retrograde amnesia）。脑功能在发生障碍前，如创伤刺激前一段时间内的记忆丧失，患者不能回忆起障碍发生前的活动。脑震荡、脑血管意外、中毒或电休克等都会引起逆行性遗忘。阿尔茨海默病（Alzheimer's disease）和科尔萨科夫综合征（Korsakoff's syndrome）造成的广泛性额叶、顶叶皮质以及颞叶损伤也是逆行性遗忘的重要原因。阿尔茨海默病同时也伴有短时记忆的异常。

（3）心因性遗忘（psychological amnesia）。因心理创伤造成的遗忘，与情绪密切相关。

（4）其他的记忆障碍还有记忆错误（包括记忆错构、记忆恍惚）和记忆虚构。

对于全麻药物引起的遗忘，在术后随访环节，经常可以听到患者回忆说，进入到手术室后，麻醉医师拿面罩往脸上一蒙，就什么也不知道了，甚至误以为是吸入了什么东西造成了麻醉。术后患者醒来时往往发现已经身处病房，却不能回忆起手术室中发生的事。这可以给我们一个提示，即麻醉药造成的遗忘属于顺行性遗忘。逆行性遗忘在麻醉中是否存在尚无定论。同时全麻期间仅短时记忆受到影响，而长时记忆并不受影响。

第二节　麻醉与记忆研究

1959 年 Greek、1960 年 Wolfe 和 Milett 先后观察和报道了患者在麻醉期间的记忆问题。1968 年 Warrington 和 Weiskrants 也做了相应报道，并提出了我们现在所知道的内隐记忆概念。Merikle 等发现，尽管从临床征象上判断患者已达到足够的麻醉深度、并处于无意识状态，但仍有可能出现麻醉深度不充分的情况。如临床麻醉效果满意的手术患者仍可存在某些类型的记忆，大脑仍能接收听刺激，并在一个相当复杂的水平处理这些听信息。Kessens 等认为这种听觉信息的内隐记忆存在提示全麻状态下大脑仍存在对信息的整合功能，并且最有可能是来自没有被监测到的麻醉深度不充分的时间段。全麻期间患者虽然不能回忆或再认近期的学习项目，但他们都能够在一些间接的记忆测验中表现出对这些项目的记忆效果。简而言之，一些麻醉状态下外显记忆受到损害而内隐记忆仍然可能存在。麻醉期间存在的内隐记忆可引发术中知晓不良事件，并导致患者心理和行为伤害及医疗纠纷等种种不良后果,其精神症状往往可持续数月或数年,多表现为睡眠障碍、焦虑多梦以及精神运动性癫痫症状。因此,临床上进行手术或有创操作时,控制镇静水平或维持合适麻醉深度就显得尤为重要。

一、麻醉期间记忆功能的心理学监测和研究

现代麻醉技术,特别是肌肉松弛剂的应用极大地推动了麻醉学的发展,使许多复杂手术可以在较浅的麻醉状态下安全实施。但这也带来了一个问题,即以往依据临床体征来判断麻醉深度的做法失去了其本来的基础,而较浅的麻醉状态下可能出现的术中知晓也成了现代临床麻醉的一个重要问题。由于肌肉充分松弛的患者很难确定其在麻醉期间是否发生了知晓或存在记忆,而只能通过患者的术后回忆来判定。目前也缺乏直接的实时记忆监测技术,而多采用心理学的方法对术中的记忆功能进行回顾性研究,来阐明全麻药物对记忆的作用机制和术中知晓的防治。

二、术中记忆监测的基本要求

确定患者对术中事件有无知晓和记忆、或者说是哪种类型的记忆,是术中记忆监测的主要目的,而分离镇静、记忆和意识成分则成了术中记忆监测的最关键技术和首要条件。

1. 镇静和记忆的分离

研究全麻药物对记忆的影响,最大的问题是难以将之与药物的镇静催眠作用相区分。镇静可有效减轻机体对外界刺激的自主反应程度,其评分有多种,最为常用的如观察者觉醒镇静评分(observer's assessment of alertness/sedation scale, OAA/S,见表 3-3)等。全麻药物大多具有镇静效果,但并非都具有记忆缺失作用。以阿片类、巴比妥类、苯海拉明等药物为代表,这些药物有明确的镇静催眠效能,但基本不具有遗忘作用。不同的镇静水平均可减弱机体对外界刺激的反应和学习能力,并在很大程度上也会影响记忆的生成,所以一般的全麻药物多表现出一定的记忆缺失作用。但要将遗忘作用从镇静作用中分离出来是十分困难的,需要经过细致的分析才可能做得到。使用一些特异性的拮抗药物如氟马泽尼,也有助于将催眠与遗忘的作用相分离。采用重复剂量诱导法,即利用机体对同一药物不同剂量的耐受性差异,也可将催眠和记忆这两者相分离。这是因为催眠成分对药物的耐受性普遍要比记忆更敏感,由此可以绘制出不同的剂量效应曲线。但在镇静和记忆的分离过程中必须考虑以下 3 个因素:①要考虑到不同的记忆或镇静测量方法可造成结果的差异;②要考虑到不同药物及其相互作用的影响;③要考虑到被试者个体差异的影响。如何寻找一个标准化的方法以避免上述差异,将是今后

研究工作需要解决的关键目标之一。

表 3 - 3　OAA/S（观察者觉醒镇静评定）

反应性	语言	面部表情	眼睛	评分
对正常语调呼名反应快	清楚	正常	无眼睑下垂	5（清醒）
对正常语调呼名反应冷漠	稍慢或含糊	稍放松	凝视或轻下垂	4
仅对大声或反复呼名有反应	不清或明显变慢	明显放松	凝视或明显下垂	3（浅睡）
仅对轻推动有反应	吐字不清			2
对推动无反应				1（深睡）

2. 意识和记忆的分离

意识和记忆是两个既相互独立、又相互紧密联系的生理过程。全麻期间,这两种生理现象可交叉存在或呈现。目前被多数人所接受的全麻期间记忆的分级,主要是基于 Jones 所建立的全麻期间术中记忆的四个知觉阶段:①有意识和知觉,并存在显性记忆。这种全麻状态在多数情况是不适合进行外科手术的,常发生在已给予肌松药而尚没有达到足够镇静的情况下。此时虽然在使用镇痛药的前提下患者不一定感觉到有疼痛,但术后常可带来巨大的精神创伤。②有意识和知觉,但不存在显性记忆。这种状态的研究大多来自孤立臂试验（isolated forearm technique,IFT）。研究发现,虽然术中患者对医师的指示有所反应,但术后不一定有自发回忆。与其他临床征象一样,IFT 并不能预测术中的知晓。③有潜意识知觉,并存在隐性记忆。随着麻醉药物浓度的加大,意识消失,显性记忆随之丧失,但隐性记忆仍可保留。不同的研究方法,包括单词记忆、词干完成试验（word stem complete test）、强制认知选择试验（forced choice recognition test）等,均证实存在这个现象或状态。④不存在知觉和隐性记忆。足够的药物浓度和麻醉深度可以完全抑制术中的意识状态和记忆,并达到理想麻醉状态。

全麻期间的记忆分级显示,记忆的分级与意识水平密切相关,因此在术中进行记忆功能监测时,需充分考虑到意识水平的影响作用。但实际上,全麻期间的意识状态并不是始终如一的,势必要受药物、手术刺激等多方面因素的影响,而难以保持在一个平稳的水平。有研究显示,在"足够"的麻醉状态下给患者呈现一些单词,并在术后进行内隐记忆测验,证实麻醉期间确实存在有内隐学习。但这种结论并不可靠,在没有麻醉深度监测的情况下,当患者有意识而未被发现时(仍被认为是无意识),患者的外显学习会被错误地认为是内隐学习。另外在浅麻醉期间,可能会出现在给患者呈现信息时,机体的中枢脑组织中仍存在"清醒岛"的可能,术后的自由回忆测验不一定能检测出记忆,而间接测验则有可能检测出来,但这种记忆也不能被认定为内隐记忆,而可能是外显记忆。因为自由回忆是一种不敏感的测量外显记忆的方法,而间接测验则对低水平的外显记忆很敏感。浅麻醉患者可能仍存在有一定的意识水平,间接测验所显示的内隐记忆其实是混合性的。因此,术后记忆的测量不能只进行单纯的内隐记忆测量,而应同时进行内隐记忆和外显记忆的测量。分清实时监测时的意识水平和记忆的种类,并辅以麻醉深度测定,如孤立臂试验(IFT)、神经电生理监测等,将能提供更客观的依据。

3. 内隐记忆和外显记忆的分离

内隐记忆和外显记忆有着完全不同的神经学基础。在发生学上,前者更古老,不易被破坏,而后者发生较新,易于受药物等的影响。但事实上,外显记忆和内隐记忆经常相互影响。Mandler 认为当某人决定其是否认知某事时,两种记忆形式往往都参与其中。为了测试和分离这两种不同的记忆,心理学界发展出了任务分离法和加工分离法这两种基本的分离方法。

(1)任务分离法。

任务分离法是 20 世纪 80 年代发展起来的一种方法,主要是通过改变测验指导语以形成两种记忆任务(直接测验和间接测验),然后通过分析这两种记忆测验成绩间的关系来确定两种记忆的分离。直接测验和间接测验的主要差异在于再现的过程中对所学习的事件有无直接的提示。具体操作中表现为测验指导语不同。直接测验的指导语要求被试者有意识或主动地提取先前经验来完成当前任务,间接测验的指导语只要求被试者作出立刻反应,并确认是无意识地提取测试信息。Andrade 等采用任务分离法研究了气管插管期间的学习与记忆,他们使用自由回忆和再认测验来测量外显记忆,而使用偏好判断任务和类别产生任务来测量内隐记忆,结果显示指导语改变测验可使外显和内隐记忆较好地得以分离。一般而言,满足以下两个条件者均为间接测验:①测试任务包含了学习任务中的项目,或者测试任务与学习任务之间存在某种关联(语音、语义及形状的相似等);②测试任务必须控制条件,使被试者意识不到测试材料和学习材料之间存在的关系,避免其有意采用学习阶段的某些信息来完成测试。虽然以上两点可以很好地满足间接测验的操作条件,但实际操作中很难避免被试者有意识地提取学习阶段的记忆来解决测试阶段的问题。也就是说,间接测验还是可能受意识经验的影响,因此名义上的间接测验有时并不能确保其有效性,通过间接测验所获现象也并不一定能归为内隐记忆。

任务分离法的缺陷在于,任务分离过于依赖所使用的特定记忆任务,一般认为,特定记忆任务能够提供对内部加工过程的比较纯粹的测量,但这点是值得怀疑的,因为内部加工过程和测验任务之间并不是一一对应的,其具体表现是一个测验结果可能同时反映了内隐和外显记忆。因此,任务分离法所测得的内隐与外显记忆数据可能并不是纯粹的记忆成分。

(2)加工分离法。

随着记忆研究的逐步深入,大量经验事实表明意识加工可能影响间接测验,同样无意识的加工可能影响直接测验。如何分离一个记忆任务中意识与无意识成分的相对贡献成了心理学家们探讨的一个重要课题。加工分离法(process dissociation procedure,PDP)概念的提出始于 20 世纪 90 年代,由 Jacoby 等首先提出。他们认为无论是直接测验还是间接测验都可能同时存在意识和无意识成分的影响。为了进一步加以区分,PDP 开发了两类测验。一类叫包含测验(inclusion test),要求被试者应用回忆到的先前学过的词进行词干完成实验(即线索回忆),如果回忆失败,就用头脑中最先出现的单词填空。另一类叫排除测验(exclusion test),则要求被试者想一个先前没有学习过的单词填空。在两部分测验中,均是把靶词干(target stems,先前学过的词干)和干扰词干(distractor stems,先前没学过词的词干)混合在一起。包含和排除实验均是针对是否存在回忆(识记过的单词)而言。因此外显记忆就有助于包含测验成绩的提高,而无助于排除测验成绩的提高;内隐记忆却总是有助于两部分测验成绩的提高。通过包含和排除测验成绩可以推测是否存在外显记忆和内隐记忆。PDP 的主要方法有以下几种:

①普通加工分离程序:它使用一次测试分离两种不同的记忆形式,测试分两个部分,第一部分为包含部分,外显记忆和内隐记忆可产生同样的结果;第二部分,即排除部分,两种记忆的表现相反,可达到分离目的。术中予以听一组靶单词,在两个部分中都以词干作为回忆的线索和帮助。包含部分必须由回忆的靶单词完成;排除部分则不能由可回忆的靶单词完成,受试者必须以不同于靶单词的其他单词来完成。

②记忆的多项式处理模型(multinomial processing model of memory):Buchner 等描述的该方法引入了多项式处理的概念(见图 3-8)。在这个模型中,词干完成测试的反应由一系列成功步骤所确认。包含和排除目标的第一步都依赖于外显记忆,第二步是针对内隐记忆,再进一步则是采用干扰词进行包含和排除试验确认。

③个体差异模型(individual differences model):是前述方法的扩展。分别以符合或错误与催眠状态的比值作为外显记忆和内隐记忆的概率。假设内隐记忆和外显记忆出现的可能性随催眠深度的加深而降低,由此可用对数转换进行相关的处理,并绘制出相关性曲线,借此判断记忆发生的概率。

PDP 作为心理学界 20 世纪 90 年代发展起来的新方法,已经开始在麻醉领域里应用。这个方法通过利用常用词在特定条件下的特定含义,来鉴别受试者所处的状态,可以很好地起到不同记忆模式的分离作用。如 Schwender 采用在术中给受试者听《鲁滨孙漂流记》中的片段,片中的"星期五"是一个人名,术后进行测试时,如受试者对"星期五"的反应是人名,就说明有内隐记忆的存在。类似的方法还有采用假词或假的人名,即不存在的单词对受试者进行测试,"有印象感"就提示有内隐记忆存在。

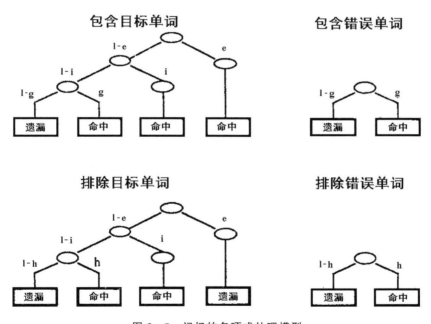

图 3 - 8　记忆的多项式处理模型

e:有外显记忆;i:有内隐记忆;g:包含试验;h:排除试验。

三、术中监测记忆的常用方法

1. 孤立臂试验

在术中判断意识和记忆的经典方法是孤立臂试验(isolated forearm

technique,IFT），即于术前在待检手臂绑上止血带，以防止肌松药的进入，术中指示患者用该手臂做相应的动作，以了解其意识和记忆状况。Jones 的研究认为，外部刺激引起的复杂运动反应并不一定需要有意识的控制，这些运动多只需 200ms 就可完成对某事件的反应，而有意识参与的运动一般需要 500ms。虽然学习建立这种反应程序需要有意识的判断，但日后再现时则可自动反应，而无须通过意识的参与，也不存在外显记忆。同时研究还发现，术后患者对术中的 IFT 试验很少有清晰的回忆。因此，患者对 IFT 指令作出的反应可能代表有意识的知晓，但并不需要有意识的控制。IFT 在临床上使用已超过 20 年，但至今仍未能普遍应用于监测术中记忆和知晓。一些学者认为这项技术并不可靠，临床应用中仍存在不少问题：①使用 IFT 时，指令反应与浅麻醉的临床体征相关性差；②IFT 仅能使用约 20 分钟；③有目的的臂运动与反射性臂运动很难区分；④IFT 反应与术后回忆相关性差。但不少学者认为以上观点是对 IFT 的根本误解，他们认为，如果手术期间患者有指令反应，则不论其临床体征如何，应说明患者是存在意识的，那么在这种情况下应该是临床体征不可靠，而并非是 IFT 不可靠。而选用合理的肌松剂种类和剂量，IFT 的 20 分钟时间限制也可适当延长。孤立臂的有目的的运动和反射性运动也可以一种特别的方式加以区分，如嘱患者听到话语时握手 2 次、感到疼痛时则握手 3 次，这样就可以通过握手的次数和反射性运动来加以区分。研究表明，IFT 与术后回忆的相关性并不好，即麻醉期间患者存在有指令反应的意识水平时，信息可能不被储存或者以一种不能通过术后自由回忆的方式加以贮存。但目前尚不清楚记忆以"可挽回"方式储存时所需要的确切条件。

2. 术后的心理学测试

记忆的心理学测量一般需要根据额外的刺激如言语等进行回忆。检测方法多来源于语义，语义的输入主要靠视觉和听觉，显然视觉在临床测试中不太合适，听觉则是最后被阻滞的感觉，所以有关术中知晓和记忆的实验大都是在术中听事先编排好的特定单词或故事，术后加以回忆和再认，然后根据心理学原理判断术中的特定语词是否被接纳，以反映术中的知晓和记忆状况。方法的关键在于词语的选择和编排以及术后回忆次序的安排等，以更好地分离不同的记忆，而排除其他因素的干扰。鉴于听觉的敏感性和语言测试的易行性、易于标准化和可比性较好，术中给予特定的听觉言语刺激，术后进行回忆和测试是目前检测术中记忆的主要方法。

一般情况下，手术过程中并不能了解患者术后究竟有无记忆，监测记忆多只能基于术后患者对术中事件的再现（retrieval）。而再现信息，也就是从记忆中获取有关信息，或间接证明其存在于记忆中，主要有三种形式：①回忆（recall），指根据问题或相当少的外部线索,在头脑中主动搜寻答案信息,可分为自由回忆和相关回忆(或线索回忆)。②再认(recognition),对已经学习的事物加以区分和辨认,从大量相似的数据中辨认出正确的信息,是比回忆更有效的信息取回方式。一般以反应时间(reaction time)作为主要的测量指标。③再学习(relearning),对已经学习过的东西进行再次学习,其所花费的时间要较前次少得多,而所记住的内容则更多。与上述两种方式不同,再学习并不是信息取回的必要形式,但可以反映信息在记忆中的状态。这三种形式都可以反映外显记忆,但对内隐记忆,一般不能自主回忆,只能在再认或再学习过程中可以得到反映,猜测和熟悉感实际上就是内隐记忆的体现,内隐记忆的测量只有通过间接测验才能获知。外显记忆通常用回忆和再认就可测量,称为直接测验。

虽然国内外已有各种记忆量表用于记忆功能的检测,但由于手术麻醉中的特殊性,大多不能直接运用于手术麻醉期间的记忆监测。目前用于术中记忆的主要研究方法有:事件回忆、单词记忆、词干完成实验、行为任务(behavior task)、阅读实验(reading speed)等。如词干完成试验就是先提示词头,让受试者给出最先反映在脑海中的词,常见的间接测验有:词汇知觉辨认(word/perpeptual identification)、词干完成实验、偏好判断(making judgment of preference)、词汇联想(word association)、类别范例产生(category instance generation)等。

3. 其他监测方法

除临床征象外,脑电双频指数(bispectral index,BIS)和中潜伏期听觉诱发电位(midlatency auditory evoked potential,MLA-EP)在麻醉深度监测中运用较多,其对麻醉中记忆功能的抑制也有较好的预示作用。Lubke 等研究观察到 BIS 40~60 时尚存在内隐记忆,而 Kerssens 等的研究则认为在此麻醉深度下并无内隐记忆存在,在 BIS 60~70 时尚有较少的外显记忆;BIS<70 时,不存在外显记忆。

听觉诱发电位(AEP)是指听觉系统在接受声音刺激后,从耳蜗至各级听觉中枢产生的相应电活动。AEP 能可靠反映各种麻醉药物的麻醉深度,并能以此判断是否产生术中知晓。与 BIS 相比,AEP 可能与意识记忆有更好的相关性。AEP 记录听神经到皮质的电活动,其变化更大程度上反映麻醉深度而不是镇静深度。AEP 在预测意识状态时具有高度的灵敏性和特异性。较 BIS 而言,AEP 判断"意识存在"和"意识消失"两种状态,可信区间的重叠更少,可以有效防止术中知晓的发生。

4. 对于术中记忆心理学测试方法的思考

记忆需要经历获得、储存巩固和再现三个阶段,而学习的时机和持续时间也对记忆十分重要。手术期间由于麻醉深度是处于不断的变化之中,若在浅麻醉期间呈现信息,那么随后的深麻醉对浅麻醉时形成的记忆有无干扰? 浅麻醉期间信息刺激多长时间才能形成术后可测得的记忆? 这些问题目前均未见相应的研究报道。Rusell 等采用 IFT 技术观察了全凭静脉麻醉期间的记忆功能,结果表明,信息呈现的持续时间与记忆也有较大的关系,如果给患者反应的时间很短,且迅速加深麻醉使其意识消失,术后一般不会有外显和内隐记忆存在。学习—测试间隔时间也影响记忆,已经知道外显记忆随学习—测试间隔时间的延长而降低,而内隐记忆随学习—测试间隔时间的变化具有不同的特点。Roediger 及其同事采用词干补笔的方法研究内隐记忆,发现正常人群的内隐记忆成绩可以保持一周之久。根据已有的文献,研究镇静期记忆时,多采用在术后 2～4 小时进行记忆测验;研究全麻下记忆时,多采用在术后 6～8 小时进行记忆测验;有的研究者甚至在术后 36 小时进行记忆的测验;还有的研究者根据患者恢复的情况选择测试时间。总之,外显记忆与术后测试时间关系密切,内隐记忆保持时间相对较长。

在测试不同形式记忆的研究中,大多数还属于简单的 Ebbinghausian 范式:对事物的回忆由分离的测试方式进行。通过改变编码的环境,如使用药物,其对记忆的作用就可以被测量到。这一简单的方法可以获得很多有用的信息,来描述全麻药物对记忆的影响。但其他一些因素也要被考虑进去:回忆的顺序、被记忆的信息的分类、信息的来源等。在记忆和行为研究中,还需遵循双重分离(double dissociation)原则。单一的分离技术并不能证明记忆的某一特定形式,采用多种多样的研究则会得出另有不同记忆模式存在的结论。举个例子:假定有两种不同的记忆系统 A 和 B,试验中不仅要证明 A 的增强不需要 B 的变化(如有 B 的抑制则更好),还要证明在 B 增强后 A 也受到了抑制,这就是"双重"的含义。在认知和记忆的研究中,这是个重要的概念,双重分离原则已被用于识别记忆或认知的特定形式,如区分外显和内隐记忆过程。这在抗胆碱类、乙醇和苯二氮䓬类药物对记忆的影响中可见一斑,这几种药物都只影响一种记忆,而对另一种则影响不大。

目前有关术中记忆功能的监测和研究,由于受到受试者的教育程度、对研究所采用内容的熟悉程度、测试与麻醉时间上的差异等因素的影响,研究的结果存在诸多的矛盾之处,有时很难真正反映术中的记忆问题。寻找更精确可行的检测方法将是今后研究的主要方向之一。同时由于中文文字的特点,同音异义的字词非常之多,例如"刚才"和"钢材"、"治病"和"致病"等,有时甚至于字音相同而意义却截然相反,因此设计适合中文特点的方法也是方法学上的重要课题之一。

四、全麻药物对记忆功能的影响

关于全麻药物对记忆的影响,目前一般认为:在记忆和回忆的过程中由于从信息输入到信息回忆有许多中间环节,全麻药物可能是通过干扰记忆机制的不同环节而产生遗忘作用,其中包括:①提高感知阈值使输入信息强度减弱;②干扰神经传导,减少到达皮质中枢的信息量;③干扰信息固化,使短期记忆不能转化为长期记忆,从而迅速被遗忘;④干扰回忆机制而使现有的信息不能输出。可见全麻药物对记忆的影响主要是:顺行性遗忘和影响瞬时或短时记忆及陈述性记忆。当然,全身麻醉药的记忆阻断特性取决于药物的种类、剂量、记忆的类型和实验方法以及实验对象的种类和年龄。已有的研究显示,有几种麻醉药物具有明确的遗忘作用:东莨菪碱(乙酰胆碱 M 受体拮抗药)、苯二氮䓬类、丙泊酚(GABA$_A$ 受体增强药)、氯胺酮(NMDA 受体拮抗药)等。这些药物在麻醉前或麻醉中的应用能有效防止术中知晓和记忆的发生。上述药物都以抑制外显记忆为主,而吸入麻醉药可以同时消除外显和内隐记忆。由于作用机制不同,这些药物对记忆的影响方式也有所差异。即足够的麻醉深度均可抑制患者的外显记忆,但不同剂量和浓度的麻醉药物的对于内隐记忆的抑制和保护却差异较大。

（一）氯胺酮

氯胺酮属苯环己哌啶类全身麻醉药,在临床麻醉中应用广泛,也是唯一具有镇静、镇痛和麻醉多重作用的静脉麻醉药。氯胺酮是 NMDA 受体(N-甲基-D-天冬氨酸受体)的非竞争性拮抗剂,阻断兴奋性神经传导的 NMDA 受体是氯胺酮产生全身麻醉作用的主要机制。氯胺酮具有明确的顺行性遗忘作用,25mg 或 50mg 的氯胺酮可产生明显的顺行性遗忘作用,但对内隐记忆没有影响。Newcomer 等研究证实静脉使用氯胺酮后会对陈述性记忆即外显记忆及认知功能产生损害作用,并伴有精神分裂症状。Machortra 等的研究证实,健康志愿者使用氯胺酮后会产生自由回忆、认知和注意力损害。对志愿者给予亚麻醉剂量(前 10min 0.27mg/kg,后 50min 0.12mg/kg)的静脉麻醉药氯胺酮,可以抑制外显的单词回忆。低剂量的氯胺酮主要干扰早期记忆巩固,减少给药前即刻(非给药期间)进行的单词训练的延迟回忆。

氯胺酮影响学习记忆功能与抑制 NMDA 受体有关,主要体现在破坏海马神经元结构和降低突触可塑性两方面。氯胺酮能导致动物脑内神经元死亡增多、树突结构发育发生改变,并损害海马神经元和抑制胶质细胞再生,从而影响其学习记忆功能。Peng 等对 21 天的小鼠连续应用氯胺酮 7 天,发现发育期小鼠的学习记忆功能受到损伤。Liu 等对 7 日龄大鼠注射氯胺酮 20mg/kg 6 次,发现可诱发神经细胞凋亡,进而影响学习记忆功能。给予小鼠较大剂量的氯胺酮(10~20 mg/kg)后,发现小鼠记忆功能受到损害,并且这种损害作用似呈剂量依赖关系。王贤裕等向大鼠腹腔内重复注射小剂量氯胺酮,发现其空间学习能力受到明显的损害,并有海马神经元毒性改变。Brambrink 等的研究表明,氯胺酮全身麻醉5h可致孕晚期恒河猴后代学习记忆功能损害、大脑神经元和少突胶质细胞凋亡增加。另外,氯胺酮还可通过拮抗 NMDA 受体,阻断各种刺激后产生的 LTP 效应,从而对机体学习记忆能力造成影响。动物实验显示多次腹腔注射氯胺酮能够抑制大鼠 LTP 的形成,影响其学习记忆功能,且这种抑制作用与药物的多次应用有关。

氯胺酮的中枢作用特点,是能引起脑部特定部位兴奋和其他部位抑制、OAA/S 评分不低于3分、EEG-BIS 始终处于"清醒"状态、并可有梦境等表现,但意识、对外界刺激的相关反应和记忆均消失,即所谓"分离麻醉"。氯胺酮可干扰记忆的形成,但因其不产生逆行性遗忘,说明其对信息储存并无影响。如何解释氯胺酮麻醉下 EEG、意识和记忆的关系尚是一个难题,有待进一步的阐明。

(二)苯二氮䓬类(BZ)

苯二氮䓬类损害记忆的特点是产生顺行性遗忘作用,损害陈述性记忆(外显记忆),尤其是事件记忆,而对非陈述性记忆(内隐记忆)影响相对较小。但 Hirshman 及 Vidailhet 的系列研究表明:苯二氮䓬类中的咪达唑仑、去甲羟安定及劳拉西泮对外显记忆及内隐记忆均有影响。由于外显记忆和内隐记忆有截然不同的神经系统作用。因此猜测不同的苯二氮䓬类药与这些不同部位脑细胞受体的作用机制可能不同。咪达唑仑是最常用的苯二氮䓬类药,具有显著的顺行性遗忘作用。研究显示:术前服用咪达唑仑7.5 mg,将显著影响内隐记忆。而且这种影响效果具有剂量依赖性。但对其效果的持续时间,目前尚无统一认识。Buffett-Jerrott 对去甲羟安定及劳拉西泮进行了更深入的研究,提出内隐记忆的损害是与血药浓度达到峰值的时间有关,药物对于内隐记忆的影响具有时程效应。在陈述性记忆中,苯二氮䓬类药物主要损害事件记忆(episodic),而不影响语义记忆(semantic);影响长期记忆,而不影响短期记忆。在药物作用期间,对服药前所学词汇的回忆不受影响,甚至高于对照组;对服药后所学的词汇,其回忆则明显受影响。说明苯二氮䓬类药物应用后的即刻记忆完整,事后记忆受损;无逆行性遗忘作用,增大剂量并不明显提高疗效。苯二氮䓬类药物的遗忘作用与镇静作用关系并不密切,药物剂量尚未达到深度镇静时遗忘作用就已经十分明显,遗忘与镇静的时间过程也不同,对苯二氮䓬类药物镇静作用耐药的患者仍有遗忘作用。提示其不是简单抑制中枢神经系统,可能存在特殊方式。因此,有可能利用特异性阻断剂达到分离镇静和遗忘作用的目的。海马中含较多的 $GABA_A$ 受体,此类药物可能增强其对记忆的抑制性调控作用。已有实验发现咪达唑仑通过增强 $GABA_A$ 受体的作用,而抑制 LTP 的形成。

（三）丙泊酚

丙泊酚是烷基酚的衍生物，是一种快效、短效静脉全身麻醉药，目前临床上广泛用于麻醉诱导、麻醉维持及 ICU 的镇静。多数临床研究发现，丙泊酚使用后患者会出现不同程度的遗忘作用。有个案报道显示，临床上丙泊酚的记忆阻断作用可持续至停止使用药物后数天甚至数月，严重者甚至发展为认知功能障碍（POCD）。最初认为丙泊酚仅具有顺行性遗忘作用，但应用较大剂量的丙泊酚（100～150mg/kg）进行研究后，发现其也可以产生逆行性遗忘，且对于 3h 以内的事件的影响较强。实验研究也证实丙泊酚对记忆功能有阻断作用。为了观察低于镇静剂量的丙泊酚是否仍然对学习记忆具有影响，Pain 等给大鼠腹腔注射低于镇静剂量的丙泊酚（9mg/kg），结果发现大鼠的记忆能力仍受到损伤。而采用 Morris 水迷宫测量大鼠的空间记忆认知行为，发现无论是先将大鼠暴露于丙泊酚再进行认知测试抑或反之，丙泊酚不仅可干预记忆的编码阶段，甚至可以损害大鼠记忆的巩固阶段从而导致记忆遗忘。对新生 7 天大鼠进行多次的丙泊酚暴露，4 周后可出现明显的空间学习及记忆能力的下降。

但有趣的是，也有研究表明丙泊酚有加强记忆形成的作用。临床随访研究也发现，经历恐惧事件之后的某时间段内给予丙泊酚可加强恐惧记忆的形成，加重围术期的恐惧、焦虑，交通事故发生时伴随的濒死感等负面情绪，甚至进一步导致创伤后应激功能障碍（PTSD）等精神和心理问题的发生。Usuki 等随访了因机动车交通事故严重受伤而收入 ICU、并在 72 小时内给予丙泊酚镇静或手术的患者，结果发现丙泊酚的使用对患者 6 个月后创伤后应激功能障碍（PTSD）的发生是个危险因素（$OR=6.13, P=0.009$）。动物实验研究也证实，恐惧事件经历之后某时间段内给予丙泊酚可加强恐惧记忆的形成。Hauer 等发现：大鼠在应激性训练后（立刻或 30 分钟后）给予丙泊酚镇静会加强这种负面恐惧记忆的形成，而 90 分钟或 180 分钟后再给予丙泊酚，这种作用将不再呈现。同一实验中给予咪达唑仑或戊巴比妥钠同样达到了镇静催眠的效果，但其对于应激训练的记忆没有影响。

通过事件诱发电位（ERP）记录脑电活动，研究发现，丙泊酚、咪达唑仑等麻醉药物对记忆产生的遗忘作用区别于它们对中枢神经系统的抑制作用，可能是源于不同机制、作用于不同的脑区所致，是独立于其镇静催眠效应的药理学作用结果。进一步的机制研究显示，丙泊酚可通过作用于海马或杏仁核神经元中的不同神经递质，抑制海马 LTP，抑制海马区神经再生，损害记忆的形成和维持。杏仁核（尤其是基底外侧核 BLA）与情绪（比如恐惧）相关记忆的处理密切相关。有研究报道，杏仁基底外侧核参与了丙泊酚的遗忘作用。丙泊酚可作用于杏仁核 GABA$_A$ 受体,抑制了 BLA 神经元记忆蛋白的表达,抑制其与海马区神经元的网络联系,从而产生了遗忘作用,双侧基底杏仁核的病变则会减轻甚至阻断丙泊酚所诱导的抑制性回避训练的遗忘作用。Michael 等先后进行了关于丙泊酚和七氟烷的记忆阻断作用研究,也有类似的发现,BLA 病变本身并未导致学习、记忆能力的下降,但可减少麻醉药物作用于 BLA 部位而产生的遗忘作用,BLA 并不是恐惧记忆的存储部位。

GABA$_A$ 受体系统对于突触可塑性具有重要的作用。丙泊酚作为 GABA$_A$ 受体的激动剂,能够增强 GABA$_A$ 受体介导的抑制性突触后电位。丙泊酚可影响突触传递,剂量依赖性引起神经元凋亡并导致远期学习记忆能力的损害。其对大鼠学习记忆的影响主要体现在两个方面:①对神经元活动或功能的影响。丙泊酚麻醉能够导致啮齿类动物发育期大脑神经元凋亡增加,并且具有丙泊酚麻醉时间和剂量的依赖性。Yu 等的研究发现,重复给予丙泊酚能诱发细胞凋亡和长期神经认知功能缺陷。秦晓菁等观察了反复丙泊酚麻醉对大鼠学习记忆能力的影响,提示镇静剂量的丙泊酚无明显的促进细胞凋亡作用,麻醉剂量的丙泊酚则表现为明显的促进海马细胞的凋亡反应,从而对大鼠学习记忆功能产生显著抑制。研究表明,在神经发育的早期阶段,Slit2/Robo4 信号通路参与细胞凋亡的调节,并对正常发育的维持起到重要作用。丙泊酚可促进激活大鼠内源性 Slit2/Robo4 信号通路,提高脑神经元细胞的凋亡,从而抑制大鼠的记忆活动能力。而成年哺乳类动物中枢神经系统中仍有 2 个特定的区域存在持续的神经再生,即海马齿状回颗粒细胞下层(SGZ)和侧脑室室管膜下层(SVZ)。目前的研究认为,神经再生功能的减弱与学习记忆、认知能力的障碍密切相关。②对突触可塑性的影响。相关研究显示 GABA$_A$ 受体是丙泊酚作用的重要靶位,丙泊酚同时具有 GABA$_A$ 受体增强和激活作用,并且兼具部分的 NMDA 受体抑制作用,这似乎更有利于其遗忘作用。Jonathan Kozinn 等通过体外培养大鼠海马 CA1 区神经元,并将其暴露于丙泊酚,发现丙泊酚通过作用于 NMDA 受体而抑制 NMDA 受体介导的 ERK 磷酸化,进一步抑制丝裂原活化蛋白激酶(MAPKs)的活化而降低基因的转录活性,影响 LTP 的形成和维持,推断丙泊酚也可作为 NMDAR 的抑制剂,通过抑制 NMDAR-MAPK/ERK 通路发挥其对记忆的阻断作用。可见,丙泊酚可通过对这两种受体的作用,易化 LDP 的形成,又可损害 LTP 的维持。一定剂量的丙泊酚可促进大鼠海马脑片 CAI 区长时程抑制(long-term depression,LTD)同时抑制长时程增强(long-term potentiation,LTP)。丙泊酚对突触可塑性的影响主要是由于丙泊酚能够抑制海马脑片 LTP 的形成,其对海马 LTP 的抑制作用呈剂量相关性,其机制可能与影响突触的谷氨酸、GABA 和 5-羟色胺释放有关。国外采用连续酶标荧光法的测定结果显示,丙泊酚能够以剂量相关性抑制鼠大脑皮质突触体谷氨酸的释放,最终抑制大脑皮质和海马 LTP 的形成,并影响其学习记忆功能。

丙泊酚也可通过内源性大麻素系统而增强恐惧记忆的形成。Hauer 等发现应激事件后即刻给予丙泊酚可产生加强记忆的作用,而预先给予内源性大麻素系统的拮抗剂则会阻断这种作用;同时发现注射丙泊酚后 8 分钟大脑内 anandamide(一种内源性大麻素)浓度增加,故该研究认为丙泊酚记忆增强的作用区别于其记忆阻断作用,是一种依赖于大麻素系统的作用机制。丙泊酚通过抑制一种降解大麻素的关键酶——脂肪酸酰胺水解酶(FAAH)使大麻素浓度增高从而发挥作用。曾有实验报道腹腔注射丙泊酚使大脑内 anandamide 浓度增加,丙泊酚本身对大麻素受体 CB1 没有作用,而是抑制了 FAAH,给予 CB1 受体的激动剂或抑制剂都会相应地增强或抑制丙泊酚的作用。但 2012 年 Carina 等报道,丙泊酚并没有抑制 FAAH 的活性,而且丙泊酚浓度与体内 anandamide 的血浆浓度并无相关性,丙泊酚对记忆增强作用并不能通过大麻素系统的理论来解释。

有趣的是,利用 PET 研究低剂量丙泊酚和咪达唑仑的作用时发现,两者有着明显的差异,丙泊酚主要作用于右脑(再现),而咪达唑仑则主要作用于左脑(编码),大剂量使用时两者的作用相似,但丙泊酚的作用范围比咪达唑仑更广(见图 3-9)。通常情感事件较中性事件更加易被记忆,事件情感越丰富,记忆则可能更好,而杏仁核[尤其是杏仁基底外侧核(BLA)]与情绪(如恐惧)相关记忆的处理密切相关。

（四）吸入麻醉药

不同吸入麻醉药对记忆的影响,差异很大。相同 MAC 值的不同浓度吸入麻醉药,其记忆阻断能力也明显不同。如异氟烷和氧化亚氮以剂量依赖的方式抑制记忆,但异氟烷的效能比同等 MAC 值的氧化亚氮更强。但一般认为,0.4 MAC 浓度以上的吸入麻醉药即可避免术中知晓的发生,如能合用阿片类药物或氧化亚氮则效果更为可靠。为此吸入麻醉药(包括异氟烷、七氟烷和地氟烷)麻醉深度 BIS<50 时,可基本消除内隐记忆。但单纯应用氧化亚氮以及阿片类药物,即使剂量很大也并不能防止术中知晓的发生。芬太尼、瑞芬太尼以及舒芬太尼是否对外显记忆及内隐记忆具有影响,目前相关文献的报道不多。但阿片类药物与其他麻醉药联合应用则可使后者的遗忘效应明显增强,这也许与抑制了伤害性刺激的传入有关。值得一提的是,许多非制动剂也可影响学习和记忆,Dutton 等的研究显示,非制动剂如 F6 并无镇静作用,但可对记忆有较明显的影响作用,并且对长期记

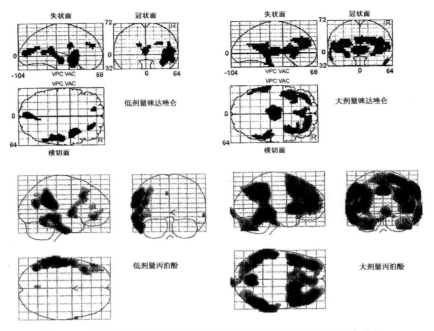

图 3-9 不同剂量丙泊酚和咪达唑仑作用下的脑区域血流变化图

忆的抑制作用要较近期记忆明显,提示非制动剂主要影响记忆滞留过程,而较少影响记忆形成过程。

常用的吸入麻醉药异氟烷可以产生很好的镇痛、肌松、催眠及顺行性遗忘作用。异氟烷有顺行性遗忘作用,但不能产生逆行性遗忘。低浓度异氟烷(0.2MAC)即可抑制健康志愿者的学习和外显记忆。亚镇静剂量的异氟烷(体积分数为0.003)和氧化亚氮(体积分数为0.2)亦可损伤即刻和延迟的单词回忆。动物实验显示,老年大鼠(18月龄)实施异氟烷全麻后第1周和第3周,需要花费更多的时间才能完成麻醉前已经学习过的空间辨认任务,说明异氟烷对于老年大鼠记忆力的影响较为长久,可以持续到麻醉后3周。但Butterfield等的研究发现,异氟烷反复麻醉并不会导致老年大鼠认知能力的受损。

亚麻醉浓度的七氟烷(体积分数为0.0025)和地氟烷(1.5～2倍MAC$_{清醒}$)也均可阻断情绪记忆。但Lito等的研究表明,七氟醚对于内隐记忆的保护强于丙泊酚。Renna等的随机双盲对照试验证实,1.2%浓度的七氟醚不会影响患者的内隐记忆,而1.5%和2%对照组的内隐记忆则受到抑制。大量临床和动物研究均表明,七氟烷对老年期POCD的发生有促进作用。最新一项前瞻性随机双盲临床实验,比较了丙泊酚、异氟烷和七氟烷对老年POCD发生率的影响,发现七氟烷可导致 POCD 的发生,并且七氟烷组 POCD 的发生率明显高于丙泊酚组。最近的动物实验也证实,单次或者多次吸入 2.5% 七氟烷均可导致 POCD 的发生。可见,随着年龄的增长,老年大脑功能衰退,也易受麻醉药物的影响,因此临床上,老年手术患者因尽量避免使用七氟烷麻醉。

进一步的机制研究表明,异氟烷的作用机理可能是通过提高 GABA 受体活性和激活 GABA 受体,同时抑制 NMDA 受体、神经元烟碱受体和中枢毒蕈碱样乙酰胆碱受体的功能。海马是中枢神经系统内与学习记忆等认知功能密切相关的重要部位,并且海马部位的胆碱能受体、AMPA 受体、NMDA 受体、GABA 受体等是异氟醚等吸入麻醉药发挥镇痛催眠作用的重要靶点。异氟烷麻醉能够破坏海马神经突触结构,促进神经元凋亡,损害学习记忆功能。此外,异氟烷可激活 GABA 受体,抑制海马区的 LTP,对突触传递的可塑性造成影响,进而影响学习记忆。MacIver 等的研究指出,临床相关浓度的氟烷显著抑制 LTP 的诱导作用,而甲氧氟烷则无此抑制作用。Pearce 等研究发现,临床相关浓度的氟烷、安氟烷或异氟烷不影响海马兴奋性神经传递作用和 LTP 的产生,即海马兴奋性神经传递对吸入性麻醉药并不敏感,且与其记忆抑制作用并不一致。现已清楚,对于声音的恐惧反射需要杏仁体参与,而对于环境的恐惧反射需要杏仁体和海马共同参与。Dutton 等观察了异氟烷对于声音或环境诱发的恐惧性条件反射建立的影响,结果发现异氟烷抑制环境诱发恐惧反射的半数有效浓度(ED_{50})为 0.25MAC,而抑制声音诱发恐惧反射的 ED_{50} 为 0.47MAC,说明以海马为基础的学习记忆过程更容易受到异氟烷的影响。此外,氟烷、安氟烷和异氟烷引起的记忆抑制作用可能与大脑皮质神经末梢钙离子内流减少及伴随的谷氨酸释放抑制相关,如临床浓度(0.5～2)MAC 的异氟烷和氟烷均剂量依赖性地显著抑制海马部位神经元谷氨酸的释放,提示谷氨酸释放的突触前抑制可能是吸入性麻醉药的一个共同作用靶位。

七氟烷影响学习和记忆功能的机制,目前仍未明确。初级视皮质和其他具有高级联想能力的皮质,对记忆阻断浓度的吸入麻醉药非常敏感。对健康志愿者进行的功能磁共振研究结果也表明,吸入七氟烷(0.25MAC)25min 可抑制记忆相关的脑区,包括视皮质、丘脑、海马和辅助运动区,但具体的作用机制尚不清楚。

（五）其他全麻药物

小剂量的东莨菪碱具有镇静作用,并可以消除外显记忆。Morris 水迷宫研究发现,东莨菪碱可以影响工作记忆,而对视觉信息的获取并无作用。Yonelinas 等的研究模型证明,东莨菪碱对熟悉的和回忆的事物均有影响,而且其对所回忆信息数量的影响要比回忆的频率更加敏感。东莨菪碱的特点是干扰短时记忆向长时记忆的转化,并影响回忆的过程。硫喷妥钠、戊巴比妥钠等对于学习记忆没有明显影响,动物实验证实,应用 25mg/kg 的硫喷妥钠静脉全麻后,青年和老年大鼠的空间学习记忆能力并未受到损伤。

五、全麻药物影响记忆功能的复杂神经基础

全麻药物有很多靶点,不同类型、不同浓度的全麻药物对不同类型的记忆有不同的作用。不同剂量的全麻药物对时间依赖的记忆类型的作用也不同。低剂量的全麻药物对短期记忆无影响,用药后患者可清醒地进行谈话。而低剂量暴露期间的长期记忆丢失,可能是因为对事件的记忆并未转化成中期记忆。较深的麻醉状态会阻止感觉信息的编码,甚至是短期记忆,可能是由于抑制的增强而阻断感觉传递。同时,随着麻醉药物剂量的逐渐增加,会逐步损伤长期记忆,甚至导致意识丧失。但是全麻药物并不影响在皮质储存的长期记忆。

全身麻醉药可通过作用于不同的脑区和受体而影响各种类型的记忆,其神经机制十分复杂。记忆特异性通路中的突触传递递质及其受体可能是首当其冲的靶位,而参与记忆调控的递质受体也可能是重要的靶位点。采用细胞微电极刺激离体鼠海马 CA1 区时,发现氯胺酮和异氟烷可减少 NMDA 峰电位,而巴比妥类和丙泊酚则几乎无影响;异氟烷还可减少非 NMDA 峰电位,提示吸入性麻醉药可减少兴奋性突触的传递,增强抑制性突触传递,从而发挥其中枢抑制性作用。而静脉麻醉药主要作用于抑制性突触。影响突触前的递质释放也可能是全麻药物的作用机制之一,如丙泊酚和氟烷都可以抑制突触前乙酰胆碱或谷氨酸的释放。虽然每种全麻药物对突触前或突触后的作用方式并不相同,但鉴于兴奋性神经传递作用的抑制是全麻药物的共同作用特性,直接或间接的 NMDA 受体功能抑制被认为可能是麻醉遗忘作用的共同通路。但需要指出的是,尽管 NMDA 受体拮抗剂有助于麻醉状态的维持和记忆的阻遏,且活体实验中 NMDA 受体拮抗剂与海马 LTP 的抑制密切相关,但全麻药物引起的记忆丧失是否就是源于海马或大脑皮质 LTP 的抑制,尚需进一步的研究证实。

第三节　术中知晓

尽管现代麻醉技术和安全性已取得了突飞猛进的发展,但术中知晓至今仍是全球麻醉学界悬而未决的一大难题。统计显示,目前各类手术的术中知晓发生率分别为:非产科非心脏手术 0.2%～0.4%、全麻剖宫产手术约 0.4%、心脏手术

1.14％～23％、大创伤手术 11％～43％。对患者来说,术中知晓是一次极其恐怖的手术经历,可导致术后严重的精神创伤和创伤后应激综合征(post-traumatic stress disorder,PTSD)。约 35％的知晓患者会向麻醉医师述说他们的听觉内容、麻痹感、焦虑、无助和惊慌、疼痛等经历。70％的知晓患者术后有不愉快感、烦恼、多梦或噩梦、叙事颠倒、白日焦虑等,少部分患者易发展成创伤后应激综合征,表现为反复噩梦、焦虑、易怒、濒死感、精神运动性癫痫等,精神症状可持续数月或数年。由此可见,全麻情况下术中知晓的研究对于指导临床麻醉实践、保证医疗质量、避免医疗纠纷具有重要意义。遗憾的是,目前尚无一种简便可靠的方法或仪器来帮助麻醉医师实时判断麻醉过程中有无知晓发生,而只能依靠术后患者的回忆和心理学测验来确定。随着记忆心理学和神经科学的发展,意识、学习和记忆本质的研究也越来越深入,许多新的方法学和新观点被引入麻醉领域,并极大地推进了术中知晓问题的研究和防治。

一、术中知晓的特点

术中知晓大多发生在产科、创伤和心脏手术,并与手术刺激的强度、麻醉镇静深度和术中药物代谢变化等因素密切相关。产科的术中知晓多是出于对母婴药物耐受性的顾虑、麻醉药物应用比较保守的缘故。创伤患者往往整体情况较差,同时伴有休克等严重并发症,手术麻醉时为避免生命体征的进一步恶化,麻醉药的给予大都偏少,由此容易造成麻醉过浅和术中知晓。心脏手术时的知晓则主要是由于体外循环时的药效及药代动力学问题特殊性所造成,其影响因素包括:血液稀释、低血压、非搏动性灌注血流、氧合器和管路的药物吸收,以及为避免麻醉药物的心肌抑制作用而控制药物剂量等原因。在体外循环复温时,代谢和意识水平升高而药物给予相对不足,也将导致麻醉深度减少。因此,在心血管手术的强刺激期,如气管插管、胸骨劈开、电灼、心脏电击以及体外循环结束复温时,要特别注意麻醉深度的控制。此外,某些骨科和神经外科手术期间,有时需要进行唤醒试验(wake up test)以检验有无神经损伤,也可能造成术中知晓的产生。

术中知晓可以发生在手术过程的任何时段,但较多发生于手术临近结束时。这些患者可能会听到手术过程中的各种声音,或感受到手术刺激的某些影响。同时因肌松药的应用,患者不能自主控制去应对这些不良刺激,从而产生焦虑、惊恐、软弱无力、无助、濒死感等痛苦感受。这种经历往往会给患者术后造成各种精神损害,最常见的如噩梦、失眠和对以后手术及麻醉的恐惧,严重的可导致创伤后应激障碍,表现为反复的噩梦、焦虑、易激惹、濒死感和难以交流等。镇痛药物的使用,往往可使这些患者在恐惧的同时不一定能感觉到疼痛。但如同时存在镇痛不足,则伤害将明显增强,强烈的心理创伤可能进一步造成胃溃疡、心绞痛等严重的身心疾患。

对大多数存在术中知晓的患者而言,当时的精神障碍持续时间可能较短,但是许多患者会对今后的医疗、特别是手术麻醉,产生怀疑和恐惧心理,并不利于医师与患者之间的交流合作。对这些患者,麻醉医师需要更多的耐心、安慰和解释,并务必避免术中知晓的再次发生。

二、术中知晓的防治

1. 术中知晓的预防

术中知晓与围术期的各种生理和心理上的刺激有着密切的关联,并可以发生在手术过程的任何时段,因此对术中知晓的防治要贯穿整个围术期。研究显示,机体处于应激状态时,神经内分泌系统处于高度兴奋状态,并分泌大量与应激有关的激素,如交感神经兴奋、ACTH 分泌增加等,这在提高机体对外界反应的应激能力同时,也可增强学习和记忆的功能,导致术中知晓易于发生。

术前交流的主要目的是减轻患者对手术的恐惧,争取患者的合作。患者对手术和麻醉的不了解是患者在手术过程中产生恐惧和无助感的主要原因。麻醉医师的语言和行为往往对患者有强烈的暗示作用,术前麻醉医师和患者之间进行良好的交流,如将手术的大致过程和麻醉方法简单地予以介绍,对可能出现的包括知晓在内的情况予以解释,告知相应的应对方案,使患者感觉医师对自己非常了解,并有充分的信心去处理可能发生的问题。这些措施都有助于安慰手术患者,并降低术中知晓的发生和影响。对产科、心脏外科等知晓发生率较高的手术患者,尤其要重视术前的解释和安慰工作。对创伤患者,由于痛苦已经发生,积极处理休克等并发症、减轻手术刺激造成的进一步伤害则是处理的重点所在。

术中知晓大多只能等到手术结束、患者清醒并能够接受相关的心理学检查时,才能得到确认。目前唯一能够在手术期间判断患者意识状况和知晓的方法是孤立臂试验,但该方法受到患者状况、理解力、术前交流以及止血带时间等因素的限制,现阶段只能用于实验研究,而难以在临床上展开实际应用。其他包括血压、心率、出汗、流泪等临床征象,食道下段收缩力,额肌电图,呼吸性窦性心律不齐,心率变异性等大多数监测方法的特异性都不强,再加上术中肌松药、个体差异等多种因素的干扰,导致这些监测方法均不能很好地反映术中镇静或者记忆状态。例如心率变异性,主要反映自主神经系统的功能状态,且可受疼痛等多种因素的干扰,其与临床记忆和意识水平的相关性较差。目前较为肯定的是双频脑电指数和听觉诱发电位,其在监测临床镇静深度、避免术中知晓方面有一定的价值。然而受监测条件的限制,这些有价值的方法尚难以在临床上得到普及应用。

手术期间,给予足量的麻醉药物,减少术中各种不良刺激,并进行仔细观察,目前仍是术中知晓的最基本防治原则。鉴于刺激与镇静间的矛盾关系,要避免术中知晓,首先应尽量减轻手术刺激对机体的影响,也就是要保证足够的镇痛。在此基础上,术中要控制足够的镇静深度,这方面双频脑电指数监测具有较好的参考价值,有条件的话可使用听觉诱发电位监测。药物选择上,可给予有明确遗忘作用的药物如苯二氮䓬类,可以很大程度上降低术中知晓的发生。考虑到一些病理情况或麻醉方式,如体外循环、低温等,可改变药物在体内的代谢方式,导致靶部位药物浓度的降低或受体对药物敏感度的改变,此时最好有相应的监测,如脑电、呼出麻醉气体监测等。对肌松要求不高的手术,可适当减少肌松药的用量,以使患者的相关反应得以呈现出来。由于听觉是麻醉镇静中最后一个消失的感觉,且术中知晓主要来源于听觉,因此,对于手术室内的所有人员来说,应避免谈论有关患者病情和预后方面的负面或贬损性语言。同时可使用耳机给予噪声、音乐或正性治疗提示,但这些方法并不能完全避免患者的情绪性反应。

Ghoneim 等曾提出避免术中知晓的综合预防措施,总结起来包括以下几点:①术前给予可致遗忘的药物,如苯二氮䓬类或东莨菪碱;②药物的诱导剂量大于其睡眠剂量;除非手术需要,应尽量避免完全的肌松;③吸入麻醉药在与氧化亚氮和阿片类药物合用的情况下,其呼末浓度至少大于 0.6 MAC;④单独使用吸入麻醉药,其呼末浓度至少在 0.8~1MAC;⑤浅麻醉下使用亚麻醉剂量的致遗忘药物;⑥保持麻醉机以及蒸发罐处于良好的工作状态;⑦试用听觉屏蔽;⑧对术中可能出现知晓的手术,术前有必要告知可能出现的情况,并适当加以解释,以取得患者的理解。⑨教育麻醉医师,使其对术中知晓有正确的认识。

2. 术中知晓的处理

对可能出现术中知晓的患者,术后必须积极随访,一旦确认存在术中知晓,应马上进行相应的处理,力争把伤害减少到最低程度。治疗上有条件的可以请心理医师参加。但由于可能牵涉到医学和法学问题,麻醉医师必须注意保留有关资料,做好自我保护。美国麻醉医师协会(ASA)记录到的与术中知晓有关的申诉约占到了所有申诉的 2%。相对而言,女性、以氧化亚氮—阿片类—肌松药方法麻醉的患者,术中知晓的发生率较高,但大多数的赔偿要求并不高。随着我国人民生活水平的日益提高,对手术和麻醉的要求也不断上升,术中知晓问题也应引起高度重视,并成为重要的防治目标之一。

Bailey 和 Jones 提出了术中知晓的术后调查及相关处理方案:①术后尽可能早

地访视患者,必要时有证人随同;②记录详尽的病史资料,证实患者有明确的术中知晓;③确认调查的合理性;④自己保留一份调查报告;⑤给患者以充分解释;⑥为患者提供后续支持,包括心理治疗,并记录在案;⑦尽量减少后遗影响,并确认患者可以接受和顺利度过今后的全身麻醉,当然务必要注意避免术中知晓的再次发生;⑧如果原因不明,应争取找到并加以确认;⑨通知医院管理部门。

针对术中知晓问题,国内外麻醉学界进行了长时间的研究和探索。目前认为,造成这一现象的主要原因是:传统观念中的意识消失,其实仅仅是对指令反应的消失,并非记忆的完全消失。而麻醉情况下的术中知晓,不仅包括了外显记忆,还包括内隐记忆,因此从意识的角度来说,合适的麻醉深度应该是确保患者无内隐记忆。目前这方面的研究主要集中在两个方面:①摸索各种麻醉药物达到抑制内隐记忆目标的最低剂量;②研发术中内隐记忆监测的参考指标,以作为临床麻醉用药的指导。其中报道较多的监测指标是中潜伏期听觉诱发电位(midlatency auditory evoked potentials,MLAEP),也称中潜伏期反应(AMLR),它是在开始声音刺激后10~80ms从头皮电极记录到的电生理学反应。多项研究证明麻醉过程中记录到的 MLAEP 与内隐记忆有关,其早期成分(Pa 波)也许可以作为衡量患者将术中声音刺激无意识地整合入记忆能力的术中监测指标,Pa 潜伏期还可能是术后内隐记忆测验成绩的最好预测指标。从目前的研究结果来看,将 MLAEP 的连续评估作为内隐记忆的术中监测指标是有充分根据的。通过该项指标的监测,麻醉医生有望尽早判断出术后哪些患者可能出现创伤性神经症状。

第四节　麻醉与记忆研究的展望

学习和记忆的神经生物学基础是脑功能研究的核心,也是脑科学最活跃的研究领域。全麻药物的作用脑区和靶位很多,不同类型、不同浓度的全麻药物对不同类型的记忆有不同的作用。许多全麻药物也被用于记忆的生物学和神经基础的探索,麻醉下记忆的研究开辟了记忆的神经生物学研究的新领域,从一个侧面推动了脑功能的研究。将神经生物学、神经电生理技术、分子生物学技术以及脑功能成像技术结合起来,可研究和探索更复杂的脑功能。这些研究也将有助于开发新的临床策略用以预防和处理与麻醉状态相关的记忆紊乱,例如术中知晓、术后记忆缺失、术后认知障碍(COPD)等。同时随着心理学内隐记忆等测试方法在全身麻醉中的应用及神经电生理技术的发展,全麻概念及麻醉深度的判断标准也随之产生了全面的更新。全身麻醉与记忆的关系研究也极大地推动了临床麻醉的发展和围手术期管理水平的提高,术中知晓和记忆等心理伤害问题也正日益受到关注。但应该看到,目前我们无论是对记忆的类型和神经生物学基础,还是对全麻药物引起记忆消失的机制认识,均相当肤浅,许多研究还停留在临床观察水平(包括心理学研究),而很少有相应的包括动物实验研究在内的神经生物学机制的探索。事实上,一些动物实验的研究成果已使我们对记忆的类型和机制有了新的认识,如利用飞行模拟器研究显示,果蝇的记忆形成至少涉及三个不同的记忆时程,即麻醉敏感性记忆(anesthesia sensitive memory,ASM)、抗麻醉性记忆(anesthesia resistant memory,ARM)和长时记忆(long term memory,LTM)多时相的复杂的记忆巩固过程。每一阶段持续时程不同,且在各阶段间相互重叠,ASM 持续 2~7 小时,ARM 可持续 4 日,LTM 则持续数日至数十年不等。而且观察到果蝇长时程记忆的形成并不依赖于短时程记忆和抗麻醉记忆的形成与否。采用无间断地集中训练和分散训练法,以及使用环己酰亚胺这类蛋白质合成抑制剂,结果发现集中训练仅产生 ARM,而分散训练则形成 ARM 和 LTM,两者并行共存,但 4 天后 ARM 消失。ARM 对蛋白合成抑制剂(如放线菌酮)不敏感,对低温也有抗性,但可受 radish 基因突变的破坏,而 LTM 对放线菌酮很敏感,但不受 radish 干扰。果蝇的这些记忆类型与人类记忆的相关性、麻醉敏感性记忆(ASM)与抗麻醉性记忆(ARM)之间的神经基础差异等问题很可能会给我们目前的研究提供了新的切入点和突破口。同时日益发展的先进脑成像技术,已几乎可以"拍摄"到记忆形成、存储和删除过程中大脑相关部位的活动方式。而分子生物学技术的发展和应用也发现了多种具有记忆功能的蛋白大分子。相信在科技高速发展的 21 世纪,全麻药物影响记忆的机制必将得到进一步的阐明,并有望研发出更特异的记忆干预药物和靶点,术中记忆和知晓、术后认知功能障碍等问题也将得到最终的解决。

(裴晴晴　王龙飞　曹云飞　崔　巍)

第四章 麻醉与认知功能

第一节 认知功能概述

一、认知功能与认知功能障碍

（一）认知功能

认知功能是人脑接受外界信息，经过加工处理，转换成内在的心理活动，是机体认识或获取知识、应用知识的系列智能加工过程，它包括感觉、知觉、注意、记忆、思维、想象等基本心理过程，涉及记忆、语言、视空间、执行、计算和理解判断等方面。

认知能力是人脑加工、储存和提取信息的能力，即人们对事物的构成、性能、与他物关系、发展动力、发展方向以及基本规律的把握能力。认知能力是人们成功完成日常活动最重要的心理条件。

（二）认知功能障碍

认知功能障碍是指上述几项认知功能中的一项或多项受损，并影响个体的日常或社会能力。当上述认知域有 2 项或以上受累，并影响个体的日常或社会能力时，常常考虑和痴呆有关。认知能力出现障碍会引起严重的学习和记忆障碍，从而导致患者无法适应整个社会环境，不能独立生活和工作。认知障碍包括记忆障碍、失语、失用、失认、执行功能障碍、视空间障碍和计算障碍 7 个方面。

认知的基础是大脑皮质的正常功能，任何引起大脑皮质功能和结构异常的因素均可导致认知障碍。由于大脑的功能复杂，且认知障碍的不同类型互相关联，即某一方面的认知问题可以引起另一方面或多个方面的认知异常。认知障碍是脑疾病诊断和治疗中较为困难的问题之一。

具体的认知障碍可表现有：

1. 感知障碍

包括感觉过敏、感觉减退、内感不适、感觉变质、感觉剥夺、病理性错觉、幻觉、感知综合障碍，其中错觉指对客观事实的歪曲的知觉、生理和病理情况下都可能产生错觉。幻觉即虚幻的知觉，指没有外界相应的客观刺激作用于感觉器官时所出现的知觉体验。幻觉是临床最常见而且重要的精神病性症状，常与妄想合并存在。感知综合障碍是指患者对客观事物的本质属性或整体能正确感知，但对某些个体如大小、形状、颜色、距离、空间位置等产生错误的感知，多见于癫痫。

2. 记忆障碍

记忆（memory）是人脑对经历过事物的识记、保存、再现、回忆四个基本过程。识记指信息和经验在人脑中的痕迹过程，保持指信息和经验的储存，再现指痕迹的重新活跃，回忆是痕迹的重新活跃或复现。记忆与额叶、颞叶皮质、边缘系统回路和神经细胞内递质有关。记忆联结着人的心理活动，是人们学习、工作和生活的基本机能。记忆在人的生活实践中起着非常重要的作用，一切复杂的、高级的心理活动的发展，都必须以记忆作为基础。记忆作为一种基本的心理过程，和其他心理活动有着密切联系。把抽象无序转变成形象有序的过程就是记忆的关键。一个人的识记、保持、再现、认知的速度、程度、牢固性与人对现实事物的态度、需要和兴趣有关。这四个过程中的一个、几个或全面的减退或丧失，皆称为记忆障碍。

记忆障碍包括记忆量方面的障碍和记忆质方面的障碍。

3. 思维障碍

包括抽象概括过程障碍、联想过程障碍、思维逻辑障碍、妄想等。比如：患者常常相信与现实不符的事物，没有客观现实基础，但是患者坚信不疑。

4. 注意障碍

注意是指个体的精神活动集中地指向于一定对象的过程。注意分为主动注意和被动注意。被动注意是没有自觉的目的和不加任何努力而不自主地、自然地注意；主动注意是自觉地、有预定目的的，使注意指向一定的对象，而且为了实现这一目的，在必要时还须做一定的努力。被动注意的对象常不十分清晰和明确，通常所谓的注意是指主动注意而言。注意具有指向性和集中性。注意的指向性表现出人的心理活动具有选择性和保持性。注意的集中性使注意的对象鲜明和清晰。注意过程与感知觉、记忆、思维和意识等活动密切相关。注意障碍在日常生活中非常常见，比如，家长抱怨"孩子注意力不集中，上课小动作特别多，他自己也知道，但孩子自己没办法改正"。这就是注意障碍的一种表现。

5. 智能障碍

智能障碍也称智力低下,是指先天或围生期或在生长发育成熟以前(18 岁以前),由于多种致病因素,遗传、感染、中毒、头部外伤、内分泌异常或缺氧等,是大脑发育不良或发育受阻,智能发育一直停留在某一阶段,不能随着年龄增长而增长,其智能明显低于正常同龄人。另外,还有一种智能障碍就是我们常说的痴呆,痴呆是一种综合征,是意识清楚情况下后天获得的记忆、智能的明显受损。

6. 自知障碍

自知力又称领悟力或内省力,是指患者对自己精神疾病的认识和判断能力。一般精神病患者都不存在自知力,他们不认为自己是不正常的,但一些心理异常的人是有自知力的,比如强迫症患者。

二、认知障碍的典型表现——痴呆

(一)痴呆的定义

痴呆(dementia)是一种以获得性认知功能损害为核心,并导致患者日常生活能力、学习能力、工作能力和社会交往能力明显减退的综合征。患者的认知功能损害涉及记忆、学习、定向、理解、判断、计算、语言、视空间功能、分析及解决问题等能力,在病程某一阶段常伴有精神、行为和人格异常。在美国精神病学会《精神疾病诊断与统计手册》第 5 版(DSM-V)中痴呆被描述为"神经认知障碍"。世界卫生组织的《国际疾病分类》第 10 版(ICD-10)中痴呆的诊断需根据病史询问及神经心理检查证实智能衰退。

(二)痴呆的主要分型

1. 按是否为变性病分类

分为变性病和非变性病痴呆,前者主要包括阿尔茨海默病(AD)、路易体痴呆(DLB)、帕金森病痴呆(PDD)和额颞叶变性(FTLD)等;后者包括血管性痴呆(VaD),正常压力性脑积水以及其他疾病如颅脑损伤、感染、免疫、肿瘤、中毒和代谢性疾病等引起的痴呆。AD 占所有类型痴呆的 50%～70%,DLB 发病仅次于AD,占痴呆的 5%～10%,PDD 约占痴呆的 3.6%,FTLD 占痴呆的 5%～10%,VaD 是最常见的非变性病痴呆,占痴呆患者的 15%～20%。继发的痴呆患病率尚无准确的统计。

2. 按病变部位分类

可分为皮质性痴呆、皮质下痴呆、皮质和皮质下混合性痴呆以及其他痴呆。皮质性痴呆包括 AD 和 FTLD;皮质下痴呆类型较多,包括 VaD、锥体外系病变、脑积水、脑白质病变等;皮质和皮质下混合性痴呆包括多发梗死性痴呆、感染性痴呆、中毒和代谢性脑病,也见于 DLB;其他痴呆包括脑外伤后和硬膜下血肿痴呆等。

3. 按发病及进展速度分类

近年来病情发展较快的"快速进展性痴呆"(rapidly progressive dementias,RPD)备受关注。RPD 通常指在数天、数周(急性)或数月(亚急性)发展为痴呆的情况,可能的病因归结为"VITAMINS",依次序分别代表血管性(vascular)、感染性(infectious)、中毒和代谢性(toxic-metabolic)、自身免疫性(autoimmune)、转移癌/肿瘤(metastases/neoplasm)、医源性/先天性代谢缺陷(iatrogenic/inborn error of metabolism)、神经变性(neurodegenerative)以及系统性/癫痫(systemic/seizures)引起的痴呆。另外,人类免疫缺陷病毒(HIV)和克-雅病(Creutzfeldt-Jakob,CJD)也可引起发病较快的痴呆。

(三)痴呆临床诊断思路

痴呆是一类综合征,其诊断需要根据病史、一般及神经系统体格检查、神经心理评估、实验室和影像学检查结果综合分析。主要分三个步骤进行:①首先明确是否为痴呆;②明确痴呆的病因;③明确痴呆的严重程度。

1. 确立痴呆诊断

对于既往智能正常,之后出现获得性认知功能下降(记忆、执行、语言或视空间能力损害)或精神行为异常,影响工作能力或日常生活,且无法用谵妄或其他精神疾病来解释的患者,可拟诊为痴呆。认知功能或精神行为损害可通过病史采集或神经心理评估客观证实,且至少具备以下 5 项中的 2 项:①记忆及学习能力受损;②推理、判断及处理复杂任务等执行功能受损;③视空间能力受损;④语言功能受损(听、说、读、写);⑤人格、行为或举止改变。国际痴呆诊断标准主要有两个:美国精神病学会《精神疾病诊断与统计手册》第5版(DSM-V)及世界卫生组织的《国际疾病分类》第 10 版(ICD-10)。

2. 明确痴呆病因

引起痴呆的病因很多,不同病因,治疗效果和预后不同。诊断痴呆后,要结合患者认知障碍起病形式、各认知域和精神行为损害的先后顺序及特征、病程发展特点以及既往史和体格检查提供的线索,对痴呆的病因做出初步判断,然后选择合适的辅助检查,最终确定痴呆综合征的可能病因,尤其注意识别可治性、可逆性痴呆。

神经变性性痴呆多隐匿起病,呈慢性进展性病程;非神经变性性痴呆多急性起病,呈快速进展性病程。变性性痴呆若单纯表现为认知/行为异常,则考虑患者是否为阿尔茨海默病(AD)、额颞叶变性(FTLD)、路易体痴呆(DLB)等;痴呆叠加其他症状,如合并锥体外系症状则考虑是否为帕金森病痴呆(PDD)、DLB、进行性核上性麻痹、皮质基底节综合征等,合并运动神经元病症状则需排除额颞叶痴呆合并肌萎缩侧索硬化(FTD-ALS)。非变性性痴呆中,血管性痴呆(VaD)占较大比例;其他引起急性、快速进展性痴呆病因众多,如感染性、代谢性、中毒性、自身免疫性、肿瘤、外伤等,其中以克-雅病、桥本脑病、韦尔尼克脑病、边缘叶脑炎等较多见。根据上述痴呆诊断步骤,可确定大多数痴呆患者的病因。

3. 判定痴呆严重程度

根据临床表现、日常能力受损情况或认知评估等确定痴呆的严重程度。临床一般常用日常生活能力量表(ADL)、临床痴呆评定量表(CDR)或总体衰退量表(GDS)做出严重程度的诊断。日常生活能力减退是痴呆的核心症状,对于不能完成神经心理评估者,可根据以下标准判断痴呆的严重程度:①轻度:主要影响近记忆力,但患者仍能独立生活;②中度:较严重的记忆障碍,影响到患者的独立生活能力,可伴有括约肌障碍;③重度:严重的智能损害,不能自理,完全依赖他人照顾,有明显的括约肌障碍。

第二节 术后认知功能障碍

一、术后认知功能障碍概述

术后认知功能障碍(POCD)是指由麻醉和(或)手术引起的学习和记忆能力、人格和社会行为能力下降,包括言语记忆、视觉记忆、语言理解、视觉空间等认知域的功能障碍。表现为术前精神、认知功能正常的患者手术麻醉后出现精神错乱、焦虑、人格的改变以及记忆受损,包括人格、社交能力及认知能力和技巧的变化等。POCD 严重影响患者的生活质量,延长其康复时间,并延迟器官功能恢复,甚至增加患者的病死率。POCD 的发病机制尚未十分明确,至今也无有效的防治手段。目前较多的研究表明,老年患者较年轻患者有更高的 POCD 发病风险,随着人类预期寿命的延长,POCD 已越来越受到学者们的关注。

POCD 的发病机制复杂,可能与多种因素有关,包括神经可塑性下降、突触缺陷、中枢炎症、tau 蛋白磷酸化、神经元凋亡。尽管对于 POCD 的发病机制还未明确,但研究者普遍认为患者的文化程度、年龄、糖尿病、脑卒中史、手术类型、二次手术等均可构成 POCD 的危险因素。尤其是高龄、缺氧与 POCD 的发生率及严重程度有显著的相关性。诊断 POCD 的方法包括面谈、问卷调查、精神状态检查和神经心理学测试(neuropsychological test,NPT)。临床主要应用行为学量表如简易智能状态量表（MMSE）、蒙特利尔认知功能评估量表（MoCA）作为术前筛查工具。神经心理学测试可以进一步对特定的认知域（cognitive domain）进行更加精确的评估，如记忆力、注意力、信息处理能力和问题解决能力等。NPT 包括循迹连线测验（trail making test）、数字符号测验（digit symbol test）、词语学习测验（verbal learning test）等。将各项测试合并成一个特定的测试组合用于认知功能的评估可扩大认知领域的覆盖范围，从而增加诊断 POCD 的敏感性。以往研究多通过观察 POCD 动物及患者血浆及脑脊液中炎性因子，如 IL-6、IL-1β、TNF-α 及神经损伤标志物 S100β、神经元特异烯醇化酶（NSE）、胶质纤维酸性蛋白（glial fibrillary acidic protein，GFAP）等生物标志物对 POCD 进行评估及预测。

（一）POCD 的发病情况

POCD 的发生广泛存在于各种外科手术之后，年龄是唯一确定与 POCD 发病密切相关的致病因素，老年患者的发生率普遍较高。POCD 可严重影响患者术后生活质量、增加医疗相关费用、延长平均住院日等，长时间的 POCD 增加个人和社会负担，甚至增加术后一年病死率等。老年患者发生远期 POCD 的概率高，极大影响其手术后生活质量。另外手术方式也是其相关因素，各种外科手术中以心脏手术发生率偏高。

POCD 广泛发生于各种手术麻醉后，大部分为术后短期的可逆的认知功能改变，但同时仍有部分患者术后认知功能障碍可持续数月甚至数年，尤其是老年人其发生率更高。现在随着医疗技术的提高和经济状况的改善，老龄化是社会面临的首要问题，同时接受手术的老年人也日益增多，故术后认知功能障碍的发生率也相应上升，导致的医疗问题及社会问题也日趋严重。

（二）POCD 发生的危险因素

POCD 的发生与多因素相关。手术方式及围术期处理是 POCD 的相关危险因素。多项研究指出心脏手术较非心脏手术发生 POCD 的概率偏高。围术期缺氧、高血压、二氧化碳蓄积等都可造成 POCD 发生率增加。一般来说，施行较大的侵入性操作，如接受腹部、胸部和血管手术患者的 POCD 发病率明显高于小手术患者，心脏手术和较大的骨科手术 POCD 的发病率相对较高。施行心脏手术患者 POCD 的发病率较高与使用中外循环泵后产生的微栓子有关。动物研究显示，心脏手术中产生的这些微栓子可能引起局灶性脑梗死，并导致 POCD 的发生。脂肪栓子也是引发 POCD 的重要因素。

但无论行什么类型的外科手术，高龄是引发 POCD 的主要危险因素。高龄患者耐受麻醉和手术的能力低，而且随着肝肾功能的减退，药物在其体内消除的半衰期也延长。此外,高龄患者常合并的慢性疾病如糖尿病、肾功能不全和心血管疾病等均会增加围术期并发症的发生率。

麻醉方法的选择一般不会影响 POCD 的发病率,一项有关 60 岁以上非心脏手术患者的研究显示,区域麻醉与全身麻醉患者术后3个月 POCD 的发病率无显著差异。但使用抗胆碱能药物容易引发 POCD。阿片类药物如吗啡、可待因和哌替啶也有抗胆碱能的特性,可引发短期的 POCD。嗜酒也是引发 POCD 的危险因素。

引发 POCD 的其他危险因素还包括脑血管意外病史、既往的认知能力减退、术后谵妄、呼吸系统并发症、感染并发症、再次手术、教育程度等。另外,环境变化、睡眠不足、术后疼痛等都可能引发高龄患者的 POCD。

值得注意的是,POCD 不仅见于老年人,也可见于儿童。动物研究发现,啮齿类动物和非人灵长类动物新生期全麻暴露与后期认知功能损伤相关。Shen 等提取发育期小鼠的海马组织,发现麻醉药七氟烷可提高炎性因子 IL-6 的水平;较早的临床研究也发现,4 岁之前经历过多次而非单次手术麻醉的儿童,其远期的教育成就降低,2 岁之前接受过多次麻醉的幼儿学习障碍风险以及语言能力受损增加。由于越来越多的证据提示麻醉对手术幼儿大脑和远期认知功能的不良影响,美国 FDA 于 2016 年 12 月发出关于全麻药物和镇静剂应用于手术幼儿和孕妇中的风险特别警示。

(三)麻醉深度与 POCD 的关系

既往多根据患者的循环情况及神经反射等来判断患者麻醉深度,但多具有主观性并易受患者自身情况等干扰。现判断麻醉深度的方法有脑电图脑干听觉诱发电位(brain stem auditory evoked potential,BAEP)、体感诱发电位(somatosensory evoked potential,SEP)、双频脑电指数(bispectral index,BIS)等方法。由于 BIS 指数的可操作性以及其客观性等特点,现临床中多采用 BIS 指数来判断患者麻醉深度。BIS 指数范围为 0～100,数值越大,镇静麻醉效果越浅。100 为清醒状态,80～100 为嗜睡状态,60～80 为浅麻醉状态,40～60 是满足外科手术的适宜麻醉深度。Punjasawadwong 等研究指出,使用 BIS 可以有效减少术中知晓及麻醉药物的用量,可以有效帮助术后恢复,如清醒、拔管等。Short 等的研究指出,相对高的麻醉深度可以减少麻醉药的用量,减少患者术后一年内的死亡率等。Muravchick 等也指出,对老年患者进行麻醉深度监测有助于提高麻醉恢复速度及减少术后恶心呕吐的发生。可见麻醉深度与术后的恢复有密切的关系。对于术后并发症之中的 POCD 与麻醉深度的关系,目前尚未达成共识。Chan 等观察了 921 例非心脏手术全麻的老年人,发现实验组和对照组术后 3 个月的 POCD 发生率分别为 10.2% 和 14.7%,由此认为使用 BIS 控制麻醉深度在 40~60 可以有效减少术后 3 个月的 POCD 发生率。该项研究中 BIS 监测组 BIS 平均指数为 53,而常规组的 BIS 平均指数仅为 36,患者出现深麻醉的情况更多,相对应的麻醉药物的使用量更大,这可能是其 POCD 发生率较高的原因。Shu 等对 192 例患者按照麻醉深度随机分组为 30<BIS≤40、40<BIS≤50、50<BIS≤60 等 3 个分组,统计结果显示麻醉深度与 POCD 存在联系,并且指出 BIS 指数在 40~50 对术后认知功能影响最小。Farag 等、An 等的观察结果也证实,运用 BIS 监测麻醉深度时,深麻醉组患者的术后认知功能有相对较好结局,这可能与患者无浅麻醉的各种神经炎症因子释放及神经递质相对影响较小有关。国内边步荣等也在试验中的研究指出,麻醉深度与 POCD 的发生存在关联,并且将 BIS 值维持在 40~49 可以有效减少 POCD 的发生。张辉等的研究也证实麻醉深度与术后 POCD 发生有一定关系,并且指出 BIS 值维持在 30~39 要较 50~59 有助于降低 POCD 发生率。最近一项荟萃分析也显示术中进行 BIS 的检测具有认知功能保护作用。可见目前多数学者都同意麻醉深度与 POCD 存在关联,但对于最佳最适宜的麻醉深度仍有不同意见。

但也有部分研究认为麻醉深度与 POCD 的发生并没有太大联系。Radtke 等观察了 1155 例年龄大于 60 岁的手术患者,指出麻醉深度与 POCD 的发生并无太大关系。研究显示常规组与 BIS 组的 BIS 平均数为 39 和 38.7,并无显著差别,这可能与其麻醉医师在试验过程中是否按照试验要求进行操作有显著关系,另外该实验过程中并未做到全程随机双盲,上述因素可能是造成患者 POCD 与麻醉深度监测无明显关联的重要原因,不过该实验也指出过深的 BIS 值与患者术后认知功能障碍有明显联系。

综上所述,目前对于麻醉深度与术后 POCD 发生率的关系还无明确的结论,由于可操作性有限,大多数研究结果都属较早期 POCD,而缺少大样本、长时间的研究结果来作为临床证据。随着麻醉技术的发展,麻醉深度监测正变得十分简便,利用大数据分析有助于进一步明确探究麻醉深度与 POCD 发生率的关系。

(四)术后认知障碍检测方法

1. 认知相关的蛋白变化在术后认知功能障碍中的应用

高龄及受教育水平较低会增加患者罹患 POCD 的风险,而另一方面这些因素也是预测非手术人群认知功能减退的指标。这就表明 POCD 与并存中枢神经系统疾病老年患者的认知功能减退有相似之处,其中最常见的就是阿尔茨海默病(AD)。以往的研究也表明,AD 会大大增加中枢神经系统功能障碍患者并发

POCD 的风险,而且脑脊液中 Aβ1－42 浓度降低、总 tau 蛋白(T-tau)和磷酸化的 tau 蛋白(P-tau)浓度升高等变化可以作为确诊 AD 的生物学指标,通过检测脑脊液中这些生物标志物浓度也可以用来预测老年患者术后发生认知功能障碍的风险。Lisbeth Evered 等观察了 300 名 60 岁以上接受择期全髋关节置换术的患者,其中有 59 位患者接受了全身麻醉联合脊髓麻醉,并用酶联免疫吸附法检测其脑脊液样本中 Aβ1－42、T-tau、P-tau 及 NFL 的浓度,同时分别于术前、术后 7 天、3 个月及 12 个月为所有患者进行神经心理学测试。结果发现脑脊液中低 Aβ1－42 浓度与术后 3 个月并发的 POCD 有一定的相关性,可以作为其主要的预测指标。即便是毫无临床症状的 AD 患者,只要确定其脑脊液中 Aβ 含量处于较低水平,就提示患者术后并发认知功能障碍的风险增加。也就是说麻醉手术会在某种程度上加重或引起其认知功能减退,然而目前的研究并不能明确是哪些具体因素。该研究最大的局限在于样本量太小,但对比之前的研究,所有纳入的患者均接受了全面的神经心理学评估,因而一定程度上确保了该研究结果的可靠性。

最近还流行采用以脑脊液中 Aβ 与 tau 的比值作为 POCD 发生的预测指标,多个中心的临床研究表明脑脊液 Aβ/tau 可准确地预测老年患者 POCD 的发生。

2. 神经元损伤标志物检测在 POCD 中的应用进展

当前尚无一种神经元损伤标志物可以作为预测 POCD 的金标准。近些年来研究最多的神经元损伤生物标志物包括:淀粉样蛋白 β1-42(Aβ1-42)、脑脂肪酸结合蛋白(brain fatty acid-binding protein,BFABP)、神经元特异性烯醇化酶(neuron-specificenolase,NSE)、S100 钙结合蛋白 B(S100 calcium-binding protein B,S 10013)、胶质细胞源性神经营养因子(dial cell line-derived neurotrophic factor,GDNF)等。Aβ1-42 作为脑脊液中的生物标志物可预测 AD 从临床早期的正常认知到完全性痴呆的进展,但其对潜在的将要发展为 POCD 的老年患者来说是否具有预测价值,仍需进一步的研究确定。Evered 等开展了一项前瞻性研究,探讨了 AD 脑脊液生物标记物水平变化是否也能够预测 POCD 的发生。结果显示,术后 3 个月,脑脊液 Aβ1-42＞550 ng/L 的 46 例患者仅 2 例发生 POCD,而脑脊液 Aβ1-42＜550 ng/L 的 11 例患者有 3 例发生 POCD。单因素分析显示,POCD 在术后 3 个月时与基线时低 Aβ1-42 显著相关,提示术前脑脊液低 Aβ1-42 可能是术后 3 个月 POCD 的独立预测因素。

BFABP、NSE 和 S100β 常与术后认知功能衰退相关,其对术后认知功能损伤的预测作用仍然争议不断。BFABP,是脑组织特异性蛋白质,由星形胶质细胞在机械损伤、缺血/缺氧性脑损伤后释放,可快速通过血脑屏障进而导致脑组织产生一系列病理生理变化。NSE 是催化 2-磷酸甘油酸转化成磷酸烯醇式丙酮酸的糖酵解酶,主要存在于神经元和神经内分泌组织中,其血清浓度的升高被认为是神经元破坏的识别标志。S100β 是由中枢神经系统中成熟的胶质细胞及外周神经系统中的神经膜细胞分泌,在发育中的神经系统中,S100β 充当神经营养因子,其主要功能与神经元存活、轴突延伸、轴突增殖和 Ca 增膜流动有关。Kok 等的一项研究表明,术后 15 个月认知下降的患者术前 BFABP 水平,显著高于没有认知下降的患者,所有发生 POCD 患者的 BFABP 水平要高于对照组;而 NSE、S100B 在术前、胸骨闭合时、术后 6 h 和 24 h,差异均无统计学意义,提示神经损伤生物标志物对长期 POCD 没有确切的预测价值。而 Goettel 等的一项研究却表明,术后 NSE 最高值与 POCD 的发生相关,而 S100β 最高浓度与 POCD 的发生无关。然而,最近一项前瞻性研究显示,在接受全髋关节置换术的患者中,NSE 的峰值浓度以及 s100β 的峰值浓度均与早期 POCD 的发生有关,可以帮助预测术后早期认知功能的下降。GDNF 可以促进中枢神经系统神经元的发育、分化和保护,在多种神经精神疾病中发挥重要作用。AD 患者的血清 GDNF 水平降低,而低水平 GDNF 可能与脑功能改变有关,因此,GDNF 可能是老年患者 POCD 的预测因子。Duan 等的一项前瞻性观察研究表明,接受瓣膜置换手术的患者 POCD 发生率是 47.5%,POCD 组围手术期血清 GDNF 水平显著低于非 POCD 组,提示 GDNF 可能是 POCD 的有效预测因子,提高 GDNF 水平可能是治疗 POCD 的潜在靶点。

3. 神经心理学测试

当前检测 POCD 的方法包括访谈、问卷调查、心理状态检查、神经心理学测试,而神经心理学测试是诊断患者 POCD 的主要方法,其中常见的是 MMSE,包含 7 个方面 30 个题目,耗时 5~15 min。鉴于其所测试的认知领域主要集中在时间空间定向力、短时记忆力、言语能力方面,而对视觉空间记忆、执行功能、精神运动速度等方面有所欠缺,因而用于痴呆初筛或者试验排除标准较为合适。Mini-Cog 是一种新型智力评估量表,涉及 3 项词语记忆测试和时钟绘图测试,包括测试视觉空间呈现、记忆、执行功能,只需几分钟即可完成。由于其对教育程度、语言、种族偏见等要求较低,对认知功能检测(尤其是痴呆)的敏感性和特异性较高,同时具有良好的评价信度,因此美国医师和老年协会认为可以作为指南纳入认知功能检测当中,尤其适合存在认知功能异常的老年高危患者。Culley 等研究表明,术前认知功能评分低(Mini-Cog 评分≤2 分)与术后谵妄、住院时间和出院后非住家安置情况相关。尽管这项研究结果中术前认知功能评分低与 30 天急诊就诊率和病死率并不相关,但是住院时间延长和术后需转至专业医疗场所或需其他人员陪护的场所,意味着认知功能评分低的患者术后转归更差,可能需要耗费更多的医疗资源,这也是一项值得重视的评估内容。认知评估量表虽然实施简单,耗时较短,适合作为入组人群的认知筛查,但它并不太适合作为术后认知功能障碍的诊断方法。目前,神经心理学测试组合(neuropsychological tests,NPT)仍是POCD诊断的主要手段,神经心理学测试有数百种,而其之间进行组合则更加千变万化,常用的神经心理学测试有循迹连线测验、数字符号测验、词语学习测验、字色干扰实验和凹槽钉板测验。目前尚无公认的统一的神经心理学测试组合。随着社会科学技术的发展,基于网络和人工智能的神经心理学测试也开始应用于认知功能的评估,并表现出良好的效度。

4. 脑电图在POCD中的应用

随着科技的进步和发展,脑电监测技术已经从需要特殊屏蔽的实验室走向了临床。普及化的脑电采集与应用提出的要求是对于信号采集环境和条件的逐步降低,对患者也不需刻意地准备和处理,通过直接佩戴电极片即可获得电生理要求的脑电信号。EEG作为一种无创、安全的检查手段,越来越多地应用于临床多种疾病的辅助检测(如昏迷、脑肿瘤、癫痫、脑震荡、脑血栓及脑炎等),其基本原理是将大脑自身微弱的生物电放大记录成一种曲线图,从脑电功率变化来反映一些脑部器质性病变。有研究发现,认知功能的变化也能够引起脑电图的显著改变,脑电图有可能成为反映镇静、麻醉深度水平、疼痛程度、认知、情绪状态的指标。最近一项前瞻性观察研究显示,术中额叶的α波的绝对波幅与术前经神经心理学测试判定为认知功能下降有明显的相关性,但额叶α波基线值却无此相关性,术前认知功能的降低与POCD有关,即术中额叶脑电图α波也许可以作为POCD的预测因素,但其相关性仍需相关实验进一步认证。围手术期基于脑电提取的相关脑功能状态指标(如脑混沌、脑疲劳、脑耗能、反应速度、记忆加工等)与POCD是否有关、能否进一步预测POCD,仍是值得探讨的问题。

5. 影像学在POCD中的应用

随着神经影像学的发展,特别是磁共振技术(MRI)的应用,提供了一种无创测量神经元活动和捕捉人脑详细图像的有用工具。MRI不仅可用于研究与生理和疾病变化相关的大脑微小的神经可塑性改变,还可进一步阐明POCD的神经病理学进展过程。MRI与POCD的相关发现可能有助于临床医师识别高风险患者,降低术后并发症和病死率。Chen等的一项横断面研究中,对接受开腹手术的患者分别于术前1 d、术后4 d进行认知功能测试,同时使用1.5T MRI测量患者海马体积。39例患者中,13例(36%)发生POCD,POCD组与非POCD组比较,海马体积减小 6%（$P<0.05$）；海马体积与神经心理学测试评分呈负相关。Price 进行的一项病例对照研究中，共包括 31 例接受全膝关节置换手术的患者和 12 例与其年龄、教育相匹配的骨关节炎患者，分别在术前 2 周，术后 3 周、3 个月和 1 年进行认知功能检查。研究结果表明，在记忆力下降方面，术后 3 周、3 个月和 1 年的发生率分别为 17%、25%、9%；在执行功能下降方面，术后 3 周、3 个月和 1 年的发生率分别为 21%、22%、9%。术后 2 周内进行 3.0 T MRI 扫描，结果显示，手术组 3 周时执行功能和记忆功能下降与海马体积无关；然而，在 3 周和术后 1 年，脑白质疏松症和腔隙（>2 mm）的体积与记忆下降相关。此外，在所有时间段，校正的总脑容量也与执行功能下降相关（但不与执行功能直接相关）。Sato 等开展的一项前瞻性研究中，30 例接受乳腺癌手术的女性患者和 20 例与之年龄匹配的绝经后健康者对照，两组分别在术前 1 d 和术后 5 d 重复进行认知功能评估和 3.0 T MRI 检查。结果表明，与对照组比较，患者组术后记录的认知测试数字取消任务得分较低（$P<0.05$），反映术后认知功能下降；同时手术组患者术前、术后右侧丘脑容量也有明显减少，并与认知功能下降有关（$P<0.05$）。这些研究表明，丘脑、海马体积、脑血流的减少可能与 POCD 有关。MRI 结果可以作为生物标志物确定认知功能障碍的严重程度，识别对特定治疗有反应的患者。但是这些研究的证据相当薄弱，尚需更多的研究样本和数据进行验证。

随着现在经济水平和医疗技术的提高，社会人群老年化比重增大，POCD 在老年人群中发生率偏高，导致整体社会的 POCD 发生率呈上升趋势。鉴于目前的麻醉深度监测，已变得十分方便可行，其在临床的应用可以更好地预防术中知晓及麻醉过深等意外，故有助于防治老年人的 POCD 发生，从而减少社会医疗资源消耗、家庭人力、物力的投入，提高患者生活质量。

无论是与 AD 脑脊液中相关的神经衰退标志物 Aβ1-42、神经营养因子 GDNF，还是与脑损伤相关的 NSE、S100β、BFABP，以及脑电、影像学技术，对患者早期、远期 POCD 的预测价值仍需进一步研究。尤其是伴随着分子影像探针技术的快速发展，我们相信未来会有更加精准的影像学方法应用到 POCD 的诊断及评估中，并将进一步提高围术期患者的医疗安全性。

二、术后认知障碍影响因素分析

术后认知障碍（POCD）作为老年患者术后常发生的中枢神经系统并发症，临床上以精神错乱、焦虑、人格改变以及记忆受损为常见表现。1955 年 Bedford 发表的一项回顾性研究显示，约 10% 的老年患者术后会发生认知障碍，其中大部分患者在手术后出现轻度问题，但仍能独立生活；但有 18 例患者出现极端痴呆，症状持续至死亡。研究显示,60 岁以上老年人 POCD 的发生率明显增加,术后 1 周 POCD 的发生率为 25.8%,术后 3 个月的发生率为 9.9%。

POCD 可发生在术后数小时、数天至数周内,并可成为永久性疾病,导致术后治疗的依从性降低、住院时间延长、住院费用增加等。随着医疗技术的不断创新,现阶段老年手术患者的年龄逐年升高,导致 POCD 的发生逐年增多,因此有效防治 POCD 也成为一个棘手的社会性问题。为了有效降低 POCD 的发生率,必须明确相关危险因素,进而采取相应的预防措施及治疗手段。现从术前、围术期以及术后三个方面对 POCD 的影响因素进行归纳总结。

（一）术前因素

1. 人口特点

研究发现,性别是 POCD 的影响因素,其中女性是显著的危险因素。与教育水平低者相比,受教育程度在高中以上者 POCD 的发生率较低,可能是因为受教育者的大脑活动活跃,可通过神经元储备、绕过受损区域、增加突触效能的方式来减弱认知功能障碍的表现。认知储备包括教育水平、职业素养、对知识如词汇的掌握程度,虽然认知储备主要是用于痴呆症的研究,但是有证据表明其也负性影响 POCD。

2. 术前疾病

（1）高龄可导致 POCD 的发生率增加,其原因可能是因为老年患者的大脑萎缩、神经元减少、特异性受体及神经递质相对减少,记忆力减退,同时因老年患者肝肾功能减退,药物代谢动力学发生改变,加之麻醉、手术、术后重症监护等都可能增加了 POCD 的发生率。

（2）既往患有脑卒中的患者 POCD 的发生率高,可能与脑认知储备下降、脑血管的自我调节功能受损相关;颈动脉狭窄往往与脑、冠状动脉病变共存,当血压下降时易造成脑血供的降低,从而影响脑功能。

（3）低血压导致大脑灌注不足,从而诱发多种病理生理改变,这可能是由于长时间低血压导致海马区神经元在脑缺血后死亡,从而导致 POCD。

（4）有糖尿病和高血压的患者易并发心脑血管疾病,在手术应激条件下更易造成大脑损害,导致 POCD 高发。糖尿病的危害不仅仅是导致高血糖、脂质代谢紊乱,还可以损害中枢和外周神经系统,前者即表现为认知功能衰退。

（5）围术期患者精神状态对术后 POCD、住院时间以及恢复时间均有影响。术前抑郁如情绪低落、对手术麻醉的恐惧、睡眠不足、新环境的适应等通过影响脑内神经递质和代谢影响 POCD 的发生,因此术前对患者进行心理测试是很有必要的。同时术前的住院时间也是 POCD 的危险因素。

（6）围术期电解质紊乱可引起意识障碍，尤其是应用利尿剂后。

3. 基因、蛋白因素

前面说过，POCD 的发病机制复杂，可能与多种因素有关，包括神经可塑性下降、突触缺陷、中枢炎症、tau 蛋白磷酸化、神经元凋亡。这里面涉及与基因有关的多种因素。

（1）载脂蛋白 E（apolipoprotein E，apoE）：载脂蛋白 E 与神经系统的正常生长和损伤后修复相关。Cao 等认为，apoE 与术后 1 周 POCD 的发生风险增加相关，但与术后 1~3 个月和术后 1 年的发生风险无关。也有研究认为，apoE 与 POCD 相关，可预测 POCD 的发生。因此，需要进行大型随机对照试验来明确 apoE 与 POCD 的相关性。

（2）LncRNA：近来较多的研究表明 LncRNA 与 POCD 具有很强的相关性。LncRNA 对提高认知能力和大脑发育至关重要，并提供组织和活动特异性表观遗传学和转录调控。Wei 等通过微阵列分析比较 POCD 小鼠海马组织中 LncRNA 的表达谱，发现 LncRNA 参与了 POCD 的发病过程和进展，而且不同的 LncRNA 可能涉及不同的认知领域，如 MALAT1 和 ANRIL 参与学习记忆，LncRNA H19 参与定向和空间意识，LncRNA Neat1 参与神经细胞凋亡和炎症。

（3）microRNA：目前有研究表明 microRNA 可能是 POCD 发病机制中的一个重要环节。miR-572 可以通过调节神经细胞黏附分子改善术后早期认知功能障碍。许鑫等研究证实，POCD 小鼠海马 22 个 microRNA 存在差异表达，这些 microRNA 可能与 POCD 的发病机制有关。

（4）LncRNA 和 microRNA 在 POCD 发病假说中的作用。

①LncRNA 和 microRNA 可能通过调节 Aβ 和 tau 蛋白代谢影响 POCD 微核糖核酸（microRNA，miRNAs）。

研究表明，术后认知功能障碍和神经退行性病变尤其是阿尔茨海默病可能有共同的发病机制，Aβ 和 tau 蛋白的神经毒性可能是其中之一。脑内 Aβ 蛋白和 tau 代谢紊乱是导致 POCD 的一个广泛关注的假说，全髋关节/膝关节置换术后 CPB 组患者不同时段脑脊液 Aβ-42/tau 比值明显低于非 CPB 组患者。其他许多研究也证实 β-淀粉样蛋白和 tau 蛋白在 POCD 患者或动物模型中的异常聚集及其对认知功能的负面影响。

β-分泌酶（BACE1）基因沉默可能改善异氟烷麻醉导致的幼鼠 POCD，通过激活 PI3K/Akt 信号通路抑制前体淀粉样蛋白（amyloid precursor protein，APP）生成 Aβ。大量 LncRNA 和 microRNA 作用于 APP 代谢酶 BACE1 及 α-分泌酶（ADAM10），调节 APP 代谢，从而影响 Aβ 生成，如 miRNA-15b、miRNA-574-5p、miR-15/107、miR-29a/b-1、miR-188-3p、miR-195 和 miR-140-5p。研究表明，Aβ 和 tau 蛋白的异常聚集也可能与 miRNA-124-3p 相关。

②LncRNA 和 microRNA 可能通过调节神经炎症而影响 POCD。

神经炎症可能是 POCD 发病的关键因素。最近的证据表明，长期暴露于炎症性细胞外腔小泡（EVs）可显著降低海马神经元树突棘的密度。miR-146a-5p 是一种在海马神经元中不存在的小胶质特异性 miRNA，它控制突触前结合蛋白（Syt1）和突触后神经胶质蛋白 1（Nlg1）的表达，这些黏附蛋白在树突棘的形成和突触稳定性中起着至关重要的作用。众所周知，受体相互作用蛋白激酶 1（RIPK1）是控制炎症反应、凋亡和坏死的关键酶。

在小鼠缺血/再灌注模型中，FADD 通过影响 H9c2 细胞中 RIPK1 和 RIPK 3 复合物的形成参与 H_2O_2 诱导的坏死，miR-103/107 直接靶向作用于 FADD 并直接与 LncRNA H19 结合，并受其调控。因此，可以推测 LncRNA H19-miR-103/107- FADD - RIPK1 轴也可以通过调节神经炎症和凋亡来影响 POCD。

③LncRNA 和 microRNA 可能通过调节细胞凋亡影响 POCD。内质网应激（endoplasma network stress，ERS）是细胞在应激状态下的早期反应，与多种神经退行性疾病的神经元凋亡有关。当 LncRNA NKILA 受 siRNA 抑制时，激活 NF-kB 通路，显著增加自噬，导致神经功能障碍、脑水肿和血脑屏障损伤。此外，LncRNA FIRRE 被证明是 NF-kB 信号通路的激活剂，促进 NLRP3 炎性小体的转录，促进脑小胶质细胞活化。此外，Wnt 信号是成年人海马神经元发生分化的重要调控因子。研究表明，LncRNA H19 和 lncRNA SOX21-AS1 通过 Wnt 信号引起海马神经元凋亡。

（二）围术期因素

1. 手术类型

恶性肿瘤患者的 POCD 发病率高，可能与手术本身创伤大、酸碱平衡紊乱重、营养不良、麻醉时间长等因素有关。一般来说，手术创伤越大、侵入性操作越多、体外循环（cardiopulmonary bypass，CPB）、长时间停留在重症监护病房、长时间机械通气等，均可导致 POCD 的发生率升高。

2. 麻醉方式及药物

以往有研究认为，局部麻醉者的 POCD 发生率明显低于全身麻醉者。但也有研究显示，两者 POCD 的发生率并无明显差异。Ologunde 和 Ma 的研究显示，暴露于临床试验剂量的异氟烷 6h,新生猴的脑细胞大量凋亡。异氟烷可能是通过 β 淀粉样蛋白(amyloid β-protein,Aβ)积累、神经传递改变、影响突触变化、钙稳态失调等影响认知功能。由此看来,以往认为麻醉对大脑毫无影响的观点可能并不准确。

3. 低氧血症

既往研究认为,低氧可导致神经递质释放减少,从而导致 POCD。但目前尚无证据支持 POCD 患者存在明显的缺氧;Li 等的研究显示,POCD 患者脑氧饱和度显著降低,并且脑氧饱和度的最大百分比跌幅显著增加,脑氧饱和度的最大百分比跌幅>10.2％是神经认知损伤的潜在预测指标。麻醉期间人为造成低碳酸血症,由于二氧化碳具有强大的调节脑血管能力,生理条件下因颅内顺应性,脑血流量上升不会降低颅内压力与脑灌注,但是在吸入麻醉后脑血流量减少是否会导致脑氧饱和度降低,从而导致 POCD 的发生尚未可知,需要进一步研究证实。

4. 大脑微栓子

微栓子可经静脉系统运输至右心,然后进入肺毛细血管床,导致通气与血流灌注比值失调;也可以运输至左心,进而栓塞终末器官。其发生机制尚未知,可能是卵圆孔未闭或肺内动静脉分流所致。微栓子对神经的影响可能与多发皮质下梗死或脂肪栓子阻塞大脑内小毛细血管和小动脉有关。Cox 等发现,循环中的脂质微栓子提示神经损伤;运送至大脑的脂质微栓子使脑血管相对狭窄,脑组织缺血,导致功能破坏或血脑屏障改变,进而发生脑水肿,从而引起神经损伤。

但 Xu 等发现,患者在术后 1 周和 3 个月是否发生 POCD 与手术期间或 CPB 期间经颅多普勒寻找的高强度暂时信号的数量并无关系;神经心理学测试得分与高强度暂时信号的计数也无关。报道存在差异的原因可能与以下因素有关:①以往认为空气对大脑的危害比固体栓子小,但当前技术并不能区分栓子类型,如果大部分是空气微栓子,那么高强度暂时信号总数对患者神经系统的影响较小;②CPB 期间大脑栓子对大脑的损伤可能不太重要,其他机制如炎症、脑水肿、对手术损害的反应以及缺氧等可能更为关键;③老年患者可能有较高风险患其他不为人知的脑血管病,从而导致 POCD。

5. 炎性因子

Aβ 是人体中 β 淀粉前体蛋白的正常代谢产物之一。在神经细胞内,Aβ 存在与浓度相关的双重影响,即神经营养和神经毒性作用,低水平的 Aβ 可刺激未成熟神经元分化;高水平的 Aβ 则展现出神经毒性作用,包括收缩神经元的树突和轴突,导致成熟分化神经元中神经细胞缺失等。Aβ 的毒性机制可能与加强氧化应激、诱导细胞凋亡、系统性炎症反应以及突触功能障碍有关。因此,抑制或减少 Aβ 的产生和沉积是预防和治疗 POCD 的关键。肿瘤坏死因子 α(tumor necrosis factorα,TNF-α)是巨噬细胞分泌的细胞因子。研究表明,TNF-α 也可能参与了学习和记忆过程,并在 POCD 的病理过程中起着重要作用,通过抗 TNF-α 治疗, POCD 患者的认知功能有明显改善,其可能是通过影响突触可塑性、抑制神经元分化实现。因此,TNF-α 的高表达可促使认知功能障碍的出现。在生理条件下,血浆中 S100β 的含量很低。当神经细胞受损或病理条件下,血脑屏障的通透性增加, 血浆中 S100β 的水平会升高。脑脊液和血浆中的 S100β 水平用来诊断中枢神经系统损伤的特异性和灵敏度较高。研究发现,S100β 的表达水平在 POCD 早期有很强的灵敏度,可明显提高 POCD 的早期诊断水平,其机制可能与术后疼痛和压力刺激导致血清炎症反应、引起血小板聚集和微栓子形成相关。

6. 尿标志物

内源性褪黑素主要由松果体释放,并在肝脏代谢。6-羟基硫酸褪黑素/肌酐比值可用来客观评估尿 6-羟基硫酸褪黑素的水平。研究发现,POCD 患者血浆 6-羟基硫酸褪黑素的水平显著提高。8-异前列腺素是脂质过氧化的重要产物,由花生四烯酸和二十二碳六烯酸氧化生成。研究发现,POCD 患者尿 8-异前列腺素与肌酐的比值高于健康人,其比值可能与 POCD 相关。此外,胰蛋白酶抑制剂/肌酐比值升高也被认为是肺切除术后 POCD 的独立风险因素。

(三)术后因素

1. 术后镇痛

以往人们忽略了术后镇痛对 POCD 的影响,直到最近才显示出术后镇痛的重要性。神经阻滞和腰硬联合术后镇痛因有效阻断了向中枢传导的伤害性刺激,与静脉镇痛相比,具有镇痛效果良好、术后苏醒早、生命体征更为平稳、术后住院时间短等优点,并且 POCD 的发生率也大为降低。虽然阿片类药物对 POCD 有不良影响,但其仍在术后镇痛管理中发挥核心作用。研究发现,氟比洛芬酯可降低术后血浆 S100β 和 NSE 的水平,降低 POCD 以及术后恶心、呕吐及皮肤瘙痒等的发生率, 其机制可能与抑制炎症反应有关。使用帕瑞昔布钠超前镇痛、术中局部浸润联合术后舒芬太尼的多模式联合镇痛不仅有良好的镇痛效果,还能在一定程度上降低早期 POCD 的发生率。并且非甾体类抗炎药物的使用可有效减少阿片类药物的使用量,这也在一定程度上减少了 POCD 的发生。因此,术后应尽量使用多模式联合镇痛,以求获得更好的镇痛效果,并减少 POCD 的发生。

2. 睡眠

睡眠不佳可导致痛觉过敏、病理生理过程改变,导致药物需求增加、切口愈合减慢、住院时间延长,形成恶性循环。研究发现,睡眠、昼夜紊乱可引起谵妄,引发POCD,因而改善围术期睡眠可能会潜在减少 POCD 的发生。

三、POCD 发病机制研究

POCD 是指麻醉和手术后的一种中枢神经系统并发症,其临床症状表现为记忆力减退、定向力障碍,同时伴有社会活动及融合能力减退。POCD 在老年手术患者中十分常见,不仅影响患者的生活质量,增加医疗负担,还会导致术后并发症的发生率和患者的病死率升高。20 世纪 90 年代,国际术后认知功能障碍研究组(International Study of Postoperative Cognitive Dysfunction,ISPOCD)成立,针对POCD 进行了一系列多中心流行病学调查,发现非心脏大手术后,POCD 1 周的发生率为 25.8%,3 个月之后降为 9.9%。目前临床上诊断 POCD 主要依靠神经心理学检查。

当前研究认为,POCD 的发病机制并不十分清楚。教育水平低下、术前认知功能障碍、严重的合并症、长时间麻醉、二次手术都是 POCD 发生的关键因素,高龄是至今发现的参与 POCD 的唯一独立因素。目前对 POCD 研究主要涉及基因、手术、创伤、应激、缺氧、钙离子稳态、炎症反应等方面,其发病机制主要涉及基因学说、表观遗传学说、神经递质学说、脑损伤学说、β 淀粉样蛋白(amyloid β,Aβ)学说、神经炎症学说等。近年来的不少研究强调神经炎症反应是 POCD 发生、发展的中心环节,对 POCD 的发生发展起关键作用。

(一)神经炎症和 POCD

炎症是一种常见又重要的疾病病理过程,是机体对于伤害性刺激的一种防御反应。手术及麻醉对机体都是一种应激刺激,都可导致机体炎症因子的释放,高水平的炎症因子可以影响大脑递质释放及突触联系。炎症和免疫是机体对不同性质异物的反应,均表现为多种细胞的级联反应,两者常并存于同一病理过程中,相互影响、相互制约。以往由于血脑屏障(blood brain barrier,BBB)的保护作用,人们认为中枢免疫系统并不能与外周免疫系统相互作用,享有中枢免疫特权。现在研究发现手术不仅能增加外周血炎症因子水平,也能诱发 CNS 的炎症反应,炎症反应的强弱与手术类型和大小相关。异氟烷麻醉、腹腔注射脂多糖(lipopolysaccharide,LPS)也都能诱发海马炎症反应导致认知功能受损。还有研究表明,中枢炎症是 POCD 的始动环节。动物实验显示,手术及麻醉因素可能激活P2X7 受体,进而激活小胶质细胞启动中枢神经炎症反应,促进炎性因子的合成释放,主要包含 TNF-α、IL-1β、IL-6 等。Cheon 等在研究中发现 NF-κB 在免疫细胞激活中起到核心作用,在术后腹腔注射 nt-p65-TMD,可有效抑制 NF-κBp65 的活性,起到保护血脑屏障、减少中性粒细胞、减少中枢和外周炎性因子释放的作用。

神经炎症的具体表现包括胶质细胞激活和外周免疫细胞通过血脑屏障(BBB)进入脑实质内,主要通过以下途径发生:①外周创伤引起炎症因子水平增高,IL-1 和 TNF-α 能通过脑内特定区域脑室周围区而通过 BBB。② TNF-α 可通过受体依赖机制被转运通过血脑屏障到达脑内启动级联反应。③ IL-1 能直接与大脑微血管上与其有同源受体的部位结合,激活小胶质细胞和星形胶质细胞释放 IL-1β、IL-6 等神经介质,引发中枢炎症反应。其中 IL-6 被认为具有十分重要的作用,可破坏血脑屏障,增加海马中小胶质细胞激活及外周骨髓源性巨噬细胞渗透,使下游的炎性因子大量释放。单纯注入内源性 IL-6 可引发小鼠认知功能障碍,而应用 IL-6 受体拮抗剂托珠单抗及 clodrolip 可有效保护小鼠的血脑屏障,减少炎性因子的释放。临床试验也证实,POCD 患者脑脊液中的炎性因子含量增多。大量实验表明,术后认知功能受损与海马神经炎症有关。

(二)老龄与 POCD

一项研究调查健康老年人群血清炎症蛋白与认知表现间的相关性,对受试个体进行 6 年跟踪,得出血清 10 种炎症蛋白浓度与认知以及记忆力相关。老龄作为目前发现的参与 POCD 发生发展的唯一独立因素,其内在机制值得我们深入研究。实验证明,小鼠外周促炎细胞因子水平和胶质细胞数量随年龄老化而升高,神经元胞体轴突和树突数量随年龄增长均减少。手术组老年鼠海马区与成年鼠相比,IL-1β、IL-6、TNF-α mRNA 和蛋白表达水平明显增加。同等大小的手术创伤,老年大鼠小胶质细胞更容易被激活,产生更多的促炎因子。与青年小鼠相比,老年小鼠小胶质细胞对炎症因子消除水平降低,中枢神经系统神经炎症反应更强烈。临床研究也发现,随着年龄增长,外周血和中枢神经系统 IL-1β、TNF-α 和 IL-6 mRNA 含量增加,体内促炎症酶如环氧化酶 2(cyclooxygenase,COX-2)、诱导型一氧化氮合酶(inducible nitric oxide synthase,iNOS)表达增加,机体 NF-κB 活性增加,NF-κB 信号转导通路更容易激活。老年人容易罹患 POCD 的原因还有高龄老人海马局部的血脑屏障受到损害。

(三)β-淀粉样蛋白沉积及 tau 蛋白磷酸化

近年来,诸多研究都认为阿尔茨海默病(AD)和 POCD 的发病机制以及临床表现存在诸多相似之处,在有关 POCD 的机制研究中也发现 AD 的特征性病理改变。Aβ 寡聚体可能与术后认知障碍的发病有关。β 淀粉样蛋白(β-amyloid,Aβ)是阿尔茨海默病的主要毒性蛋白。Aβ 在脑内组装成 Aβ 寡聚体,可通过促进钙内流、破坏线粒体功能、降低长时程增强作用（long-term potentiation，LTP）等方式发挥神经毒性，诱导认知障碍。流行病学调查也发现 AD 患者脑内 Aβ 寡聚体水平与记忆减退显著相关，因此 Aβ 寡聚体被认为是 AD 主要致病因子。最近研究发现 Aβ 寡聚体在脑中呈年龄依赖性积累，且与术后神经认知紊乱正相关。流行病学研究发现术后神经认知障碍发病也随脑内 Aβ 寡聚体增加而提高。范宏刚等的研究发现：老年大鼠麻醉手术后脑内 Aβ 寡聚体增加，参与诱导认知障碍。谢仲淙等应用 APP/PS1 转基因小鼠进行相关研究，结果发现：年轻转基因小鼠手术后发生认知障碍，而野生型小鼠手术后不发生认知障碍，推测可能转基因小鼠脑内 Aβ 寡聚体增加，其手术后较野生型小鼠更易出现认知障碍。这些研究也提示 Aβ 寡聚体可能是术后认知障碍的致病因子。

POCD 类似于 AD 的另外一个特征性病理改变即 tau 蛋白磷酸化。在 POCD 小鼠中，研究者发现短时间暴露在七氟烷环境下可导致磷酸化的 tau 蛋白含量显著增多。临床观察发现 POCD 患者脑脊液中 β-淀粉样蛋白水平降低且 tau 蛋白含量与 POCD 之间联系并不明显。Evered 等认为，可观察血浆中纤维丝轻链蛋白和 tau 蛋白含量变化，且这两个指标具有一定的时效性，纤维丝轻链蛋白在术后 48h 达到最大量，tau 蛋白在术后 6h 达峰值。

（四）氧化应激损伤

过度氧化应激参与了多种神经退行性疾病的发生发展，可影响线粒体呼吸功能、促进细胞凋亡。在对 POCD 老年大鼠的海马组织进行质谱分析发现，有 4 个与氧化应激反应相关的蛋白质发生变化，相关氧化应激产物含量增加而抗氧化应激酶含量减少。临床研究也发现 POCD 患者血液和尿液中 8-异前列腺素含量增加。而目前关于氧化应激对 POCD 的作用研究多停留在观察层面上，还有待进一步探讨其具体机制及信号通路。

（五）神经再生

神经再生指神经干细胞在一定诱导条件下增殖分化为神经元和神经胶质细胞，以修补受损的神经功能。神经营养因子对大脑及神经有营养、生长、存活、功能发挥等重要作用，研究指出 NGF（神经生长因子）、BDNF（脑源性神经营养因子）等对中枢胆碱神经元有促进分化、生长等有关，与认知功能有密切关系。以往研究显示，POCD 动物模型大脑皮质及海马内的 BDNF 含量降低，神经再生受抑制。而 Zhang 等观察到术后 2 周内外周神经节及海马苔藓纤维中 BDNF 含量增多，但 BDNF mRNA 含量减少、海马中 BDNF 释放减少且与 BDNF 起到协同作用的 4 种神经肽含量降低。对海马组织进行免疫荧光标记 DCX 显示，神经再生特异性微管蛋白含量降低,由此推测手术等刺激可能通过调节神经肽释放及 BDNF 的表达而抑制神经再生。而观察到 BDNF 含量增加可能与之前研究采用动物模型、监测手段及检测时间点不同有关。

四、神经炎症反应参与 POCD 的发生

神经炎症的产生机制较为复杂,其中小胶质细胞和星形胶质细胞起到了十分重要的角色。

1. 小胶质细胞

小胶质细胞和星形胶质细胞都是脑内的固有免疫细胞,在正常情况下处于不活动状态,但在脑感染或 BBB 损伤时,这些细胞被激活,发动免疫反应及组织修复过程。Toll 样受体(toll-like receptor,TLR)在小胶质细胞激活过程中起到关键作用,TLR 能识别内源性有害物质,启动机体固有免疫系统,在感染和非感染性中枢神经系统疾病中发挥作用。持续的小胶质细胞活化参与很多神经系统疾病的发生,包括急性脑损伤、卒中、多发硬化和神经退行性变。在阿尔茨海默病(AD)模型中,小胶质细胞活化可能参与认知功能损害。目前大多数学者认为 Aβ 沉积激活小胶质细胞引起的炎症反应是 AD 的核心病理机制,TLR 在 AD 的炎症反应中起关键作用。AD 脑内注射 LPS 能引起中枢小胶质细胞活化表达 IL-1β、TNF-α,而 TLR4 基因敲除小鼠,炎症因子表达水平明显降低,认知功能损伤也不明显。在脑缺血模型中,小胶质细胞上 TLR4 表达增加,激活的小胶质细胞产生 NF-κB 引起认知功能的改变。TLR 受体还可以介导小胶质细胞的凋亡。预先使用免疫抑制剂,使活化的小胶质细胞失活,可阻止疾病的发展。Salminen 等发现当 Aβ 作用于小胶质细胞和星形胶质细胞时,二者都能释放神经毒性物质和活性氧,损害认知功能。最近一项研究显示,在 POCD 初始病理阶段,活化的小胶质细胞可触发 A1 特异性星形胶质细胞的活化,并诱导了长期的突触抑制和认知缺陷。

2. 星形胶质细胞

大脑中星形胶质细胞的数量远多于神经元,在正常的神经传递中起着关键作用。病理情况下,星型胶质细胞会释放炎症因子和趋化因子,导致血脑屏障的损伤和中枢炎症的发生。研究发现在卒中、脑外伤、颅脑肿瘤和中枢神经系统退行性疾病中,星形胶质细胞被激活。反应性星型胶质细胞增生在卒中和神经退行性疾病甚至大脑老化过程中发挥重要作用。在脑缺血和 CNS 损伤时,星形胶质细胞可以调节细胞内外液体流动的方向,摄取谷氨酸,减少兴奋性毒性物质的产生。但是当 CNS 炎症时,炎症反应刺激星形胶质细胞可以分泌 IL-1β、IL-6、TNF-α 等炎症因子,降低星形胶质细胞对中枢的保护作用。AD 模型鼠应用抗炎药物后,中枢炎症

因子水平降低,星形胶质细胞活化数目减少,小鼠认知功能障碍得到改善。

3. 炎性细胞因子

外周炎性因子透过血脑屏障进入 CNS,能激活中枢免疫相关细胞(星型胶质细胞、小胶质细胞、肥大细胞等),释放大量的炎性介质(如 TNF-α、组胺、INF-γ 等),炎性介质能进一步激活血-脑脊液屏障(blood-cerebrospinal fluid barrier)血管内皮细胞,加剧 BBB 结构和功能的破坏。

(1) TNF-α:动物实验表明,手术可以引起外周和中枢 TNF-α mRNA 和蛋白表达水平增高,使动物的认知功能受到损伤,外周使用 TNF-α 受体拮抗剂可以改善术后小鼠的认知功能。临床实验也证明神经炎症反应引起的认知功能的减退可以用 TNF-α 受体拮抗剂拮抗。TNF-α 可能通过下列途径影响认知功能:① TNF-α 通过受体依赖机制被转运过血脑屏障到达脑内,TNF-α 一旦进入脑内,就可激活小胶质细胞上的 TNF-α 受体从而启动级联反应,导致更多的 TNF-α 以及其他促炎因子合成。②外周 TNF-α 引起血脑屏障透过性改变,激活小胶质细胞,而且能让外周巨噬细胞迁移入脑内。③ TNF-α 可通过与神经元膜受体上的死亡域结合,引发 caspase 级联反应,介导细胞凋亡。

(2) IL-1β:关于 IL-1β 介导 POCD 的研究较多。大量动物实验表明,POCD 与海马 IL-1β 表达水平相关。IL-1β 可能通过多种机制参与 POCD 的发生、发展:① IL-1β 可以直接抑制海马 LTP,减少脑内脑源性神经营养因子(brain derived neurotrophic factor,BDNF)表达水平间接抑制 LTP。② IL-1β 可抑制星形胶质细胞合成谷氨酸盐合成酶,谷氨酸盐合成减少,谷氨酸含量增多出现兴奋毒性作用。③ IL-1β 可激活 γ-氨基丁酸(γ-amino butyric acid,GABA)使神经元突触活性抑制,影响海马神经元和突触功能。④ IL-1β 可过度激活谷氨酸 N-甲基-D-天冬氨酸(N-methyl-D-aspartic acid receptor,NMDA)受体介导神经退行性变。⑤ IL-1β 可上调神经元中 NF-κB 相关的核复合体的表达,以加强 β 淀粉样蛋白前体(amyloid β protein precursor,APP)的转录,调节 APP 的合成;此外,IL-1 还可能通过参与脂质过氧化、钙离子内流、活化黏附分子等过程造成或加重神经元损伤,导致学习记忆能力减退。

(3) IL-6:IL-6 亦为重要的炎症介质,具有多样效应。研究表明,感染、移植物排斥反应、手术创伤和热损伤所致的急性炎症,都发现有 IL-6 水平的升高。Peng 等对 13 个研究 POCD 与外周血炎症标志浓度的实验做了荟萃分析,发现 POCD 与 IL-6 浓度呈正相关。IL-6 可能通过下列途径影响认知功能:①中枢 IL-6 可以介导 BBB 内皮细胞表面血管细胞黏附因子的表达,招募脊髓白细胞向 CNS 迁移;

② IL-6 可以增高胆碱酯酶活性,降低乙酰胆碱的含量进而影响学习记忆能力。

五、POCD 的防治及进展

(一) POCD 转变为 PND

随着医学的进步,越来越多的患者将接受外科手术治疗疾病,术后认知功能障碍(post-operative cognitive dysfunction,POCD)是术后常见的中枢神经系统性损伤。POCD 可出现在术后数天至数月,甚至可能延续数年,主要表现在注意力、专注力、记忆力、执行功能、语言表达能力较术前基础水平下降,造成患者住院时间延长、术后并发症的发生率增加、社会医疗负担增大等影响。目前 POCD 的发病机制尚不清楚,但现有研究表明可能与手术、麻醉、疼痛等因素有关。

2018 年 11 月,各大麻醉学知名杂志上同时刊载了一篇文章(Recommendations for the Nomenclature of Cognitive Change Associated with Anaesthesia and Surgery 2018)。这篇文章的作者由麻醉学、神经病学、老年病学、精神病学、神经心理学、外科学和心理学的专家共同参与制定。文章建议术后认知功能障碍 POCD 更名为围术期神经认知紊乱(perioperative neurocognitive disorders,PND)。2018 年 12 月 22 日,我国认知领域的专家在珠海针对此次围术期认知改变更换名称问题进行了专题会议。此次更名的背景是我们既往一直使用的 POCD 具有一定的缺陷,具体包括以下 3 点:

(1)既往有关 POCD 的研究应用神经精神量表检测后即可定义认知功能下降,并没有考虑患者术前是否存在对认知功能下降的主诉。实际上有很大一部分患者在术前就已经存在认知功能损害。

(2)既往的研究均未针对患者的日常生活质量进行评估(activities of daily living,ADLs)。

(3)术后认知已经成为大家越来越关注的一个研究领域,但它的诊断与现有的临床诊断标准脱节。

因此建议将麻醉和手术后出现的认知改变,归类到《精神疾病诊断与统计手册》第 5 版(DSM-V)中的神经认知紊乱(neurocognitive disorders,NCD)当中。新的命名方法使麻醉和手术后的认知功能改变与一般人群的认知功能障碍的诊断标准保持一致。

(二) PND 的临床诊断

PND 根据认知障碍的发生时间分为术前就存在的认知功能损害、术后谵妄(postoperative delirium,POD)、术后认知功能紊乱(postoperative neurocognitive disorder)三个方面。

1. 术前就存在的认知功能损害

根据程度可以分为轻度神经认知紊乱（mild NCD）和严重神经认知紊乱（major NCD）。

（1）根据《精神疾病诊断与统计手册》第 5 版（DSM-V），轻度神经认知紊乱（mild NCD）的诊断标准包括以下几点：

①患者自己，家属或者医务人员证明其存在认知紊乱。

②有客观的神经精神量表检测低于对照组或者正常人群 1～2 个标准差。

③不影响日常生活。

（2）严重神经认知紊乱（major NCD）诊断标准包括：

①患者自己，家属或者医务人员证明其存在认知紊乱。

②有客观的神经精神量表检测低于对照组或者正常人群大于 2 个标准差。

③影响日常生活。

2. 术后谵妄

发生在术后 1 周或者出院前，符合 DSM-V 诊断标准；没有苏醒期谵妄的概念，即使苏醒期患者是清醒的，之后发生了谵妄，仍然诊断为谵妄，但是要进行记录。

3. 术后认知功能紊乱

（1）延迟的神经认知恢复（delayed neurocognitiverecovery）：发生在出院以后到出院 30 天以内，复合上述轻度神经认知紊乱（mild NCD）和严重神经认知紊乱（major NCD）诊断标准。

（2）术后轻度神经认知紊乱（mild NCD）和术后重度认知功能紊乱（major NCD）：发生在出院 30 天到 12 个月，复合上述轻度神经认知紊乱和严重神经认知紊乱诊断标准。

（三）干预措施

1. 术前预防

首先应进行充分的术前评估，分析可能存在的危险因素，如高龄、慢性基础系统性疾病等。麻醉医生应与患者及家属进行充分的术前沟通，解释可能存在的风险，尽量排除患者及家属的负面情绪，如紧张、抑郁、焦虑等。在术前控制好血压、血糖、血脂等，均能有效减少 POCD 发生的风险。Feinkohl 等在一项系统性分析中指出，术前长期服用他汀类药物的老年患者术后发生 POCD 的概率减少 19%，提示血脂异常可能影响 POCD 的发生，他汀类药物可能具有预防 POCD 的作用。术前预防性应用抗炎药物也对缓解 POCD 有一定作用，在一项随机对照试验中，研究者在心脏手术术前 10h 按 0.1mg/kg 对患者进行静脉注射地塞米松，减少系统性炎症反应及 CRP,发现可有效减少 POCD 的发生。

除此之外,抗氧化应激用药也越来越受人们关注。在 POCD 的动物模型中可观察到,给予抗氧化应激药物,如依达拉奉、姜黄素、维生素 E 等可减少氧化应激产物 8-异前列腺素和 MDA,改善动物的记忆功能,降低 POCD 的发生率。Xu 等在 POCD 动物模型中应用内源性抗氧化应激剂辅酶 Q10,可对抗七氟烷造成的线粒体功能障碍及能量缺陷所致突触功能下降及认知功能障碍。

2. 术中预防

有效的术中管理可提供有效的术中脑保护,目前主要关注术中麻醉药物使用、麻醉深度监测、术中脑血流灌注等。麻醉药物对认知功能有不可忽视的作用,故诱导及维持阶段的麻醉药物选择也十分重要。丙泊酚是目前临床中常用的静脉麻醉药物,对 AD 转基因小鼠应用丙泊酚麻醉,提示丙泊酚相较于吸入麻醉药对认知功能的影响更小。而右美托咪定是一种高选择性 α2 受体激动剂,动物实验显示,右美托咪定可以起到抗炎作用,减少外周及中枢的炎症因子。应用右美托咪定的患者 POCD 发生率降低,且右美托咪定对术中血流动力学影响小,有利于早期认知功能的恢复。

在术中应用 BIS 监测麻醉深度,避免麻醉过深也可使高危患者从中受益。随机对照研究发现,BIS 值在 48~57 的浅 BIS 组与 BIS 值 31~49 的深 BIS 组比较,术后 POCD 的发生率明显下降。进行麻醉深度和脑氧饱和度监测,术中局部脑氧饱和度低于 50%,患者发生严重 POCD 的概率增高。这些证据均提示控制麻醉深度及局部脑氧饱和度或可减少 POCD 的发生,但其与 POCD 的具体关系还需进一步的研究发现。

3. 术后预防

手术刺激、炎症反应等都可以导致患者痛觉敏化,即对疼痛刺激更加敏感,尤其是在骨科手术中更为常见。围术期应用多模式镇痛,在股骨骨折手术中应用超前镇痛可以缓解患者术前的紧张焦虑情绪,而术后有效镇痛可使患者尽早恢复功能锻炼,减少术后并发症的发生。Zhu 等报道,老年患者在全膝关节置换术后应用 COX-2 抑制剂帕瑞昔布钠可有效改善术后短期内 POCD 的发生率,术后 7d 的 POCD 发病率下降,而术后 3 个月的发病率与生理盐水组无明显差异。但也应注意对镇痛方式及镇痛药物的选择,应用阿片类药物可能增加 POCD 的风险,而选择联合外周神经阻滞、椎管内阻滞可在诱导及维持阶段减少阿片类药物的使用,降低 POCD 发生率,还可达到更优的镇痛效果。

术后引发的 POCD 对患者产生极大影响,其可持续存在数天至数月,严重损害患者健康及生活质量、增加社会负担，故应引起警惕及关注。因 POCD 的发病机制尚不明确，且目前没有有效治疗 POCD 的药物，所以 POCD 的预防价值更大。同时，还应加强对于 POCD 的发病机制及治疗手段的研究，以期找到应对 POCD 更有效的药物。

（四）缓解神经炎症对于 POCD 的治疗作用

1. 抗炎药物

动物实验表明，胆碱酯酶抑制剂、抗 TNF-α 抗体、非甾体抗炎药、IL-1 受体拮抗剂、胆碱能激动剂、α7 烟碱受体激动剂、米诺环素等均能显著降低外周和海马炎症因子水平，改善术后动物认知功能。上述几种药物均能与炎症相关受体相互作用，对炎症反应起负性调节作用。为了确定这种认知功能下降是否与炎症因素相关，有研究人员使用没有抗炎特性的抗菌药物（恩氟沙星）和有抗炎特性的药物（米诺环素）研究其对 POCD 有无改善作用，结果发现没有抗炎特性的广谱抗菌药恩氟沙星不能降低手术引起的外周血炎症因子水平，手术组小鼠认知损伤也没有改善。除此之外，还有研究表明白藜芦醇、右美托咪定、锂剂也能缓解手术患者 POCD 的发生，这些药物大多也是通过其抗炎作用起效的。由此可以认为，抗炎药物及激活体内自身抗炎通路的药物均可明显改善 POCD 动物的认知功能。

2. 抑制炎症相关信号通路

NF-κB 是调节炎症反应的重要通路，敲除髓样分化因子 88（myeloid differentiation factor 88，MyD88）这种胞内接头蛋白后，TLR/IL-1 通路激活受阻。而髓系敲除核因子 B 激酶（I kappa B kinase，IκK）的小鼠，在手术和麻醉时不能活化 IκK，进而导致 IκB 无法降解。上述两种敲除小鼠都无法很好地激活 NF-κB 通路。NF-κB 失活时，炎症反应减弱，炎症因子水平降低。MyD88-/-小鼠、IκKF/F 小鼠与背景小鼠相比，手术后 MyD88-/-、IκKF/F 组小鼠炎症因子水平明显比对照组低，认知功能损伤也轻。Degos 等发现在耗尽骨髓源巨噬细胞后行胫骨骨折内固定术，术后外周炎症介质的释放减少，外周炎症细胞向 CNS 的迁移减轻，认知功能损伤得到改善。上述实验均证明当抑制炎症有关通路的某一环节时，机体炎症因子水平降低，同时术后小鼠认知功能改善，说明抑制炎症相关信号通路对防止 POCD 的发生发展有重要调节作用。

（五）POCD 相关认知功能测试进展

1. 传统神经心理学测试方法

术后认知功能障碍并不是一种疾病，而是手术麻醉的各种因素导致的一种认知损害状态，所以针对 POCD 的诊断并不像传统疾病那样，根据主诉、体征、辅助检查来综合诊断,更多的是通过神经心理学测试进行诊断,1998 年 Muller 等开展了大规模前瞻性研究,ISPOCD1 采用经过严格筛选的神经心理学测试组包括视觉语言学习测试、概念转换测试、Stroop 字色干扰测试、纸笔筛选测试、四箱实验等评估认知功能,采用 Z 分法诊断 POCD,之后以该测试组合为核心并衍生的其他的成套的神经心理学测试组合开始广泛用于临床评估,临床研究者越来越接受以 NPT 为基础的 Z 分法诊断 POCD。

2. 成套的数字化测试方法

随着现代科学技术的发展,认知评估载体由普通纸笔到电脑然后过渡到轻便的平板电脑,也产生了与之相匹配的数字化成套评估工具。NIH EXAMINER:执行功能是进行认知评估的重要领域,但在执行功能的测试方法以及操作流程上却未普遍达成共识,因此美国国家精神病学与卒中研究所开发了针对执行功能的神经心理学测试套组。该测试组涉及执行功能的多个领域:工作记忆、抑制、场景转换、流利度、计划、洞察力、社会认知和行为,因执行功能相关测试为多能力综合测试,所以该测试组通过项目反应理论(IRT)将执行功能从多种能力中提取出来形成执行功能综合评分。该测试组模块化、可修改、高效、适用于广泛的年龄和认知水平,具有英文和西班牙文版本,该测试包括基于计算机的数字测试形式和传统的纸笔测试形式 NIH Toolbox-Cognitive Battery:为美国国立卫生研究院所开发的认知评估模块,其评估过程以平板电脑为载体,简便易行,七项认知测试组成,包括两项测量固定性认知能力(即词汇和阅读能力)的测试和五项测量变化性认知功能(工作记忆、内存、处理速度和执行功能)的测试,该测试组在具有不同的年龄、种族、性别及教育水平人群中能够保持其稳定性,在健康老年人评估中具有好的信度和效度,测试高分比率的降低反映认知功能的下降。

3. 基于互联网及人工智能等现代化的神经心理学测试

一种基于平板的网络应用程序获得了较多的关注,其内置的语音助手能够实现完全自主化的评估。基于视频会议的神经心理学测试可以实现远程的认知评估,对于偏远地区的人群来说具有重要意义,但存在无法提供与动手相关认知功能的评估的局限性,同时,视频相关因素是否会影响测试的信度和效度仍未被完全证实,从现有的研究结果来看,以言语为中介的神经心理学测试受视频相关因素影响小,特别适合用于远程认知的评估。基于网络的评估手段有利于招募受试者和大规模数据收集,是未来认知功能评估的一个的发展方向。大规模数据收集,将生物医学信息学用于数据管理,可以更有效的利用数据源。

随着智能化时代的到来,人工智能也逐渐应用于认知评估领域。Kang 等通过将多中心 NPT 数据进行汇总,运用人工网络算法来预测认知功能的损伤,其预测敏感性及特异性均在 95% 以上。人工智能同时应用于 AD 领域,已成为成为提取可靠预测因子和自动分类不同表型的一种更强大的方法,传统认知评估过程易受周围环境变化的影响,虚拟现实(VR)技术能够提供身临其境的感觉,并且能够在每个测试阶段保持干扰物的恒定,由于 VR 相较于传统神经心理学测试具有多种优势,因此人们越来越关注使用 VR 进行认知测试以及进行神经心理学决策。Amato Isabella 等将基于 VR 的神经心理测试组合(CONVIRT)用于酒精引起的认知功能障碍的评估,表现出高的敏感性及重测信度。

第三节　小结与展望

POCD 的病因尚未完全清楚,可能与患者的自身情况、手术麻醉、机体炎症反应以及基因相关。因此,在临床中应注意维持内环境稳定、术后采取适合的镇痛方式,避免出现低血压、低氧血症、精神状态不稳定等情况。尽管神经炎症在 POCD 中作用的研究较多,它的主要机制仍不清楚。单独的炎症反应理论并不能完全解释临床上 POCD 的发生和发展。目前对 POCD 其他发病机制的研究涉及很多,研究比较集中的包括与学习记忆密切相关的海马依赖途径,与长时程增强有关的谷氨酸受体跨膜转运,以及组蛋白乙酰化、甲基化,基因遗传易感性的研究等。POCD 发生发展的分子模式、神经炎症机制以及与其他机制相互联系共同作用的分子基础以及抗感染治疗缓解 POCD 的具体机制等问题,仍有待我们进一步研究。

此外,还有以下问题需要进一步研究证实:①生理条件下,乙酰胆碱与学习记忆睡眠相关,且对代谢和毒性损害高度敏感,病理因素会导致中枢神经系统乙酰胆碱的水平进一步降低。因此乙酰胆碱系统很可能与 POCD 相关,术前和术中使用抗胆碱药物是否会对 POCD 造成影响?②术前预防性口服抗痴呆药物是否会降低 POCD 的发生率。随着人口老龄化的来临以及医学的迅猛发展,接受手术治疗的老年人数量会日趋增多、年龄也会日趋增大,POCD 对医院、家庭以及社会也会造成深远影响。因而研究者需要进一步明确 POCD 的病因和发生机制,整合系统生物学方法,结合检验结果、影像学方法等重构 POCD 相互作用的关系,以更好地降低 POCD 发生率,改善患者预后。

(陈　正　黄可群　翁明娜　张细明　吴　祥)

第五章　麻醉深度监测

第一节　麻醉深度概述

一、麻醉深度的概念

全身麻醉是药物引起的包含无意识、遗忘、体动反应消失以及血流动力学和内分泌稳态的一种状态。目前大部分观点认为应该将药物对意识的抑制与对伤害性反应的抑制区分开来，前者是指机体对手术的无意识状态，即麻醉，后者如镇痛、肌松、自主反应的抑制等属于机体对伤害性刺激反应的组成部分，不是麻醉的组成部分。也有人认为麻醉是对伤害性刺激无反应和回忆，但不包括麻痹，也不包括意识存在下的无痛。缘于这些分歧，至今对麻醉深度还没有一个明确的定义。尽管如此，由于意识消失作为麻醉的核心成分已为大家所公认，因此，监测意识水平是各种麻醉深度监测技术的主要任务。

二、麻醉方法

研究麻醉深度之前，必须了解麻醉方法。麻醉分为全身麻醉、椎管内麻醉和区域麻醉。吸入麻醉和静脉麻醉都属于全身麻醉方法，二者既有共同点又有区别。

（一）吸入麻醉

吸入麻醉是指挥发性麻醉药或麻醉气体由麻醉机经呼吸系统吸收入血，抑制中枢神经系统而产生的全身麻醉的方法。在麻醉史上吸入麻醉是应用最早的麻醉方法，乙醚是广为知晓的吸入麻醉剂，具有不稳定和易燃易爆等特性。但现代手术室内多需要电刀等设备，而乙醚可能导致爆炸，故现在已被临床弃用。吸入麻醉药在体内代谢、分解少，大部分以原形从肺排出体外，因此吸入麻醉具有较高的可控性、安全性及有效性，已经发展成为实施全身麻醉的主要方法之一。

（二）静脉麻醉

静脉麻醉是经血管注入各种麻醉药物，包括使患者入睡的镇静药物、肌肉松弛的肌松药和使患者感觉不疼的镇痛药,药物经血液循环作用于中枢神经系统而产生作用,使患者入睡,意识丧失,呼吸停止,而且感觉不到周身疼痛,达到可进行手术操作的状态。

上述两种麻醉方法其实最终目的都是使患者暂时意识丧失而感觉不到疼痛,只是药物进入体内的途径不同。总的来说,在作用范围、强度、安全范围方面,静脉麻醉药物优点是大于吸入麻醉药物的。但是在麻醉深度的操控性、给药途径、对机体的影响方面,吸入麻醉药物又是优于静脉麻醉药物的。

目前,临床上常常根据患者本身的病情、经济情况、手术方法、手术室的条件等几方面来综合考虑,然后选择合适的麻醉方法。比如在进行小儿麻醉的时候,小儿对打针充满了恐惧,会挣扎哭闹,不予配合,常常无法开放静脉通道,这时就需要先使用吸入麻醉的方法使患儿失去意识,然后再进行有创操作,以减少患儿的挣扎哭闹,从而减少由哭闹引起的过多气道分泌物。对有些病情较重的患儿静脉很细穿刺困难者,更需在麻醉状态下进行。而进行气道手术或者在心脏手术体外循环转流期间一般选择静脉麻醉。

目前业界提倡平衡麻醉,也就是多种药物联合应用,不但可以比较好地控制麻醉深度,达到手术的需要,还可以减少单种药物的用量,减少药物蓄积,减轻药物浓度过大导致的不良反应。在大部分医院里,吸入麻醉与镇痛药、肌松药甚至镇静、催眠麻醉药合用组成静吸复合全麻,仍是当今主要的麻醉方法。静脉复合吸入麻醉的方法还可有效避免由于静脉麻醉过浅导致的患者术中知晓的发生。

第二节　经典乙醚麻醉深度分期

一、发展、原理和过程

（一）发展

经典乙醚麻醉分期是指吸入性麻醉药乙醚进行麻醉的一种方法,曾经一度是最为经典的麻醉方法。经典乙醚麻醉分期,是 Guedel 于 1937 年发表的,它奠定了麻醉深度的理论基础,曾对临床麻醉管理起到了重要作用。

（二）作用机制

吸入性麻醉药(inhalation anaesthetics)是挥发性液体或气体,前者如乙醚、氟烷、异氟烷、恩氟烷等,后者如氧化亚氮。

吸入性麻醉药经肺泡动脉入血,而到达脑组织,阻断其突触传递功能,引起全身麻醉。其作用机制的学说很多,尚未统一。但脂溶性学说,至今仍是各种学说的基础。有力的依据是化学结构各异的吸入性麻醉药的作用与其脂溶性之间有鲜明的相关性,即脂溶性越高,麻醉作用越强。现认为吸入性麻醉药溶入细胞膜的脂质层,使脂质分子排列紊乱,膜蛋白质及钠、钾通道发生构象和功能上的改变,抑制神经细胞除极,进而广泛抑制神经冲动的传递,导致全身麻醉。

（三）麻醉分期

吸入性麻醉药对中枢神经系统各部位的抑制作用有先后顺序,先抑制大脑皮质,最后是延脑。麻醉逐渐加深时,依次出现各种神经功能受抑制的症状。常以乙醚麻醉为代表,将麻醉过程分成四期,分别是镇痛期、兴奋期、外科麻醉期和麻醉中毒期。

（四）体内过程

吸收:吸入性麻醉药经肺泡扩散而吸收入血液。吸收速度与肺泡通气量、吸入气中的药物浓度有关。

分布:全麻药的体内分布与各器官的血流及组织内类脂质含量有关,脑组织血流丰富且类脂质含量高,有利于全麻药的进入。

消除:吸入性麻醉药主要以原形经肺排出。

二、经典乙醚麻醉分期

第一期（镇痛期）:从麻醉开始至神志消失。大脑皮质开始抑制。一般不在此期中施行手术。

第二期（兴奋期）:从神志消失至呼吸转为规律。因皮质下中枢释放,患者呈现挣扎、屏气、呕吐、咳嗽、吞咽等兴奋现象,对外界反应增强,不宜进行任何操作。

第三期（外科麻醉期）:从呼吸规律至呼吸麻痹为止。又分为4级,一般手术常维持在第1、2级。在腹腔或盆腔深处操作,为了获得满意的肌肉松弛,可暂时加深至第3级。

第1级:从规律的自主呼吸至眼球运动停止。大脑皮质完全抑制,间脑开始抑制。

第2级:从眼球运动停止至肋间肌开始麻痹。间脑完全抑制,中脑及脊髓自下而上开始抑制。

第3级:从肋间肌开始麻痹至完全麻痹。脑桥开始抑制,脊髓进一步抑制。

第4级:从肋间肌完全麻痹至膈肌麻痹。脑桥、脊髓完全抑制,延髓开始抑制。

第四期（麻醉中毒期）:从膈肌麻痹开始至呼吸、心跳停止。

第三节　麻醉深度监测

随着医学传感技术和电子技术的发展,患者监护技术得到飞速的发展,各类生理参数的监护不断增多,麻醉深度监护是近几年发展起来的量化麻醉时患者催眠状态的监护仪,用于监控使用麻醉剂和其他药物时患者大脑的催眠状态,更好地保护患者的生命安全。

目前的麻醉深度监护采用两种技术:听觉诱发电位和脑电波的脑电监护技术或者是两者的联合。患者进行手术和重症监控治疗时必须实施足够的麻醉,以让患者缓解压力。对于轻眠状态,通过观察临床体征和患者对声音和感觉的反应进行间接检测(包括听觉诱发电位的测试)。这些评测标准在某些情况下是适用的,但存在一定的局限性。以上方法不适用于那些不能作出反应的患者。对于那些能作出反应的患者,由检测带来的刺激也可能会唤醒患者。且由于听觉诱发电位测试涉及过多的传入通路和神经,很难做到准确和抗干扰。

而 EEG 会随着清醒到深度麻醉的状态改变,发生由低振幅高频信号向高振幅低频信号的转变。镇静药物可以增加中/高频活动。当药物增加而意识逐渐丧失时,低频振动会增加,整个 EEG 振幅比清醒时会明显增加。在更深的催眠状态中,不仅意识丧失,更高的频率也完全消失,整个振幅远远大于清醒时。药物剂量更高时,所有活动都消失,形成零电位 EEG。

BIS 和 AEP 目前是临床上较常用的两种麻醉深度监测方法,有学者将 AEP 与 BIS 进行了阐述和对比。AEP 与 BIS 用于监测麻醉深度的主要区别在于:BIS 与麻醉中的镇静催眠程度有关,它是一个监测镇静的良好指标;而 AEP 能提供手术刺激、镇痛、镇静催眠等多方面的信息。当大量使用镇痛药后,BIS 难以预测体动,在这种情况下,AEP 才能全面反映麻醉深度,预测体动和术中知晓。临床观察发现 BIS 与测得的稳态丙泊酚血药浓度的相关性明显高于听觉诱发电位指数,这是由于对信号处理过程的不同所造成的。

一、BIS 指数方法

（一）原理

麻醉深度的观察和管理是麻醉期间主要任务之一。目前临床上将麻醉分为浅麻醉期,手术麻醉和深麻醉。用脑电活动检测麻醉深度是近期研究的方向之一。目前较为成熟的是频谱分析法,其主要指标是双频谱指数（BIS）和边缘频率

（SEF）。Aspect 医学系统公司改进了对脑电图参数的计算效果，得到了 BIS 指数，来评定麻醉药物对患者大脑的影响。BIS 指数很好地反映了麻醉药和镇静药对麻醉意识深度的影响。

EEG 可以被拆分成一系列正弦波，BIS 分析可以研究正弦波之间的关联和耦合关系，特别是 BIS 分析通过传统的振幅和频率参数对 EEG 的同步水平进行量化。Aspect 公司将 BIS 分析中复杂的数据群通过复杂的运算规则，简化成一个复合的数字——BIS 指数，从而描记大脑状态的变化。BIS 指数是通过结合三个分析步骤来实时计算的。第一步是 EEG 预处理程序，它将 EEG 信号分解至每秒钟，将某些部分作上标识；第二步是催眠/镇静状态指数的计算，该计算是结合挑选的 EEG 特征，利用上述改进的计算法则来进行的；在第三步中，利用机器内存储的大规模数据库规律校正催眠/镇静状态指数，以便更好地反应 EEG 抑制程度。

这些研究证明了 BIS 值可以评价麻醉药物对大脑的效果，药物的浓度与记忆是相关的。BIS 值低于 70 则很少会存有记忆，BIS 值低于 60 则没有意识。全麻手术 BIS 值建议控制在 40～60。BIS 也可以用于反馈显示常规麻醉时的意识状态。

BIS 是在脑电功率谱分析的基础上，通过测定脑电图的线性（包括频率和功率）部分和非线性部分（包括位相和谐波）得出的参数。其分析的信息包括爆发脑电抑制、常用麻醉药的脑电图变化、通过结合大量的麻醉患者和志愿者的临床反应（如体动、血流动力学变化、药物浓度）和脑电图而得出的有价值的结果以及通过傅立叶分析产生的最理想的脑电可利用成分。BIS 各数值段的意义如下：100～85：清醒；85～65：镇静；65～40：合适的全麻深度；40～30：深度睡眠；30～0：脑电爆发性抑制。

（二）临床应用

目前公开发表的有关 BIS 的临床研究已经很多，这些研究从不同方面对其应用价值进行了探讨。

意识水平：总体上讲，BIS 是预测意识水平的有效方法，可以减少麻醉时镇静不足和过度镇静的发生。BIS 预测意识水平有药物特异性。催眠作用强的麻醉药，如丙泊酚、硫喷妥钠、咪达唑仑等使 BIS 显著降低；吸入麻醉药使 BIS 中度降低；笑气对 BIS 值无显著影响；氯胺酮对 BIS 的影响似是而非。

对伤害性刺激的体动反应：BIS 在预测患者对伤害性刺激的体动反应方面有一定的价值，这与所实施的麻醉方案有关。其对预测丙泊酚和异氟烷麻醉的体动反应有一定帮助，但是不能预测阿片类药物与体动反应之间的关系。

知晓和回忆：BIS 监测有助于减少知晓的发生，但并不能完全避免。目前为止,有超过 100 万例手术患者应用 BIS 监测知晓的发生情况。结果术中知晓的发生率为 0.003%,这其中有 50%的患者 BIS 数值超过 65。没有一个单一的 BIS 数值能保证所有患者在所有的情况下都不发生知晓,即使 BIS 的数值在 50 以下,仍然不能完全避免知晓的发生。但是,从整体上讲,在 BIS 值低于 70 时,患者有外显记忆的发生率是很低的,在 60 以下时,患者很少存在意识。

其他:用 BIS 持续测量麻醉药的作用可以对每个患者给予更理想化的给药。一些大的多中心研究表明,以 BIS 为参考用药时,麻醉药的用量显著减少,患者从麻醉中苏醒和恢复的速度非常快。BIS 也可以监测麻醉状态下的脑损伤,在颈动脉夹闭或低心输出量的情况下 BIS 值显著降低。BIS 能监测 ICU 患者的意识状态,与 Apache 和 Glasgow 评分的相关性良好。

（三）BIS 的临床使用意义

（1）检测患者意识状态水平,直接掌握患者麻醉深度,指导麻醉医生给予患者最恰当的麻醉药物剂量,保障手术、麻醉、患者和医院的安全与利益。

（2）追踪监测患者手术中的觉醒情况,判断是因为给药的问题导致麻醉程度不充分,还是因为患者受到刺激或新陈代谢水平的改变所致的药物需求量不够。

（3）外科手术后能连续地显示患者意识的恢复情况。患者通过 BIS 的趋势来探测轻度催眠状态要比使用 95%SEF 至少要早 15min。

（4）帮助医生使患者更快地苏醒和预测患者苏醒。

（5）评价作用于大脑药物的动态效果。

（6）估测催眠药的麻醉成分和对大脑的效果。

（7）对于复杂手术,麻醉较深,BIS 指数较 AEP 指数有更广泛的监测范围。

借助 BIS 可减少麻醉药用量 20%～40%,加快苏醒 35%～40%,减少恶心和呕吐的发病率,使医生更容易和更客观的处理患者,确保最疑难的病历得到最基本的监测,是未来麻醉监护的趋势。

（四）BIS 监测的局限性

（1）信号干扰:肌电图信号、起搏器以及电刀电凝等设备会对 EEG 信号造成干扰,从而导致 BIS 数值估算错误。

（2）特殊情形:体温每降低 1℃,BIS 降低 1.12。对有神经功能疾病的患者,BIS 值与意识水平的关系不是非常明确,如癫痫发作后电休克疗法,BIS 可以意外降低或升高。

（3）儿科患者:麻醉时 BIS 与年龄的关系尚不明确,成人 BIS 的数值可能不适用于小儿。

二、AEP 法

（一）原理

脑干听觉诱发电位（AEP）是听觉系统在接受声音刺激后，从耳蜗至各级听觉中枢产生的相应电活动，其波形共分为 3 个部分：短潜伏期听觉诱发电位（BAEP，接受刺激后 0～10ms，主要反映刺激传至脑干及脑干的处理过程）、中潜伏期听觉诱发电位（MLAEP，接受刺激后 10～100ms 出现，主要产生于内侧膝状体和初级听皮质）和长潜伏期听觉诱发电位（LLAEP，在刺激后 100ms 后产生，主要反映前额皮质的神经活动）。其中 MLAEP 与大多数麻醉药呈剂量依赖性变化，是目前研究的重点。

听觉诱发电位是指声音刺激听觉传导通路经脑干至听觉皮质到达联合皮质的生物电活动，共 11 个波形，分为 3 个部分。

①接受刺激后 0～10ms 出现，主要反映刺激传至脑干及脑干的处理过程；②中潜伏期痛觉诱发电位（MLAEP）：接受刺激后 10～100ms 出现，主要产生于内侧膝状体和初级听皮质；③长潜伏期听觉诱发电位（LLAEP）：接受刺激后 100ms 后产生，主要反映前额皮质的神经活动。MLAEP 与大多数麻醉药剂量呈依赖性变化，适用于麻醉镇静深度的检测。采用外源输入自回归模型（ARX），将 AEP 进行量化，转换为一个与麻醉深度成正比，由 0～100 分度的 ARX 联指数（A-Line ARX-Index，AAI），从 AEP 的提取到转化为指数，整个过程均纳入 A-Line 软件包，分析时间仅需 2～6s，它更能实时、快速地监测麻醉深度，2000 年 AAI 监护仪通过欧洲 ICE601 标准鉴定，正式进入临床使用。

由于 MLAEP 的原始波形变化难以即时分析，而且不易为普通麻醉科医师掌握和利用。因此，Thornton 等提出了听觉诱发电位指数（AEP-index）的设想，即通过数学方法将波形指数化，从而取代以前用波幅和潜伏期对 AEP 进行的描述。AEP-index 主要有两种计算模式：移动时间平均模式（moving time average model，MTA model）与外因输入自动回归模式（autoregressive model with exogenous input，ARX model）。前者完全更新时间长，无法很好地满足及时反映麻醉深度变化的需要。后者在 2～6 秒内便可得到完全更新的 AEP-index，可以更好地满足实时反应麻醉深度变化的需要。最近，丹麦 Danmeter 公司研制的麻醉深度监护（A-lineTM ARX index），就是采用 ARX model 来获取 MLAEP。其 AAI（AEP，ARX，Index）各数值段的意义：100～60 清醒；60～40 镇静；40～30：意识消失；30～20：全麻状态（无强刺激）；20～0：深睡眠。在 AAI 低于 10 时可以出现爆发抑制 EEG。

全麻是由镇静、镇痛、肌松和抑制伤害性反射 4 部分构成，AAI 基本能满足这一要求。临床上 AAI 60～100 为清醒状态；40～60 为睡眠状态；30～40 为浅麻醉状态；30 以下为临床麻醉；(20±5) 为记忆完全消失状态。在麻醉苏醒期 AEP 指数突然升高表明其能监测唤醒中枢活动，它比 BIS 更敏感，反映速度更快，尤其在诱导期和苏醒期。AEP 根据神经电生理指标设计，因此与麻醉药本身并无相关性。清醒状态下个体间及个体本身的差异性很小，而且与绝大多数麻醉药（氧化亚氮、氯胺酮、地西泮除外）呈剂量相性变化。谢文钦等在纤维结肠镜检查术患者中，使用 AAI 评价复合低剂量芬太尼和丙泊酚的麻醉效果时，发现纤维结肠镜插入出现阳性反应患者的 AAI 均明显高于阴性反应者；患者体动前的 AAI 均明显低于体动后。说明丙泊酚靶控输注镇静时 AAI 能够准确反映患者的镇静深度变化。AEP 可作为全麻中大脑皮质信息处理和认知功能状态的敏感指标，术中知晓和麻醉深度不足均能被记录，复合判断麻醉深度的标准。

AEP 既可综合反应全身麻醉深度，也可预测体动和对伤害性刺激的反应。听觉是麻醉时最后消失的一个感觉，也是清醒时恢复的第一个感觉，视觉和体觉很容易被麻醉药物所抑制，因此 AEP 可用于预测体动反应。AAI 预测体动反应的概率，七氟烷是 0.91，丙泊酚是 0.92。动物实验也表明 AAI 能及时监测对疼痛等伤害性刺激的反应。AAI 反映了皮质兴奋性和皮质下结构包括脊髓和脑干的兴奋程度，涵盖了切皮、插管等伤害性刺激的上传径路，此特点使得它作为机体对伤害性刺激反应的指标更为可靠。AEP 在临床应用的准确性已获认可，可根据 AEP 值的变化来调整静脉麻醉药物和吸入麻醉药物的用量，但从已有文献来看，其测定值的特异性和灵敏度均达不到 100％，主要是监测仪对使用环境要求较高，有些不足之处，如受肌肉活动、人为移动、术中电刀干扰等，以及与氯胺酮等一些麻醉药的不相关性在很大程度上限制了其临床应用；需给予听觉刺激，对于听力障碍者并不适用。

（二）临床应用

意识水平：MLAEP 与大多数麻醉药呈剂量依赖性的变化，目前被认为是反映麻醉患者意识程度的最好指标。AAI 预测意识水平也有药物特异性。在丙泊酚和七氟烷麻醉时，意识清醒和消失的 AAI 数值有明显分界线。有些药物，如氯胺酮、阿片、咪达唑仑、NO 等对 MLAEP 的影响则非常轻微。

对伤害性刺激的体动反应：MLAEP 可以反映七氟烷麻醉时伤害性刺激如切皮等诱发的体动反应，以及异氟烷和舒芬太尼麻醉时插入喉罩的反应，但是，其不能预测丙泊酚麻醉时对伤害性刺激的体动反应。

知晓和回忆：通过独立臂技术发现，MLAEP 潜伏期与麻醉深度密切相关。Nb 潜伏期的延长与知晓的四种形式相吻合。MLAEP 也可以预测多种麻醉药复苏时的对口头命令的体动反应。目前关于 AAI 与全麻知晓的关系尚不甚明确。

（三）其他应用

AEP 监测可以指导更精确的用药，降低花费和加快麻醉的苏醒时间。

（四）AEP 监测仪的局限性

（1）有严重听觉障碍以及背景噪音非常大的时候也不宜应用。

（2）在精神紧张的患者，耳后肌肉的紧张可以干扰 AEP。

（3）电刀电凝等也干扰 AEP。

（4）用于小儿的有关研究不多。

三、其他方法

近年来，随着脑电监测技术及多种数学分析方法的发展和应用，除上述两种较为常用的麻醉深度监测方法外，还有其他一些较新的监测技术和方法。但由于这些方法在稳定性、操作性和适用性等方面存在不足，目前尚未广泛应用于临床监测，但为临床麻醉监测提供新思路和方法，仍有广阔的应用前景。

（一）Narcotrend 麻醉深度监护

Narcotrend 来源于自发性脑电的活动，利用多参数统计，经微机处理，形成的 6 个阶段，即 A、B：0～2，C：0～2，D：0～2，E：0～2，F：0～1 和 14 个级别的量化指标，并同时显示 α、β、γ、δ 波的功率谱变化情况和趋势。阶段 A 是清醒状态，B 是镇静状态，C 是浅麻醉状态，D 是常规普通麻醉状态，E 是深度麻醉状态，F 是脑电活动的消失。瑞芬太尼在烧伤患者手术中的麻醉效果时使用 Narcotrend 进行麻醉深度评价，发现 Narcotrend 可用于麻醉深度和镇静水平的判断。经多中心临床研究表明，Narcotrend 是一种可信性较高的新型麻醉深度监测仪。临床上，已应用于静脉麻醉药物丙泊酚、依托咪酯、硫喷妥钠和吸入麻醉药氟烷、恩氟烷、地氟烷、七氟烷的麻醉监测。但对于复合麻醉的麻醉深度监测研究很少，有待进一步探索。

患者状态指数是临床上新型的镇静监测方法，通过收集 4 道 EEG 信息，实时诊断 EEG 波形，并提供量化的值（0～100）。目前投入临床使用的 PSI 检测仪器是 PSI4000，它可提供 2 个交互可视窗口，将 4 道 EEG 信息实时诊断，以不同的颜色表示患者 PSI，每 2.5 秒更新一次读数，每 6.4 秒更新一次趋势显示。Soehle 等研究发现，麻醉的诱导与维持中对于意识的丧失与苏醒，静脉与吸入麻醉药的给予均有很好的指示作用，BIS 反应更为灵敏，但 PSI 较 BIS 在信号采集能力与抗干扰的能力上更胜一筹。虽然 PSI 和 BIS 均来自 EEG 中采集信号并对其进行分析，但就已有的文献来看,PSI 在临床监测中较 BIS 更稳定,而有关 PSI 的优缺点还有待进一步研究。

（二）熵指数

熵的概念于 1949 年首次定义。医学上又称为平均信息量,常用于脑电等生物电的采集和处理。熵指数是通过患者前额的 3 个电极的传感器来采集原始 EEG 和肌电图（EMG）的信号,通过熵运算公式和频谱熵运算程序计算得出,可分为反映熵（response entropy,RE）和状态熵（state entropy,SE）。SE 反映皮质活动,用于催眠评估,其主要衡量低频,即 EEG 信号为 $0\sim32Hz$;而 RE 则衡量低频加高频（$0\sim47Hz$）,主要为额肌 EMG。SE 值为 $0\sim99$,RE 值为 $0\sim100$,可进行临床手术的麻醉深度数值在 $40\sim60$ 较为适宜。EEG 活动与肌肉活动相分离特性提供了所探测到的活动的即时信息,并减少误差的危险。在全麻期间,如果麻醉适宜,RE 和 SE 是相等的。如果监测结果分离,可能由于面部肌肉的活动,例如疼痛刺激,人们就可通过 RE 非常快速的探测到此种变化。熵指数可量化麻醉深度,可用于指导麻醉药用量,使麻醉用药能根据患者需要达到个体化;还可预测患者的麻醉恢复,减少术中知晓的发生,抗电刀等干扰能力也更强。其不足在于:频繁的眼运动、咳嗽和体动会引起熵的假象和干扰测定,癫痫也可以引起干扰。当患者有神经功能异常、神经肿瘤等情况时,进行监测时可出现熵与患者实际情况不符的现象。具有神经、精神作用的药物也可引起与熵值不符的现象。

（三）脑电信号的复杂度分析法

复杂度是近几年出现的一种非线性动力学分析方法,而脑电正是一种非平稳信号,所以复杂度的分析方法非常适合于脑电的处理。脑电序列的复杂度表现了 EEG 序列的随机程度,即大脑神经元处理信息活动的有序程度,反映了决定这段 EEG 序列信息量的大小。复杂度算法简单、易于实现,而且计算速度很快;只需较短时间的数据就能得到稳定值,因而非常适合临床麻醉的实时监测。只需对 EEG 信号进行复杂度动态分析即可满足麻醉深度监测要求;并且复杂度计算简便,可为临床麻醉深度实时监测提供一个新途径,是一种具有前景的监测方法。但由于现阶段试验方法的局限性,更确切的结论和应用有待进一步深入研究。

（四）人工神经网络（artificial neural networks,ANN）

人工神经网络（ANN）监测麻醉深度是近年来发展起来的脑电分析技术,根据 EEG 的 4 个特征波形 α、β、γ、δ 的平均功率作为 EEG 的谱特征参数,再加上血流动力学参数如 BP、HR 以及 MAC 表示的麻醉药物剂量等数据,利用 AR 模型、聚类分析和 Bayes 估计理论,最终形成 ANN 参数代表麻醉深度。

（五）脑状态指数（cerebral state index，CSI）

脑状态指数（CSI）是临床用于监测患者意识状态的一项指标，可反映患者的镇静程度和麻醉深度，其原理是每秒测量 2 000 次脑电活动，将 EEG 的子参数输入电脑自适应的神经模糊推论系统，计算出 CSI，并以 0～100 之间的数字显示出来，数值越大表示越清醒，反之则提示大脑皮质的抑制愈严重。对择期腹腔镜胆囊切除手术患者，麻醉维持采用靶控输注丙泊酚和瑞芬太尼，临床观察显示 CSI 能够及时准确反映患者苏醒期不同意识水平的变化，并具有良好的相关性。

麻醉过程主要是借助麻醉药物使患者产生全身或局部感觉消失及记忆遗忘状态，以确保手术的顺利进行。麻醉时通过引起可逆的中枢神经系统抑制和兴奋，从而达到意识消失和镇痛的目的，而脑电是皮质锥体细胞顶树突产生的树突电位与突触后电位的总和，它直接反映出中枢神经系统的活动。因此，脑电技术顺理成章地成为监测麻醉深度的最佳手段之一。理想的麻醉深度监测方法应具有以下特点：能持续、实时和无创地显示麻醉深度的变化；能很好地反映麻醉药物浓度的变化；反映手术刺激的及时变化；不依赖于所使用的麻醉药物；简单实用，不易受各种干扰，适合手术室使用等。脑电的许多时域、频域参量都曾被用来监测麻醉深度，其中最为成功的方法是 BIS 和听觉诱发电位指数。这两种方法根据人类神经生理特点设计，能够快速地反映患者意识消失和恢复情况，作为麻醉深度监测指标具有较好的优势。近年来陆续有些新监测手段和方法应用于临床麻醉中，其稳定性和适用性等尚未深入研究，仍需经临床实践进一步验证，但无论如何，这些方法的引入为临床麻醉深度监测提供了广阔的应用前景。

（沈　镀　郑武威　周　斌　吴　祥　刘　琳）

第六章　脑部手术与麻醉

近年来,脑外科已经从传统的解剖学模式向现代的解剖-功能模式转变,在尽可能切除病灶的同时最大限度地保护脑功能,大大提高了手术质量。麻醉学的发展也使得过去大量被认为是手术禁忌的疑难、危重患者得到了及时的手术治疗,不断涌现的麻醉新药物、新方法、新技术和新理念有效地提高了手术治疗效果,麻醉期间对生命功能的监测与调控无形中推动了脑外科的快速发展。

随着脑外科手术脑功能保护的需求和操作的日益精细,需要清醒状态下实施的脑外科手术逐渐增多,术中保持清醒状态是发现和预防神经功能损伤的有效策略,可用于大脑功能区的肿瘤和癫痫病灶的切除、脑深部电极置入术、颈动脉内膜剥脱术等。相当多的学者认为这种手术方法使神经病学评估简单化,减少了并发症,缩短了恢复期和住院时间。

第一节　清醒开颅肿瘤切除术的麻醉及神经监测

一、适应证和患者选择

为了避免切除功能区附近的肿瘤导致神经功能损伤,以尽量减少神经功能的损伤,局部麻醉使清醒开颅手术成为可能。一个意识清醒、反应良好并且感觉舒适的患者可以为术者提供最佳的肿瘤切除环境,从而把神经损伤降低到最低点。这种方法允许术者进行持续的神经监测来定位语言区、运动区、感觉区以及视觉中枢。这样可以帮助术者确定肿瘤的边缘,在保留功能区的同时尽可能完全地切除肿瘤。此外,一些研究认为,那些进行清醒开颅手术的患者术中受到较少的大量中性氨基酸的影响,内环境更为稳定,预后比全麻患者更好。

成功实施清醒开颅手术的必要条件包括经验丰富的麻醉医生、技术高超的神经外科医生以及没有任何心理和行为障碍且合作良好的患者。麻醉医生面临的挑战包括:快速准确地调整麻醉剂量、维持血流动力学稳定以及进行适当的机械通气,最大可能地减少对监测结果的干扰,同时还要应对一些突发的状况,如患者突然出现恶心呕吐及癫痫等情况。术中麻醉医生和患者进行良好的语言交流非常重要,这有利于神经功能监测的实施。严重的语言沟通障碍被视为进行这种手术的相对禁忌证。麻醉医生必须具有选择适当麻醉性镇静及镇痛药类型和剂量的能力,进行区域神经阻滞麻醉的实践操作能力,以及术中和患者良好沟通互动的能力。为保证患者的安全,这些措施必不可少。神经外科医生也需要注射局麻药物进行区域神经阻滞,局麻药浸润棉条硬脑膜覆盖,手术操作细致、温柔,并且还需要做好随时与患者进行沟通交流的准备。

二、围术期的评估与准备

围术期需访视患者,进行深入细致的术前评估,包括:确定是否有癫痫、阻塞性睡眠呼吸暂停综合征、缺血性心脏病、恶心呕吐的倾向、以及之前注射局麻药物的不良反应等病史。整个手术团队应该在术前对麻醉方案以及手术方法制定出周密详细的计划。应告知患者整个计划,包括进入手术间开始的每一个步骤。还应告诉患者手术室气温较低,注射阿片类药物后他们可能有抓鼻子的冲动,插尿管后他们可能会有尿意,最重要的是要让患者感受到整个团队都守护在他身边。

患者进入手术间后要躺在舒适的手术床上。患者的体位摆放非常重要,既要有利于整个团队工作,又方便进行良好的交流。通常采取带有一定倾斜角度的仰卧位或者是侧卧位。为了能与患者一直保持交流和更好地控制气道,患者的脸必须被摆成直面麻醉医生的位置,与患者保持眼神交流和间断的语言沟通可以缓解患者的焦虑情绪。为了保证这种眼神交流,可以在患者头侧附近放置一个小型手术台或者特殊的可转换角度的显示屏,并且在铺手术无菌单的时候不遮盖患者的面部,在进行视觉和运动功能监测时也应避免遮盖患者面部。

摆好体位后麻醉医生要进一步检查该体位是否有利于气道管理,方便置入喉罩或者使用纤维支气管镜进行检查。某些情况下,在局麻下置入鼻咽通气道可以避免术中一些软组织的损伤。不同的麻醉医生管理气道的方式不同,有的倾向于置入喉罩,有的则倾向于手术开始时就经鼻置入气管导管。

三、麻醉监测

和全身麻醉一样,标准监测包括心电图、血压、呼吸频率、呼气末二氧化碳监测、脉搏血氧饱和度、尿量和镇静深度监测等。肉眼观察患者情况,同时配合一些特殊的神经监测可以获取很多有用的信息。事实上,麻醉医生应积极鼓励患者,保证患者手术全过程感觉舒适,获取他们的信任同时减轻他们的焦虑。

手术全程可以通过鼻导管或者面罩进行给氧。这两种装置都要与连续监测呼

气末 CO_2 和呼吸频率的设备连接。监测呼吸频率可以指导麻醉医生合理使用阿片类药物。在局部麻醉或者镇静—清醒—镇静麻醉的方法中镇静深度较深的状态下置入动脉监测导管。使用直接动脉压力监测不但可以减轻患者血压袖带充气带来的不适感,还可以提供连续的动脉压力变化情况,方便抽取动脉血液进行血气监测以及其他用处。一些机构通过使用简单的脑电监测来指导丙泊酚或者其他麻醉镇静药物的使用。

四、镇静与镇痛

一般在患者摆好体位前,包括手术开始之前的阶段开始输注麻醉镇静与镇痛药物。确保导尿、动脉穿刺、放置 Mayfield 头钉及进行头皮神经阻滞等操作是在麻醉状态下完成的。咪达唑仑是常用的麻醉前药物,但是麻醉医生更偏爱使用短效且方便的短效药物。当使用大脑皮质电生理监测来确定癫痫病灶时应术前避免使用咪达唑仑。

丙泊酚具有起效快、代谢快的特点,是术中主要用来维持镇静的麻醉药物。低浓度的丙泊酚还可以通过作用于阿片受体来增强止吐药的止吐效果。可以通过连续脑电监测指导丙泊酚的输注。在上头架、头皮神经阻滞及导尿时需要间断给予阿片类药物来增强镇痛强度。在局部麻醉无效的部位开颅时,需要辅助阿片类药物。可以通过给予单次负荷量的阿片类药物或者进行静脉连续输注。瑞芬太尼是一短效阿片类药物,具有起效快、代谢快的特点,是最常用的阿片类药物。确保丙泊酚和瑞芬太尼连接在静脉通路的末端或者单独有一条专用的静脉通路,避免意外大剂量注射药物。尤其在液体流速过快或注入其他药物时很可能导致无法准确监测麻醉深度和呼吸抑制情况。瑞芬太尼的常用剂量是 $0.05 \sim 1\mu g/(kg \cdot min)$,丙泊酚的常用剂量是 $100 \sim 200\mu g/(kg \cdot min)$。

右美托咪定是一种选择性 α2 肾上腺素能受体激动剂,作用于皮质下水平(蓝斑),不仅可以起到镇静作用,还有一部分镇痛作用,同时不会引起呼吸抑制,但是没有遗忘的作用。右美托咪定还作用于脑干及身体其他部位,如血管平滑肌,因此大剂量的右美托咪定可以导致心动过缓和低血压。右美托咪定起效迅速,经肝肾代谢,分布半衰期为 6 分钟,消除半衰期为 2 小时。右美托咪定以 $0.2 \sim 0.6\mu g/(kg \cdot h)$ 的速度连续注射可以达到最佳镇静及镇痛效果。

五、局部麻醉

头皮区域神经阻滞的麻醉效果优于局部浸润麻醉,可以减轻放置 Mayfield 头钉和外科手术刺激的疼痛,还可以起到术后镇痛的作用。很多不同类型的局麻药物也可以用于局部麻醉。长效且不良反应较小的局部麻醉药常与肾上腺素以

1∶200 000的比例混合使用。目的是为了延长麻醉效果时间,以维持到整个手术过程并且起到减轻术后疼痛的作用。

　　头皮表面附有神经分布,每侧六组神经(见图6-1),有四组神经是三叉神经的分支,另外两组起源于颈部。三叉神经的四个分支有:滑车上支、眶上支、颧颞支和耳颞支。枕大、枕小神经起源于第二和第三颈神经根。可以逐一进行神经阻滞,也可以联合阻滞。逐一进行神经阻滞操作难度大、耗时长,并且要求麻醉药用量小和不良反应少(见表6-1)。

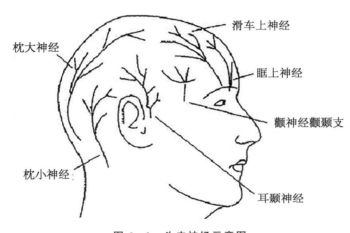

图6-1　头皮神经示意图

表6-1　头皮神经阻滞麻醉的方法和药物用量

神 经	阻 滞 位 置	用量
滑车上神经	于鼻梁与眉弓交汇处进针	2ml
眶上神经	于眉毛上方的眶上切迹处进针,与瞳孔呈水平位	2ml
颧神经颧颞支	于颧骨上方介于眶上切迹和耳屏之间进针,从深至浅均阻滞	5ml
耳颞神经	于耳屏旁开1.5cm处,颞浅动脉后方进针	5ml
枕大神经	于上项线,枕动脉内侧或枕骨隆突与乳突连线的外1/3处进针	5ml
枕小神经	于上项线,枕大神经阻滞位点外侧2.5cm处进针	5ml

　　头皮神经区域阻滞首选起效快、时效长的局麻药物。常用的药物包括:丁哌卡

因、利多卡因、罗哌卡因、左丁哌卡因和丁卡因。肾上腺素以 1：200 000 的浓度与上述麻醉药物混合使用可延长麻醉时效。除此之外，肾上腺素还可以使手术切口部位的血管收缩从而减少头皮出血。在美国西北大学，麻醉医生将 1% 的丁卡因 6ml（60mg）、1% 的利多卡因 30ml 与肾上腺素 1：200 000 混合使用。其中 2ml 用于 3 个头钉部位的麻醉，16ml 用于 6 组神经的阻滞，剩余的用于术野浸润麻醉。该麻醉方法可以维持手术操作 8 小时和 22 小时的止痛效果。近 5 年来，没有发生过关于局部麻醉药物不良反应以及毒性作用的报道。大部分病例中，头皮神经区域阻滞麻醉起到了非常满意的麻醉效果，可以帮助患者顺利度过手术过程。患者在手术开始后可能还会感受到疼痛。

还可以采用一种快速且简单的麻醉方法，即局部浸润手术切口及 6 组神经阻滞，但这种方法需要增多麻醉药量并且提高了并发症的风险。

六、麻醉管理

清醒神经外科开颅手术的麻醉管理至少可以分为三类：入睡—清醒—入睡模式（asleep-awake-asleep，SAS）、麻醉监护下镇静（monitored anaeshesia care，MAC）和全程清醒麻醉（awake-awake-awake，AAA）。

入睡—清醒—入睡模式，不同的麻醉医生会使用不同的方法进行此种麻醉。早期，这种麻醉方法包括头皮阻滞、置入头钉、切皮和开颅过程的麻醉及手术过程中的维持麻醉，术中应用全身麻醉可以让患者感觉到更加舒适。对于需要唤醒的患者，麻醉医生常选用短效的丙泊酚或者右美托咪定以及极短效的阿片类药物。气道管理常选用喉罩或经鼻气管插管。在手术开始或者患者"入睡"阶段将气管导管经鼻置入气管内，当患者"清醒"时将气管导管的位置调整至咽部水平，当患者再次"入睡"时将气管导管重新置入气管内。另外，可以在弱镇静的环境下辅助纤维支气管镜将气管导管置于后咽部，并且术中一直维持此种状态。这种自主通气的方法不仅保证了开颅过程气道的安全，还可以使患者顺利地度过清醒阶段，并且在说话时没有咽部刺激的感觉。这种方法还为在关颅或发生紧急情况时快速有效地置入气管导管提供了方便。

喉罩只能在手术开始和结束阶段使用。这种方法的缺点就在于在重新置入喉罩或者气管导管时的气道刺激性，还可能使患者在清醒阶段对麻醉药物反应不敏感。另一个潜在的危险是在转换麻醉深度时的头部运动可能会使患者受伤。

在采用 SAS 技术保持患者"清醒"阶段时，外科医生需要在切开硬膜前行硬膜麻醉。一般情况下甲哌卡因或利多卡因足可以满足两小时皮质定位及切除肿瘤的麻醉效果。硬膜麻醉应在开颅完成后降低麻醉深度时完成。硬膜下三叉神经阻滞可以通过在预定区域用(25~30G)穿刺针置入硬膜基底部注射局麻药物来达到麻醉效果。年龄较大或者一些特殊患者的硬膜比较薄,这种操作很有可能损伤皮质血管导致硬膜下血肿。德国波恩大学医院的麻醉医生常用浸润局麻药物的棉条或辅料在剪开硬膜前贴附于其表面 5 分钟,并且一直将其置于硬膜基底部直到关闭硬膜时,基本上,1%的甲哌卡因 10~20ml 足以满足一较大开颅手术所需要的麻醉强度。这种方法不仅可以快速将硬膜麻醉,不影响手术进程,还可以避免大量使用局麻药物而引起的全身局部麻醉药毒性反应。

麻醉监护下镇静(MAC)是通过调节不同的镇静深度使患者处于一种清醒或者很容易被唤醒的状态,这种方法通常被称为镇静深度的麻醉监护管理。常用丙泊酚和短效的阿片类药物(如瑞芬太尼)进行镇静,通过调节镇静及镇痛强度使患者处于清醒状态,并使通气、氧合及气道都处于最佳状态。头皮神经区域阻滞可以为头皮和硬膜提供一定的麻醉效果。这种方法的优点在于可以一直保留患者的说话能力,并且减少了心血管及通气功能对监测的影响。

七、皮质及皮质下定位与功能监测

清醒神经外科开颅手术需要患者保持清醒并且配合完成所有的神经功能监测,显然这种手术方法受到了手术时间、患者体位和手术技术的限制。由于患者很难长时间承受这种特殊体位,所以最好在两个小时以内完成这个步骤。在唤醒阶段我们应维持一定的镇静深度,因为患者常要忍受更长时间的手术过程。

神经功能的特殊监测取决于病变的位置。运动功能临床监测困难,但在麻醉状态下可以通过神经电生理的方法来监测运动和感觉功能。除了语言功能,其他认知功能包括计算力、空间定向力、记忆力甚至情感功能都需要在清醒的状态下进行监测,目前还没有成熟的技术可以应用于术中监测。一般来说,进行清醒神经外科开颅手术患者的病变多位于左侧或者优势大脑半球,而且这些患者都要求保留语言功能。

语言功能监测需要一些特殊的语言学技巧,通常由专业的心理学家或者语言学家进行监测。除了一些特殊的监测,给唤醒的患者以安慰与支持是保证功能定位及监测成功的关键。有经验或对此有兴趣、比较熟悉操作方法的麻醉医生也可以进行此项操作。清醒神经外科开颅手术中应用命名量表监测重要语言功能,目前已经得到了广泛的认同。把一些简单的图片呈现给患者观察 4 秒,并要求患者对其进行命名,还要进行连词组句的测试,例如“这是一根香蕉”。在这个过程中术者可以刺激皮质或者刺激皮质下的脑组织。

神经监测包括定位和监测两部分。以语言功能监测为例,凡是涉及定义或者描述性功能的大脑皮质或者皮质下纤维传导组织在切除肿瘤时均应保留。监测是指连续的或者间断的监测目标区域的功能，及时发现并减少由于缺血或者其他损伤导致的神经功能受损。这些是术中保留神经功能的弥补方法。定位需要对皮质或者白质进行电刺激从而引发出神经反应，而更多的是用于术中避免神经损伤。在这些病例中，患者会感受到牵拉或者机械运动，这是麻醉医生无法观察到的。

通过电刺激可以再生语言功能的大脑皮质区域被定义为重要的语言功能区。目前还没有有利证据证明所有的这些区域都是必不可少的。一般来说，推荐用双极电刺激器以 50～60Hz 的频率刺激 1～4 秒（Ojemann 刺激器），还可以使用与之相似但是频率更高的刺激器进行经颅运动诱发电位的监测，并且这种刺激导致引发癫痫的概率较小。Szelenyi 等对刺激参数的设定进行了研究，认为应避免由于过强刺激大脑皮质导致临床或亚临床型癫痫发作。理论上后发放电刺激的强度阈值是由带状电极周围区域到实际操作范围内的脑电图的记录值决定的。

临床或亚临床局灶性癫痫发作是极其危险的。癫痫发作会干扰定位结果，需要立即终止。在术野内喷洒低温乳酸林格注射液通常可以有效阻止癫痫发作，如果冰盐水不能有效控制癫痫发作，可以给予小剂量的丙泊酚。避免使用麻醉镇静药物，如苯二氮䓬类，因为麻醉医生需要维持患者清醒并配合完成功能监测。

八、并发症

无论是在全身麻醉、监测下麻醉还是 AAA 麻醉下进行清醒神经外科开颅手术，可能出现的并发症大致相同。上述提到的癫痫发作是神经功能监测时电刺激强度过度导致的。大量使用镇静和阿片类药物产生的呼吸抑制会导致高碳酸血症和（或）伴有低氧血症。麻醉医生可以通过使用短效麻醉药物和认真观察患者的情况来降低呼吸抑制的发生率。术中恶心呕吐也是严重的并发症之一，可以通过术前给予止吐药进行预防。手术操作和刺激硬脑膜导致的恶心、呕吐较难预测，药物治疗效果不佳，减弱手术刺激后即可缓解。调节室温至患者较舒适的温度，同时将静脉液体加热以防止和减少寒战的发生率。尽管如此，寒战仍有可能发生，可以给予小剂量的哌替啶、可乐定或毒扁豆碱进行治疗。术中可能发生血流动力学的改变，如高血压，可以给予 β 受体阻滞剂和抗焦虑药物缓解。术中还可能发生由于局麻作用不完善而导致的疼痛，应追加其他镇痛药物或加大局麻药物用量。同时应重视局部麻醉药物的毒性作用，严格计算局麻药物的用量。镇静过度也可能导致患者无法配合手术。在这种情况下，应降低镇静药物浓度或至适当水平停止输入，或给予镇静拮抗药物，使患者恢复清醒。癫痫发作可能发生于神经电生理测试过程中，可以通过输注冰盐水或乳酸林格注射液缓解。小剂量的苯二氮䓬类药、硫喷妥钠或丙泊酚也可以缓解癫痫发作,但这些药物可能会影响神经电生理监测,所以应合理使用。术中大出血也是并发症之一。空气栓塞在清醒神经外科开颅切除术中的发生率较高,这是由于患者在自主呼吸时胸腔内负压增加导致的。

第二节　几种特殊神经外科手术的麻醉实施

一、清醒颈动脉手术的麻醉方法

超过70%的颈动脉狭窄会增加脑卒中的危险性,尤其是对于伴有短暂性脑缺血发作(TIA)的患者。为了尽量减少这种风险,患者可以接受颈动脉内膜剥脱术、颈动脉血管成形术、颈动脉支架植入术来减少脑血管意外。然而手术本身却增加了患者术中因脑缺血或栓塞而卒中的危险。为了降低脑缺血的危险性,可以在颈动脉内放置分流器以提高同侧大脑半球的血流,但放置分流器也可能会因栓塞导致脑卒中。因此,关于颈动脉手术中是否放置分流器,目前仍存在意见分歧。

目前有很多方法既可以减少分流器的危险,同时还能维持足够的脑血流量。主要分为两大类:脑血流测量和电生理监测。脑血流量可以直接或间接地通过大脑多普勒超声、颈静脉球监测、近红外光谱测量和闭合压测量进行监测。电生理监测可以用于评估清醒或者处于睡眠状态患者的脑循环。若清醒患者对口令能够做出正确的反应,反映了脑血流灌注充足。而对于全身麻醉患者,电生理监测可以通过 EEG 和(或)SSEPs 来评估脑血流量是否充足。

在患者清醒的条件下进行颈动脉手术可以精准评估脑循环及其功能,但是这需要一名有经验的麻醉医生、外科医生与配合的患者。患者需要听从指令活动对侧手指,判断是否需要放置分流器。关于此类手术麻醉得文献报道主要分为局部麻醉和全身麻醉两大类,然而最新的大样本研究(GALA)并没有揭示两种麻醉方法在神经功能预后方面的差异,而区域麻醉却更占优势。这些优势包括减少放置分流器的比率、缩短住院时间、减少住院费用和降低心肺血管并发症的发生率。

（一）镇静麻醉

清醒颈动脉手术成功的关键在于一个合作且高效的手术团队、一名熟练掌握神经阻滞技术的麻醉医生和一名知情并合作的患者。整个团队,包括患者在内应了解即将进行的手术步骤及麻醉方案。患者舒适地躺于手术床上,床头轻度抬高,并于患者头侧放置一可活动的显示器以确保可以观察到患者的面部和气道情况,还能缓解患者看到手术医生后不由自主产生的精神压力。与患者保持沟通可以缓解焦虑,还可以确保神经监测的准确性。丙泊酚以 $25\sim50\mu g/(kg\cdot min)$ 的速度持续输注可以起到镇静和止吐的作用。配合使用短效阿片类药可以提供镇痛效果,如瑞芬太尼以 $0.03\sim0.07\mu g/(kg\cdot min)$ 的速度持续输注。患者可能会在刺激喉返神经或加压提下颌骨时感到疼痛。如若给予右美托咪定可以同时起到镇静和镇痛的作用,但是会增加置入分流器的可能性。在夹闭颈动脉时应加大吸入氧浓度,这样可以增加氧溶解度,从而改善氧分压。

(二)局部麻醉

区域阻滞麻醉方法有很多种。有文献报道,颈部硬膜外神经阻滞可能会导致双侧麻醉,增加心血管损伤的危险性。也有文献提到了局部浸润麻醉,但已很少被外科医生采用。颈深丛阻滞麻醉可以为手术提供很好的麻醉效果,麻醉医生可以从肌间沟进针做单次阻滞,也可依次阻滞 C2~C4 神经根。单次注射采用 22 号 B 型锥针在 C3 水平寻找感觉异常部位,注入 20ml 局麻药物,当药物向上下各方向扩散后可以将三组神经根同时阻滞。分次阻滞时穿刺针从胸锁乳突肌(SCM)背侧进针,针尾指向内下方,分别寻常各神经根位点。每个神经根位点注入 5ml 局麻药物。两种麻醉方法均存在的问题包括局麻药物误注入神经鞘内或硬膜外腔、动脉、膈神经阻滞、颈交感神经阻滞和 Horner 综合征。

颈浅丛神经阻滞比颈深丛神经阻滞优点更多且并发症较少。美国西北大学麻醉医生的麻醉方法是将 40mg 丁卡因与 30ml 的 1% 利多卡因混合。穿刺针从 C3 水平距离胸锁乳突肌后缘 1.5cm 进针。于乳突下方注射 5ml 局麻药物,胸骨切迹上方注射 10ml 局麻药物。同样还在 C3 水平进针,5ml 局麻药物用于皮下从深到浅浸润麻醉。同一位点,5ml 注射于胸锁乳突肌的深部,即三组神经根穿出的位置。这样 25ml 的麻醉药物可以起到完善的阻滞效果。

仅应用颈深丛和(或)颈浅丛神经阻滞很难达到完全阻滞的效果。当刺激位于下颌角水平的下牙槽神经时,患者可能会感觉到疼痛。这主要是由于手术过度牵拉下颌骨导致的,可以通过调整牵开器来缓解,另一种缓解方法是阻滞下牙槽神经。

尽管应用了区域神经阻滞麻醉,但是患者还是有可能感觉到疼痛,尤其是在颈动脉剥离时,严重者可出现心动过缓。颈深丛和颈浅丛神经阻滞无法阻止喉返神经,而喉返神经可作用于颈动脉窦和颈动脉体。手术操作或牵拉颈动脉分叉也可能会导致疼痛。此种疼痛可通过向术野注射 2ml 局麻药物进行浸润麻醉而缓解。

(三)神经监测

一个清醒、合作、能够正确回答问题、按照要求完成对侧肢体肌力测试的患者才是最好的神经监测对象。因此,给予镇静药物时应谨慎,避免镇静过度。在术者手术之前,要求患者重复并牢记他(她)在术中需要完成的任务,如用对侧手挤压喇叭或者压力传感装置。应在术前告知患者测试方法,并间断重复提醒。

需要定期告知患者完成指定动作,每分钟—每 4 分钟—每 2 分钟—每 10 分钟—每 5 分钟提醒一次,直至颈动脉夹闭完成。患者必须听懂指令并完成指令,因此我们不仅要监测肌力情况,还要监测患者的精神状态。如果患者在夹闭颈动脉后的第一个 4 分钟里无法听懂指令并完成指令,术者则需要置入分流器。总体而言,分流器在清醒颈动脉手术中的置入率小于 10%。

颈动脉残端压力高于 50mmHg 提示血供丰富,相反,压力低则提示侧支循环差且需安装分流器。颈动脉残端压力是通过在颈动脉残端置入一针头,并将之与压力换能器连接而测得的。然而文献报道残端压力的有效性并未得到广泛认可。

近红外脑氧饱和度可用于监测颈动脉夹闭时大脑前动脉局部脑氧饱和度下降的分布情况。然而目前还没有一个公认的提示需要置入分流器的最低脑氧饱和度阈值,推荐在连接显示器与脑氧监测装置后设置基线水平。

经颈静脉球测量静脉血氧饱和度(SjO_2)不常用于颈动脉内膜剥脱术。SjO_2 的灵敏度与特异度不足以作为决定是否放置分流器的重要指标。

二、脑深部电极植入术的麻醉方法

脑深部电极植入术(deep brain stimulator,DBS)是在患者清醒的情况下进行的一种特殊手术方法。该手术使用立体定向技术,对中枢性运动障碍、癫痫、精神疾病和肥胖症的诊治有特殊疗效。目前 DBS 已成为帕金森病的一个诊疗方法,并且效果优于药物治疗。

如果仅在大脑的一侧安装脑深部电极,应注意在对侧上肢进行运动监测。因此,静脉通路、动脉通路(常用于高血压患者)和无创袖带应被放置于患侧,以免干扰监测。推荐使用短效的麻药物(如丙泊酚、瑞芬太尼)。神经测试前 15～20 分钟停止输注药物,以便发现异常病灶。术中避免使用 GABA 受体激动剂(如苯二氮草类),因为这类药物可能会抑制震颤,而震颤正是术者想要观察到的现象。所有作用于 GABA 受体的药物都会干扰 DBS 的神经监测,因此在使用时应加倍注意。即使超短效的麻醉药物,如丙泊酚和瑞芬太尼也可能影响神经测试结果的准确性,所以应在测试前及时停药。一些药物可能会干扰神经系统的测试,如吩噻嗪类、氟哌利多和甲氧氯普胺,不应在 DBS 手术中使用。右美托咪定(α2 受体激动剂)可在术中使用,因为它对微电极记录(MER)测试没有影响。术中须控制高血压,以避免颅内出血(通常低于 140mmHg),必要时给予肼屈嗪、硝普钠、硝酸甘油或尼卡地平(应避免使用 β 受体阻滞剂,这类药物可减少震颤活动)。

长效的局部麻醉药物可用于枕大和眶上神经阻滞。同时还可以为手术区域和 Mayfield 头钉置入提供麻醉镇痛效果。

临床监测、刺激测试和 MERs 可指导正确定位电极,调整最佳刺激强度。手术不仅要减轻患者症状(震颤、肌张力障碍),还应尽量避免不良反应的产生。这种复杂的临床试验需要具有神经系统专业知识的医生来完成。通常,患者处于半坐位,可以配合也可能无法配合运动测试。副作用包括从内囊发出,皮质或皮质延髓传出的刺激导致的运动异常,如肌肉收缩或吞咽困难。其他不良反应有感知觉异常,包括短暂的感觉异常和视觉闪烁。

还有一些 DBS 术中并发症,包括呼吸抑制、气道梗阻、低氧血症、恶心、呕吐、痉挛、高血压、打喷嚏、支气管痉挛、肺水肿、心绞痛和空气栓塞。术后并发症包括出血、癫痫发作和神经功能障碍。

三、清醒癫痫病灶切除术的麻醉方法

据世界人口统计显示,癫痫发病率为 5.1%。美国 30%～40% 的患者对药物治疗产生了耐受作用,需要积极手术治疗。切除靠近大脑功能区的癫痫病灶,提高了术后神经功能受损的危险度。目前关于结构成像、功能测试和立体定向的最近进展已被应用于清醒开颅肿瘤切除术,减少了术后神经功能缺损的发生率。清醒神经外科开颅肿瘤切除术常用于病灶位于大脑功能区、并且全部切除可能会造成严重损伤的患者。清醒神经外科开颅肿瘤切除术的优势在于可以更好地保护大脑功能区,治疗效果更佳,还可以缩短住院时间。

癫痫病灶开颅切除术患者的麻醉管理、神经定位和监测与其他进行清醒神经外科开颅手术患者相同。这些患者在经历了术中脑电刺激后发病率并没有上升,即便是接受了硬膜下电极植入术后电刺激调试的患者,其癫痫发生率较局部麻醉患者仍无明显升高。慢性硬膜下电极植入以及立体定位脑深部电极植入均可使用功能定位,如小儿神经外科清醒开颅术。手术初始阶段在全身麻醉下置入硬膜下电极,术后早期恢复阶段为严重认识障碍的患者提供了更多的调试时间,并提高了测试的信度。这种方式的缺点在于患者必须经历两次手术,承担两次手术危险,尽管这种手术方式已成为常规肿瘤切除术式之一,但仍未被广泛应用。

第三节 小结

区域和局部麻醉在特殊的神经外科手术术中神经功能监测中占有明显优势。

清醒患者配合完成的神经监测结果最佳,而神经监测可以有助于术者决定是否置入分流器,同时还可以减少患者术后神经功能受损的发生率、最大限度切除肿瘤、缩短住院时间、减少术后并发症。随着麻醉技术的进步,越来越多的精准脑功能监测手段将助力神经外科手术质量的提高。

（孙中民　严玉金　刘　军　陈益君）

第七章　全身麻醉对脑功能的影响

第一节　全身麻醉

一、全身麻醉及常用麻醉药物

全身麻醉是指麻醉药经呼吸道吸入、静脉或肌肉注射进入体内,产生中枢神经系统的暂时抑制,临床表现为神志消失、全身痛觉丧失、遗忘、反射抑制和骨骼肌松弛的麻醉状态。对中枢神经系统抑制的程度与血液内药物浓度有关,并且可以控制和调节。这种抑制是完全可逆的,当药物被代谢或从体内排出后,患者的神志及各种反射逐渐恢复。

常用的全身麻醉药物包括:吸入性麻醉药物、静脉麻醉药物、肌肉松弛药三大类。其中吸入性麻醉药物有氧化亚氮、氟烷、恩氟烷、异氟烷、七氟烷、地氟烷等;静脉麻醉药物有巴比妥类(硫喷妥钠、苯巴比妥等),阿片类(吗啡、芬太尼、阿芬太尼、舒芬太尼、雷米芬太尼等),异丙酚,氟哌利多,苯二氮䓬类(地西泮、咪达唑仑等),氯胺酮,依托咪酯等;肌肉松弛药有非去极化肌松药(箭毒、泮库溴铵、阿曲库铵、维库溴铵等),去极化肌松药(如琥珀胆碱)。

二、麻醉方法

临床上常用的全身麻醉方法有吸入麻醉、静脉麻醉和复合麻醉。全身麻醉的实施主要可分为麻醉前处理、麻醉诱导、麻醉维持和麻醉恢复等几个阶段。

（一）吸入麻醉

世界上第一例全身麻醉就是吸入麻醉,吸入麻醉是通过呼吸机将可挥发的麻醉药物与氧气混合后由患者随着呼吸经口鼻缓缓吸入人体内,产生大脑的抑制,使患者慢慢入睡,随着吸入药物浓度的增加,患者会逐步丧失意识、肌肉松弛、呼吸停止,而且感觉不到周身疼痛,达到可进行手术操作的状态。吸入麻醉药在体内代谢、分解少,大部分以原形从肺排出体外,因此吸入麻醉具有较高的可控性、安全性及有效性,已经发展成为实施全身麻醉的主要方法之一。

根据呼吸气体与空气接触方式、重复吸入程度以及有无二氧化碳吸收装置,吸入麻醉可以分为开放法、半开放法、半紧闭法及紧闭法四种。按照新鲜气流量的大小分为低流量麻醉、最低流量麻醉和紧闭回路麻醉。

吸入全麻实施前,常规要进行患者身体与心理的准备,麻醉前评估、麻醉方法的选择、相应设备的准备和检查,以及合理的麻醉前用药。此外还应根据吸入麻醉诱导本身特点向患者做好解释工作及呼吸道上的准备。

麻醉诱导分为浓度递增慢诱导法和高浓度快诱导法。单纯的吸入麻醉诱导适用于不宜用静脉麻醉及不易保持静脉开放的小儿、困难气道和喉罩插管等,对嗜酒者、体格强壮者不宜采用。

慢诱导法是用左手将面罩固定于患者的口鼻部,右手轻握气囊,吸氧去氮后打开挥发罐开始予以低浓度的吸入麻醉药。麻醉药的选择以氟烷为最佳,也可选用其他吸入性麻醉药。如果需要可以插入口咽或鼻咽通气导管,以维持呼吸道通常,同时检测患者对刺激的反应,如果反应消失,可通知手术医生准备手术。麻醉开始后静脉扩张,应尽可能早的建立静脉通畅。这种浓度递增的慢诱导方法可以使麻醉诱导较平稳,但诱导时间的延长增加了兴奋期出现意外的可能,患者也容易产生不配合的情况。

高浓度快诱导法是先用面罩吸纯氧 6L/min 去氮 3 分钟,然后吸入高浓度麻醉药,让患者深呼吸多次意识待消失后改吸中等浓度麻醉药,直至外科麻醉期。再行气管插管,实施辅助或控制呼吸。

麻醉诱导完成后即进入麻醉的维持阶段。此期间应满足手术要求,维持患者无痛、无意识、肌肉松弛及器官功能正常、应激反应得到抑制、水电解质及酸碱保持平衡、血液丢失得到及时补充。目前低流量吸入麻醉是维持麻醉的主要方法。术中应根据手术特点、术前用药情况以及患者对麻醉和手术刺激的反应来调节麻醉深度。在不改变患者的分钟通气量时,改变麻醉深度主要是通过调节挥发罐开启浓度和增加新鲜气流量来实现。吸入麻醉药本身能产生微弱的肌松作用,但为了获得满足重大手术的完善肌松,往往需要静脉给予肌松剂,以避免为增强肌松作用而单纯增加吸入浓度引起的循环抑制。挥发性麻醉药可明显增强非去极化肌松药的神经阻滞作用,二者合用时可以减少肌松药的用量。

苏醒及恢复吸入麻醉患者的苏醒过程与诱导过程相反,可以看作是吸入麻醉药的洗出过程。由于回路内气体的低流量,无法迅速把麻醉药洗出,因此在手术结束时应比高流量麻醉更早关闭挥发罐。整个手术操作结束后,用高流量纯氧来快速冲洗患者及回路里的残余麻醉药。当肺泡内吸入麻醉药浓度降到 0.4MAC（最低肺泡气有效浓度）时，约 95％的患者能够按医生指令睁眼。吸入麻醉药洗出越干净，越有利于苏醒过程的平稳和患者的恢复，过多的残余不仅可能导致患者烦躁、呕吐，甚至抑制清醒状况和呼吸。在洗出吸入性麻醉药时，静脉可给予一定的止痛药来增加患者对气管导管的耐受，以有利于吸入药的尽早排出，同时还可减轻拔管时的应激反应。

吸入麻醉的优点如下。

（1）起效快：对不配合的患者可能更好，起效比静脉麻醉快。可以不通过有创方法（肌内注射、静脉注射）给药，且起效快，仅仅通过调节挥发罐内麻醉药物的浓度和呼吸机内氧气流量就可以快速使患者体内（主要是肺内）达到所需的麻醉浓度。

（2）容易控制：由于吸入麻醉药物是随呼吸吸入肺内起作用，术中需要持续吸入以保证其在肺内的浓度，还可以用呼出气体监测仪器显示体内吸入麻醉气体的浓度，从而调节麻醉深度，以保持确切的麻醉效果。在手术结束时，只需关闭挥发罐，调大呼吸机内氧气流量，使肺内的麻醉药物随呼吸迅速排出体外，这样患者就可以在短时间内迅速醒来；且对其他脏器没有明显影响，而在整个麻醉过程中吸入的麻醉药物对心血管循环系统和呼吸系统的影响也较小。

（3）安全、有效：吸入麻醉药在体内代谢、分解少，大部分以原形从肺内排出，因此是一种比较安全的麻醉方法，且患者清醒后不留任何后遗症。同时，因为药物是经肺部入血再进入中枢神经系统从而发挥作用的，所以一旦患者伴有心功能不全、失血性休克或低血压状态，机体往往是启动自我保护功能来抑制和减少吸入麻醉药物的吸入。

吸入麻醉的缺点如下。

（1）需要做呼吸道手术或保留自主呼吸并开放呼吸道的患者不能使用。

（2）可增加颅内压，易发生恶心、呕吐。

（3）需要有专门的仪器设备等保障吸入麻醉的实施。

（二）静脉麻醉

1. 静脉全身麻醉

指将一种或几种药物经静脉注入，通过血液循环作用于中枢神经系统而产生全身麻醉的方法。按照给药方式的不同，静脉麻醉可分为单次给药法、分次给药法和持续给药法。由于受到自身一些局限性的影响，静脉全身麻醉的使用一度受到限制。但是 20 世纪 80 年代以来，随着临床药理学研究方法的不断改进，新的强效、短效静脉麻醉药的开发以及计算机化的静脉自动给药系统的问世，使静脉麻醉得到极大的改善和发展。根据给药方式的不同,静脉麻醉可分为单次注入、分次注入、连续注入和靶控输注(TCI)。

2. 静脉全麻的实施

麻醉前处理与其他全身麻醉相同,主要包括患者身体与心理的准备,麻醉前评估、麻醉方法的选择、相应设备的准备和检查,以及合理的麻醉前用药。与吸入麻醉相比,麻醉诱导静脉麻醉诱导更为舒适,适合多数常规麻醉情况(包括吸入性全身麻醉),也特别适合需要快速诱导的患者。可以利用单次静脉注射麻醉药物来实现,也可利用 TCI 技术来完成静脉麻醉的诱导。在手术麻醉所产生的各种刺激中,气管插管要高于普通的外科手术,因而麻醉诱导所需的血药浓度可能会大于术中麻醉维持所需的血药浓度。静注的首剂量可以根据负荷剂量公式 CTVd 峰效应计算,同时还应兼顾患者的实际情况。麻醉医生还应熟悉所用药物的峰效时间,这对于麻醉诱导非常重要。利用 TCI 技术实施静脉诱导时应注意根据患者的个体情况选择合适的靶浓度。诱导时患者意识消失所需时间随着所选择的靶浓度的增高而减少。

利用静脉麻醉来实施麻醉诱导时还应注意到静脉麻醉本身的一些特点。首先,应强调个体化原则。药物的选择和剂量应根据患者的具体情况调整,如体重、年龄、循环状况、术前用药等。其次,对于老年患者或循环时间较慢的患者(如休克、低血容量及心血管疾病等),用药量应减少,且注射应缓速,同时密切监测心血管系统的变化。最后,诱导时一些麻醉药的注射可能会引起局部疼痛,术前或诱导前给予阿片类药或所注射的静脉全麻药里混入利多卡因可以减少疼痛的发生。

麻醉维持可采用麻醉药静脉连续滴入或泵入来维持患者的麻醉,需要包括两方面的剂量,即从中央室消除的药物剂量,加上向外周室转运的药物剂量。根据手术刺激强度及每个患者具体情况来调节静脉麻醉药的输注速率,也可以提供相对合理的麻醉维持血药浓度。利用 TCI 技术,通过靶浓度的设定,可以更加精确和方便地达到上述目的。但应注意,由于伤害刺激在术中并非一成不变,因此应根据具体情况(手术的大小、刺激的程度及患者的反应等)选择合适的靶浓度。此外还应强调,预先的主动调节靶浓度以适应即将出现的强刺激比等到出现伤害刺激后才去被动调节其效果要好得多。麻醉维持时应强调联合用药。完善的麻醉在确保患者生命体征稳定前提下,至少应该做到意识消失、镇痛完全、肌肉松弛以及自主神经反射的抑制。为了实现这四个目的,显然单靠某一类麻醉药是行不通的,这就需要麻醉药的联合使用。完善的静脉全身麻醉主要涉及三大类药:一是静脉全麻药,如丙泊酚、咪达唑仑等,这类药物可以使者入睡,意识消失,对手术过程无记忆;二是麻醉性镇痛药,如芬太尼、哌替啶等阿片类药物,可以减少疼痛,抑制应激反应;三是骨骼肌松弛药,如去极化肌松药琥珀胆碱及非去极化肌松药维库溴铵、泮库溴铵等,可以松弛肌肉,提供良好的手术视野,但是需要呼吸机控制呼吸。

静脉麻醉后的麻醉恢复,患者苏醒时间与中央室(血浆)麻醉药的浓度密切相关。对于单次注入的药物,其血药浓度的降低主要取决于药物的分布半衰期和清除半衰期。按等效剂量单次注入给药,恢复快慢的顺序为:丙泊酚、依托咪酯、硫喷妥钠、咪达唑仑、氯胺酮。对于较长时间持续输注麻醉药物,其血药浓度下降的快慢则不仅取决于分布半衰期和清除半衰期,还与其外周室是否迟钝有关。良好的恢复除了迅速,还应没有不良反应,并尚存足够的镇痛作用。丙泊酚恢复期不良反应最少。氯胺酮及依托咪酯麻醉后,苏醒期常出现躁动,咪达唑仑可以较好地减少这些不良反应,但使得恢复延迟。氟哌利多可能会增加噩梦的发生率。患者在恢复期出现躁动首先应该排除缺氧、二氧化碳蓄积、伤口痛及肌松药残余;如果使用了吸入麻醉药还应考虑其洗出是否彻底。

3. 静脉麻醉的优点

(1)静脉麻醉起效快、效能强。采用不同静脉麻醉药物的相互配伍,有利于获得良好的麻醉效果。给药剂量准确,效果确切。

(2)患者依从性好。静脉麻醉不刺激呼吸道,虽然部分静脉麻醉药注射时会引起一定程度的不适感,但大多持续时间短暂且程度轻微。

(3)无手术室污染和燃烧爆炸的潜在危险,有利于保证工作人员和患者的生命安全。

(4)可以搭配使用价格高低不同的药物,从而降低患者的费用。

(5)静脉麻醉通过明确的镇痛镇静效果,能够很好地降低患者对手术麻醉的应激反应,减少术后并发症,如烦躁、兴奋、高血压等;还可用于术后镇静镇痛。

(6)药物种类齐全,可以根据不同的病情和患者的身体状况选择合适的药物搭配。

(7)麻醉效应可以逆转。部分常用的静脉麻醉药有特异性拮抗剂,如术后肌力恢复欠佳,在复苏时可根据具体情况静脉给予肌肉松弛剂的拮抗药;如术后因镇痛药剂量过大而发生患者苏醒延迟时,也可考虑给予镇痛药,常用阿片类药物的拮抗药。

4. 静脉麻醉的缺点

静脉麻醉最大的缺点是可控性差。麻醉效应的消除依赖于患者的肝肾功能及体内环境状态,如果药物相对或绝对过量,则术后苏醒延迟等麻醉并发症难以避免。静脉麻醉药物有些易导致呼吸抑制,有些可导致术后谵妄,但是通过合理使用镇静药物可以抑制。目前多数静脉药物是根据体重计算给药,而其动态血药浓度无法监测,这就使得某些作用时间长的药物在使用不合理时可导致苏醒延迟,且大多数静脉麻醉药物的代谢受肝肾功能的影响,也不能使用单一的麻醉药物达到手术所需要的要求。

(三)复合麻醉

目前临床麻醉中都是同时或先后使用几种不同的麻醉药物或技术来获得全身麻醉状态。这种同时或先后应用两种以上的全身麻醉药物或麻醉技术,达到镇痛、遗忘、肌松、自主反射抑制并维持生命体征稳定的麻醉方法,称为平衡麻醉。平衡麻醉强调联合用药,联合用药不仅可以最大限度地体现每类药物的药理作用,而且还可减少各药物的用量及不良反应。这种方法在提高麻醉质量、保证患者的安全和降低医疗费用等诸多方面都发挥出了十分重要的作用,是符合中国国情的麻醉理念。

静吸复合麻醉是平衡麻醉的典型代表,对患者同时或先后实施静脉全麻技术和吸入全麻技术的麻醉方法称之为静脉-吸入复合麻醉技术,简称静吸复合麻醉。其方法多种多样,如静脉麻醉诱导,吸入麻醉维持;或吸入麻醉诱导,静脉麻醉维持;或者静吸复合诱导,静吸复合维持。由于静脉麻醉起效快,诱导平稳,而吸入麻醉易于管理,麻醉深浅易于控制,因此静脉麻醉诱导后采取吸入麻醉或静吸复合麻醉维持在临床麻醉工作中占主要地位。静脉麻醉诱导和吸入麻醉维持充分展现了静脉麻醉与吸入麻醉各自的优点,是麻醉技术向麻醉艺术的升华。

除以上三种全身麻醉外,还有基础麻醉、监护性麻醉等全麻技术,它们的麻醉程度不同,但本质上并无明显区别。现在临床上开展的无痛检查/治疗技术越来越多,例如无痛胃镜、无痛人流等,这其实也是一种全身麻醉技术,给予静脉麻醉剂(丙泊酚常用)和镇痛药物,达到患者入睡和无痛的状态,但是多为短小操作,大多不需要插管控制呼吸,但存在呼吸抑制、误吸性肺炎等风险。

三、全身麻醉期间严重并发症

临床手术过程中,麻醉医师的思维方式介于外科和内科医师之间,最终目的是最大限度地消除或减少患者面临手术的恐惧和围术期的疼痛和安全。麻醉科医生是手术过程中患者生命安危的保护者。

麻醉医师需要利用各种药物维持一定的麻醉状态,还要在整个手术过程中保障患者安全,提供安全无痛的手术条件。但患者、手术和其余情况千差万别,仍然有可能出现一些意料之外的情况,而其中有部分情况很可能危及生命安全。

（一）反流、误吸和吸入性肺炎

麻醉下发生呕吐或反流有可能招致严重的后果，胃内容物的误吸，以至造成急性呼吸道梗阻和肺部其他严重的并发症，是目前全麻患者死亡的重要原因之一。患者发生误吸导致急性肺损伤的程度，与误吸的胃内容物理化性质（如 pH、含脂碎块及其大小）和容量，以及细菌的污染直接相关。

误吸的临床表现包括急性呼吸道梗阻、Mendelson 综合征、吸入性肺不张、吸入性肺炎等。预防误吸主要是针对构成误吸和肺损害的原因采取措施：①减少胃内容量和提高胃液 pH；②降低胃内压，使其低于食管下端括约肌阻力；③保护气道，尤其是当气道保护性反射消失或减弱时，更具有重要意义。误吸的处理关键在于及时发现和采取有效的措施，以免发生气道梗阻窒息和减轻急性肺损伤。具体措施包括重建通气道、支气管冲洗、纠正低氧血症、激素、气管镜检查、抗生素及其他支持疗法。

为了减少反流和误吸的可能性，手术患者常需要术前禁食水，通常禁食 6～8 小时，禁饮 4 小时，小儿可以控制在 2 小时。

（二）躁动

全麻恢复期，大多数患者呈嗜睡、安静或有轻度定向障碍和脑功能逐渐恢复趋于正常，但仍有部分患者出现较大的情感波动，表现为不能控制的哭泣和烦躁（躁动）不安。躁动的出现除了与术前、术中用药有关外，术后疼痛等可能是引起躁动的重要因素。

（三）全麻后苏醒延迟

全身麻醉停止给药后，患者一般在 60～90 分钟内可清醒，对指令动作、定向能力和术前的记忆得以恢复。若超过此时限神志仍不十分清晰，可认为全麻后苏醒延迟。引起全麻后苏醒延迟的常见原因有药物作用时间的延长、高龄、患者全身代谢性疾病、中枢神经系统的损伤等。

（四）术后恶心与呕吐

术后恶心与呕吐（PONV）是全麻后很常见的问题，可造成患者的不适而影响休息，其发生率为 20%～30%，既往有相关病史、女性和吸入麻醉相对发生率高。危险因素有：①倾向性因素如早期妊娠、糖尿病和焦虑的患者；②胃容量增加；③麻醉用药与方法全麻比区域性麻醉多见；用药以氧化亚氮、氯胺酮以及新斯的明为多见；④手术部位与方式牵拉卵巢和宫颈扩张术，腹腔镜手术，斜视纠正术以及中耳的手术等最为多见；⑤手术后疼痛应用阿片类药、低血压和大量饮水等。胃肠减压导管刺激也常引起呕吐。对有明显发生 PONV 倾向的患者才考虑使用药物，一般不需预防性用药。主要药物有丁酰苯类、吩噻嗪类、胃动力性药、抗胆碱能药、抗组胺药、5-羟色胺拮抗剂等。

（五）支气管痉挛

在麻醉过程中和手术后均可发生急性支气管痉挛，表现为支气管平滑肌痉挛性收缩，气道变窄，气道阻力骤然增加，呼气性呼吸困难，引起严重缺氧和 CO_2 蓄积。若不即时予以解除，患者因不能进行有效通气，不仅发生血流动力学的变化，甚至发生心律失常和心搏骤停。

发生支气管痉挛的原因有气道高反应性、与麻醉手术有关的神经反射、气管插管等局部刺激、应用了具有兴奋性迷走神经、增加气道分泌物促使组胺释放的麻醉药、肌松药或其他药物等。其中，气管插管等局部刺激是麻醉诱导期间发生气道痉挛最常见的原因。既往有呼吸道慢性炎症、抽烟或支气管哮喘史的患者发生率较高，麻醉期间避免应用可诱发支气管痉挛的药物。选用局麻药进行完善的咽喉部和气管表面的麻醉，阻断气道的反射，可防止因刺激气道而诱发支气管痉挛。支气管痉挛的处理包括：明确诱因、消除刺激因素；如因麻醉过浅所致，则应加深麻醉；面罩吸氧，必要时施行辅助或控制呼吸；静脉输注皮质类固醇类药、氨茶碱等，两药同时应用可能收效更好。

（六）低氧血症和通气不足

呼吸系统的并发症，仍是全身麻醉后延缓术后康复、威胁患者生命安危的主要原因之一。全麻后气道阻塞最常见的原因，是因神志未完全恢复，舌后坠而发生咽部的阻塞；喉阻塞则可因喉痉挛或气道直接损伤所致。对舌后坠采用最有效的手法，是患者头后仰的同时，前提下颌骨，下门齿反咬于上门齿。据患者不同的体位进行适当的调整，以达到气道完全畅通。如果上述手法处理未能解除阻塞，则应置入鼻咽或口咽气道。但在置入口咽气道时，有可能诱发患者恶心、呕吐甚至喉痉挛，故应需密切观察。极少数患者才需重行气管内插管。

（1）低氧血症不仅是全身麻醉后常见的并发症，而且可导致严重的后果，甚至昏迷、死亡。易于引起麻醉后低氧血症的因素有：①患者的年龄＞65 岁；②体重超重（如＞100kg）的患者；③施行全身麻醉的患者要比区域性麻醉更易于发生；④麻醉时间＞4 小时；⑤施行腹部手术者对呼吸的影响显著于胸部，以肢体手术的影响较为轻微；⑥麻醉用药：如苯二氮䓬类与阿片类药物并用，用硫喷妥钠诱导麻醉对呼吸的影响要显著于丙泊酚。

（2）通气不足系指因肺泡通气的降低引起 $PaCO_2$ 的增高。手术后通气不足的原因有：①中枢性呼吸驱动的削弱；②呼吸肌功能恢复的不足；③体内产生 CO_2 增多；④由于呼吸系统急性或慢性疾病所影响。

（七）急性肺不张

急性肺不张是指患者骤然出现肺段、肺叶或一侧肺的萎陷，从而丧失通气的功能。急性肺不张是手术后严重的并发症之一，尤其多见于全身麻醉之后。大面积急性肺不张，可因呼吸功能代偿不足，使患者因严重缺氧而致死。

发生急性肺不张的危险因素：围手术期患者存在有急性呼吸道感染；呼吸道急性或慢性梗阻，术后最常见的原因是气道被黏稠的分泌物所堵塞；慢性气管炎；吸烟；肥胖；老年患者肺容量小，如非阻塞性肺病、胸廓畸形，或因肌肉、神经肌肉和神经疾病所致的呼吸肌障碍或受限。

（八）通气不足综合征

中枢性或梗阻性睡眠呼吸暂停综合征患者。术后发生通气不足的危险因素包括：①呼吸道分泌物多，且引流或排出不畅；②胸部或上腹部大手术患者；③外科手术切口疼痛；④镇痛药应用不当；⑤应用抑制中枢神经系统的药物。

（九）高血压

全身麻醉恢复期，随着麻醉药作用的消退、疼痛不适，以及吸痰、拔除气管内导管的刺激等原因极易引起高血压的发生。尤其先前有高血压病史者，且多始于手术结束后 30 分钟内。如果在术前突然停用抗高血压药物，则发生高血压情况更呈严重。发生高血压的原因包括：疼痛、低氧血症与高碳酸血症、术中补充液体超负荷（volume overload）、升压药应用不当、吸痰的刺激和其他（如术后寒战、尿潴留膀胱高度膨胀等）。

（十）脑血管意外

患者先前多存在有脑血管病，而在麻醉手术过程（围手术期）中，意外地发生了脑卒中，其中约有 80% 是因脑血管供血不足（或血流太少），称为缺血性卒中，另外 20% 则属于出血性卒中（如脑实质性出血和蛛网膜下腔出血）。卒中所涉及的范围，可以是局灶性、多灶性，也可以是弥散性，反映出因单一或多个血管的病理改变而引起脑功能急速的障碍。高龄（超过 65 岁）、高血压、糖尿病、外周血管病变、心脏疾病（冠心病和房颤等）等都是围术期发生脑血管意外的高危因素。

全身麻醉期间因为患者处于睡眠状态，患者意识和肌力监测受到影响，可能不能及时发现脑卒中的发生。

（十一）恶性高热

恶性高热（MH）是由吸入强效的挥发性麻醉药和琥珀胆碱诱发的骨骼肌异常高代谢状态，呼出 CO_2 和体温骤然增高、心动过速，并出现肌红蛋白尿等。MH 以白种人多发，但在不同种族中均有报道，说明 MH 并非种族特异性。儿童 MH 发病率(1/15 000)明显高于成人(1/50 000)。儿童好发年龄多在 10 岁以下,男性多于女性。MH 以先天性疾病如特发性脊柱侧弯、斜视、上睑下垂、脐疝、腹股沟疝等多见,在其他外科疾病中也有散在报道。目前认为 MH 是一种具有家族遗传性的亚临床肌肉病。MH 的临床表现可分为暴发型(22%)、咬肌痉挛型(22%)和流产型(57%)。暴发型最严重,表现为突然发生的高碳酸血症和高钾血症、快速心律失常、严重缺氧和酸中毒、体温急剧升高,可达 45～46℃。多数患者在数小时内死于顽固性心律失常和循环衰竭。

第二节　脑功能评估

一、脑解剖分区与脑功能定位

额叶:是大脑发育中最高级的部分,它包括初级运动区、前运动区和前额叶,位于中央沟以前。额叶在有组织、有方向的活动中,有使活动服从于坚定意图和动机的作用。额叶位于大脑的前部,有四个主要的脑回,即中央前回、额上回、额中回及额下回。额叶病损时主要引起随意运动、言语、颅神经、自主神经功能及精神活动等方面的障碍。

颞叶位于外侧裂下方,由颞上沟和颞下沟分为颞上回、颞中回、颞下回。隐在外侧裂内的是颞横回。在颞叶的侧面和底面。在颞下沟和侧副裂间为梭状回,侧副裂与海马裂之间为海马回,围绕海马裂前端的钩状部分称为海马沟回,负责处理听觉信息,也与记忆和情感有关。

顶叶(parietal lobe)是大脑的一部分,位在额叶、枕叶和颞叶之间,而其与额叶的分界线为中央沟,另外顶枕沟为顶叶和枕叶的分界线,位于中央沟之后,顶枕裂于枕前切迹连线之前。在中央沟和中央后沟之间为中央后回。横行的顶间沟将顶叶余部分为顶上小叶和顶下小叶。顶下小叶又包括缘上回和角回。响应疼痛、触摸、品尝、温度、压力的感觉,该区域也与数学和逻辑相关。顶叶分前中后区。前区:顶额联合区,负责身体感觉、味觉、触觉、性冲动、身体协调性和身体认知;中区:顶颞联合区,即韦尔克尼区,负责感觉性语言的认知处理;后区:顶枕联合区,负责空间感觉(右脑)及数理逻辑(左脑)。

枕叶(occipital lobe)是大脑皮质的一个区域。其已知的主要功能包括处理视觉信息,例如初级视皮质 V1 就位于枕叶。枕叶位于半球后部,在枕顶沟的后方;在外侧面很小,沟回不定;顶叶与颞叶之后,在小脑之上大脑后端的部分,称为枕叶,枕叶主要负责视觉处理。

二、脑功能损伤的评估

评估是临床医师的一项重要工作,评估的目的包括:判断病情,提高客观性、准确性和可靠性;预测结局,明确努力目标;医疗决策,节省医疗费用开支,减轻个人、单位和社会经济负担;指导治疗,减少盲目性,提高救治成功率,降低病死率和残疾率。在重症监护治疗病房对评估的要求更高,如评估的指标更敏感、精确,具有可预测性;评估的技术更安全(非侵入性),减少并发症;评估的方法更简便,适合于床旁开展;评估的操作更省时,医护人员的工作可照常进行。随着医疗科学技术的进步,神经疾病重症监护治疗病房(neurology-intensive care unit,N-ICU)的评估工作迅速发展,针对脑功能损伤的评估技术愈来愈得到认可。

（一）脑电生理功能评估

脑电生理功能评估技术主要包括脑电图和诱发电位。近十余年,脑电图机和诱发电位机之所以离开特制的屏蔽间,进入 N-ICU(或手术室),取决于两方面的科学成就。一是抗干扰技术明显改进,与其他多种仪器设备(如多功能心电监测仪、呼吸机、输液泵等)共同工作成为现实,从而开展了许多以往难以想象的工作,如床旁评估脑的功能状态,特别是各种原因的昏迷、植物状态和脑死亡;发现非惊厥性癫痫或非惊厥性癫痫持续状态,并予以药物治疗指导;辅助或替代医源性昏迷和(或)因神经麻痹而不能进行的神经系统检查等。二是计算机技术日新月异,大量脑电生理信息的收集、储存、显示和分析更加迅速和简便易行。

脑电生理功能评估标准是继评估技术改进之后亟待解决的第二个问题。文献报告(国外文献)已经用于临床的脑电图、脑干听觉诱发电位(brainstem auditory evoked potentials,BAEP)和体感诱发电位(somatosensory evoked potential,SEP)评估标准各有十多种。首都医科大学宣武医院 N-ICU 经过几年的评估研究工作,发现 Synek(1988 年)和 Young(1997 年)的脑电图分级评估标准、Hall(1982 年)的单模式 BAEP 分级评估标准和 Judson(1990 年)的单模式 SEP 分级评估标准、Cant(1986 年)的多模式分级评估标准更适合心肺复苏后昏迷、无意识状态和脑死亡评估,但如果要扩大评估对象的范围(如脑血管疾病)则须加以改良。

（二）脑自主神经功能评估

很早就有人注意到脑功能损伤时常常伴随严重的自主神经功能紊乱,但始终找不到监测与评估的客观手段,直到 1994 年 Stephen 发现心率变异(heart rate variability,HRV)与脑卒中相关。HRV 是用动态心电图持续监测,经时阈或频阈定性、定量分析,了解自主神经总活性、交感神经活性、副交感神经活性,以及交感与副交感神经张力平衡的方法。当脑功能损伤累及皮质（岛叶）、下丘脑、延髓等部位时，自主神经的核上刺激减弱或消失，出现以自主神经总活性降低、副交感神经与交感神经张力失平衡的 HRV 变化。其变化的程度与脑功能损伤程度有相当好的一致性。2002 年首都医科大学宣武医院 N-ICU 开展了 HRV 与重症脑血管疾病的临床研究工作，发现重症脑血管疾病患者 HRV 降低显著，尤以反映自主神经总活性和副交感神经活性的参数更加明显；24h 心率变异曲线昼夜波动减小，或失去昼夜波动。HRV 可作为简便、客观、敏感和定量的脑功能监测与评估指标。此外，HRV 还可预测脑功能损伤并发的恶性心律失常或心搏骤停的发生。HRV 的不足之处在于生理影响因素较多，如年龄、呼吸频率、体温、体位以及 24h 生物周期的波动等。目前虽然 HRV 还很少被人们认识，但颇具临床研究和应用前途。

（三）脑代谢功能评估

正常脑功能和脑组织细胞完整性的维持有赖于持续的氧供和二氧化碳清除，以及稳定的 pH 值、离子浓度、离子转运、脑温等微环境，而微环境的维系首要依赖于充足的氧供。任何原因造成的脑功能损伤，无论是原发性的还是继发性的，归根到底大部分都是脑组织的缺血缺氧所导致的局部或广泛脑组织细胞代谢的失衡和紊乱，继而发生功能障碍。在脑血管疾病造成的脑功能损伤中更是如此。因此，脑代谢监测可以直接或间接的反映病变脑组织的代谢情况，包括了脑氧监测、pH 值监测、脑温监测、脑二氧化碳分压监测等。其中以脑氧监测最为重要，应用范围最广。监测脑氧的方法主要有 3 种：颈内静脉血氧饱和度监测（jugular vein blood oxygen saturation，$SjvO_2$）、脑组织氧分压监测（brain tissue oxygen partial pressure，$PbtiO_2$）和近红外线光谱技术（near infrared spectroscope，NIRS）。$SjvO_2$ 是对颈静脉球部血液的氧饱和度的监测，根据 Fick 公式，它能直接提供脑氧代谢状态的信息，综合反映脑供氧指标（CBF、血色素、动脉血氧饱和度）与脑耗氧指标和脑氧摄取量之间的相互关系，是判断全脑代谢状况和损伤程度的一项综合指标。$PbtiO_2$ 监测技术是 20 世纪 90 年代后逐渐成熟并应用与临床的脑氧代谢监测方法，是用微电极直接与局部脑实质接触，测量该区域脑组织氧分压值，可以识别局灶脑缺血缺氧，具有微创、安全、准确的特点。NIRS 是近几年发展起来的一种无创性脑氧监测技术，它通过接收器将射入颅内并在颅内散射衰减后的近红外线光信号转换为电信号，输入电脑进行处理，测出氧合/非氧合 Hb 分子比率，就能进一步计算出大脑局部的血氧饱和度，但其很容易受到颅内外不确定因素、操作技术不稳定以及全身病理生理变化等的影响。

目前这三项脑氧监测技术已逐步应用于脑外伤、脑血管疾病、心肺复苏后等重症脑功能损伤患者急性期的监测。

（四）脑神经—内分泌功能评估

从 1932 年美国生理学家 Cannon 发现的高等生物"紧急反应"（emergence reaction）到 1936 年加拿大医学家 Selye 提出的"全身性适应综合征"（general adaptation syndrome，GAS），很快形成了神经—内分泌共同参与的应激反应学说（stress theory）。从 1948 年美国学者 Harris 提出的丘脑调节腺垂体分泌的"神经—体液学说"（nerves and body fluid theory），到 20 世纪 70 年代分子生物学的发展，确立了下丘脑与垂体在神经-内分泌系统中的重要地位和认识到应激蛋白（stress proteins，SP）基因表达的重要作用。无论是脑内有害因素（颅脑损伤、脑出血、脑梗死等）还是脑外有害因素（中毒、休克、感染、缺氧等）均可引起机体相似的非特异性的全身应激反应。若应激反应过度，则导致机体多器官系统功能受损或衰竭。因此，监测与评估神经-内分泌功能变化成为近些年来临床与基础研究的热点，特别是下丘脑—垂体—靶腺轴（尤其是下丘脑—垂体—肾上腺皮质轴，HPA 轴）和交感—肾上腺髓质轴相关的激素水平变化。

（五）脑血流状态评估

脑血流（cerebral blood fluid，CBF）评估包括直接和间接两种技术，前者为同位素清除技术（无创吸入法和有创颈内动脉注射法），通过扩散和清除同位素速率直接获得脑血流状态，但其不符合床旁、连续、简便等要求，未被 N-ICU 采用；后者为经颅多普勒超声（transcranial Doppler ultrasound，TCD）技术，通过 Doppler 方程式计算 RBC 运动速度，间接了解脑血流状态。近 20 年 TCD 技术不断改进，愈来愈符合床旁监测与评估的要求，并愈来愈多地用于 N-ICU。TCD 技术的不足之处是对患者骨窗要求较高，对操作者技术要求亦很高，因此评估的普遍性和精确性受到影响。

（六）颅内压状态评估

颅内压（intracranial pressure，ICP）的监测与评估技术（脑室内、脑实质内、硬膜下或硬膜外）在 20 世纪后半叶就已用于临床，其中脑室内 ICP 监测与评估最为精确实用。但这些方法均是创伤性的，具有感染（4%）、出血（0.7%）和创伤的风险，此外仪器设备和技术方面的要求亦较高，临床应用和普及受到限制。近些年来，无创 ICP 监测与评估技术迅速发展，如视网膜静脉、耳鼓膜、生物电阻抗检测与评估技术，EEG、EP、TCD 检测与评估技术等。这些方法避免了许多风险，但监测的精确性和连续性尚不满意，评估的准确性和可行性尚待解决。

无论国内还是国外，在 N-ICU 内开展脑功能损伤评估工作与其他专科 ICU 进行的器官功能评估工作相比，仅仅是开始。就目前已经建立或准备建立的 N-ICU

而言,开展脑功能损伤评估工作仍存在四个方面的问题:缺乏评估的条件、设备和技术,缺乏床旁操作的方法、规范和经验,缺乏评估的统一标准或尺度,缺乏评估的专业技术队伍。为此,N-ICU 专业技术人员将要付出艰苦而不解的努力。

第三节　全身麻醉对脑功能的影响

全身麻醉过程是对中枢神经系统功能强烈干预的过程。随着基因组学和蛋白质组学技术的成熟,正电子发射断层扫描(PET)和功能核磁成像(fMRI)等技术快速发展,人们发现围术期的麻醉处理会对脑的蛋白表达和功能产生一定影响,而且相关的影响会整合到人格行为、学习、记忆、认知、意识等功能中。

一、全身麻醉对学习、记忆、认知、意识功能的影响

人类的认知功能中,记忆是最核心和最重要的脑功能。大脑中直接主管记忆的是皮质的边缘系统,其中杏仁核、海马与记忆有密切关系,海马外周的颞叶也参与记忆。目前证实,记忆过程中突触可发生某些形态和功能的变化即突触的可塑性改变。可塑性突触是信息传递和储存的基本场所,是人类从幼年、成年到老年能够不断学习和记忆过程的神经基础。短期记忆的神经基础仅仅是一种电流性变化,是正在工作的神经元活动以电流形式的变化将信息储存下来,学习和记忆过程存在突触传递的增强和减弱。长期记忆则需上升为生物化学变化和形态变化,首先把来自外界的刺激换成电流信号,再以生化学的变化来接收信号,形成新的神经回路。因此与脑内某些永久性功能和结构变化有关,需要合成新的 mRNA 和蛋白质分子。老鼠学习后 RNA 碱基比例发生变化是记忆储存在核酸分子上的证据。蛋白合成抑制剂影响学习后记忆的巩固。麻醉、缺氧、低温使神经细胞活动停止,但一般来讲只影响短期记忆,不影响长期记忆。

动物实验研究显示,临床手术要求的麻醉药物浓度可对脑的学习、记忆、认知功能及行为表现能力产生一定影响。如 Jevtovic-Todorovic 等发现吸入麻醉后发育期的鼠脑产生广泛的神经退行性变,并导致海马神经元突触传递功能损害,进而产生持久的学习、记忆功能缺失。而这些吸入麻醉药物或者具有 NMDA 受体阻断特性(如谷氨酸作用于 NMDA 的受体亚单位减少兴奋性神经信号传递),或者具有 GABA 受体强调的特性(如通过激活氯离子通道作用于 GABA 的 β1 亚单位抑制突触信号传递)。推测谷氨酸等 NMDA(N-甲基-D-天冬氨酸)受体阻断剂或 GABA(γ-氨基丁酸)激活剂均能诱使发育期的脑(即脑的神经突触生长发育时期)

产生广泛的细胞凋亡性神经退变。该研究也提示在儿科和产科实施的麻醉可能会对发育期的人脑产生有临床意义的损害。

参与记忆过程调制的除了氨基酸类递质外,还有中枢胆碱能系统、儿茶酚胺类递质、神经肽等。毒蕈碱受体阻断药东莨菪碱削弱学习和记忆;胆碱酯酶抑制药毒扁豆碱增强学习和记忆;肾上腺素加强对事件记忆的贮存;而β-肾上腺能受体阻断药可以拮抗此增强,但仅对情绪激动者有效。多巴胺参与短时记忆的调制,损毁杏仁中央核可减少应激引起的前额皮质多巴胺更新的增加,说明应激对记忆的影响是通过杏仁对皮质多巴胺受体活动的影响而产生的。垂体后叶加压素增强记忆的巩固;脑啡肽、阿片受体激动药破坏记忆的保持,拮抗药纳洛酮则相反。

Culley 等在动物实验中证明 iso-NO 麻醉减弱了对已掌握的空间记忆任务的行为表现能力,并且这种影响可持续到麻醉后数个星期,并且证实经历了 iso-NO 麻醉后,白鼠在辐射状迷宫实验中存在与运动功能损害无关的持续性行为表现缺陷,且这种现象无年龄特异性(即成年和老年鼠均存在吸入麻醉后的行为表现缺陷)。并且在辐射状迷宫实验中,麻醉后鼠的行为表现功能缺陷,长于所用药物的药理学改变所预期的时间。提示吸入麻醉药物可能产生术后长期的学习/记忆功能缺失。Butterfield 等在动物实验中发现单次临床剂量的麻醉并不会损害已良好掌握的高级认知功能和精细运动的协调能力,但重复多次麻醉会对老年鼠的获得性运动功能及精神活动功能产生一定程度损害。到目前为止,POCD 在中青年及儿童患者中是否存在还没有系统调查,长时间或者反复使用麻醉药是否会对小儿智力发展、人格形成造成持久的影响尚不得而知。但已有证据表明临床应用浓度的异氟烷可通过阻断肌纤蛋白的聚合作用消除神经元树突棘的形态变化,故认为吸入麻醉药可影响脑内兴奋性突触的形态可塑性。可见,在婴幼儿神经系统发育的关键时期,如果长时间、反复应用麻醉药很可能会引起中枢神经系统神经元结构和功能的改变。

至于全麻药物究竟是如何影响或导致意识消失,至今仍存在着不同的观点。一种观点认为机体的意识觉醒状态是由中枢神经系统中特定的神经结构维持,药物对这些部位的作用是产生意识消失的关键;而另一种观点则认为意识觉醒状态与整个中枢神经系统信号传导网络的整合活动有关,如神经元间的同步化活动、神经振荡、适应性共振、自行更新的反射模式等,意识的消失是药物对这种整合活动的抑制或阻断,而与特定的神经结构无关。PET 的脑显像技术研究显示,无论是静脉麻醉药还是吸入麻醉药,可能都是通过作用于特定的神经结构——丘脑和中脑网状结构,抑制其功能并产生意识消失。但静脉麻醉药与吸入麻醉药相比有着不同的中枢作用通路,静脉麻醉药更倾向于抑制皮质上相关神经元的活动,而吸入麻醉药的作用则更为广泛和复杂。而麻醉药的镇静和遗忘作用是对皮质上与觉醒和记忆相关脑区(如前额皮质、顶皮质等)的神经元活动抑制的结果。同时,全麻药物的中枢抑制作用具有剂量依赖性和结构特异性。

二、全身麻醉对脑电生理及生化的影响

全身麻醉可对机体的诸多脑电生理及生化过程产生十分复杂的影响作用。如与记忆形成密切相关的突触传递的一个可塑性模式——海马长时程强化(long term potentiation,LTP),可通过激活简单刺激传递链而增强突触兴奋性氨基酸与NMDA亚基受体的结合功能。实验发现,给予动物成串的条件电刺激后,可导致单个刺激引起峰电位和兴奋性突触后电位(EPSP)的振幅增大和潜伏期缩短,即易化现象。这种易化现象可持续10h甚至24h以上,称为长时程强化(LTP)。如果条件刺激每隔24h重复一次,单个刺激引起的EPSP增大可持续12d以上,少数动物停止给予条件刺激后,LTP现象仍能持续2个月之久。一定强度的刺激可提高单个刺激引起的EPSP的幅度,而一定频率的刺激可使EPSP产生叠加效应,当突触后膜的去极化达到一定程度后,使得位于(NMDA)受体通道内阻止Ca^{2+}内流的Mg^{2+}移开。膜去极化使堵塞通道的Mg^{2+}移开后,谷氨酸与NMDA受体结合才能使通道打开,Ca^{2+}内流,触发一系列生化反应。NMDA受体是双重门控通道,既受电压门控也受递质门控。目前发现是蛋白激酶系统被Ca^{2+}激活,参与LTP诱导过程。而LTP维持需要合成新的蛋白分子。Mikuler等在鼠脑海马CA1神经元的电生理研究中,通过测试兴奋性突触后电位EPSP强度以及成对脉冲的突触量化效果,发现临床相关浓度的吸入麻醉药通过突触前某些部位的活动抑制谷氨酸盐的释放。同时也增强了对突触后谷氨酸盐NMDA受体的抑制,进而对兴奋传递产生麻醉剂诱导性抑制并最终直接导致中枢神经系统的抑制。Pearce等研究了吸入麻醉药对鼠脑海马脑片神经元突触传递的影响,通过观察唤醒反应和刺激对侧海马CA3区域而在同侧CA1区域的分层锥状肌产生LTP。证明吸入麻醉药物对海马CA1突触的作用机制与氨基酸能递质介导的兴奋作用相关。Wakasugi等在体外鼠脑海马神经突触传递的研究中发现,吸入麻醉药对兴奋性(NMDA受体介导)和抑制性(GABA受体介导)突触传递均具有调整作用。

全麻药物也可对中枢的复杂生化过程产生影响,如吸入麻醉药通过诱导型一氧化氮合酶的作用,可诱导缺血性神经损伤的耐受过程。动物实验中通过电子顺磁共振分光镜检查(EPR),也发现卤代烃类吸入麻醉药物可大量增加鼠脑皮质中依赖一氧化氮合酶活性的一氧化氮含量,并引发一氧化氮介导的血管舒张反应。

通过诱导型一氧化氮合酶介导产生的一氧化氮在免疫反应及感染性休克时系统的血管舒张过程中具有重要作用,吸入麻醉药可差异性影响诱导型一氧化氮合酶的免疫应激表达。研究表明,经脂多糖或 γ-干扰素单一刺激引起的 iNOS mRNA 和蛋白表达增强可被吸入麻醉药所抑制;而二者联合持续刺激引起的 iNOS mRNA 和蛋白表达增强及 NOS 的活性增强均可被吸入麻醉药所激活,其作用机制可能与影响细胞内钙离子内流有关。吸入麻醉药与一氧化氮—环磷鸟苷通路存在相互作用,吸入麻醉药通过改变信号传导和调整 NOS 通路,而影响脑内一氧化氮合成酶的活性,在这个多步骤的复杂通路中吸入麻醉药物作用的确切位置尚不清楚。有趣的是静脉麻醉药对 NOS 活性并没有直接影响,有许多报道认为丙泊酚对脑缺血缺氧性损伤具有保护作用,其机制可能与钙离子的调节、氧自由基、γ-氨基丁酸受体、NMDA 等相关。

最新的研究显示,吸入麻醉药还可诱发肺和肝内的基因表达发生改变。异氟烷麻醉过程中及麻醉后存在 c-fos RNA 的增加及诱导型一氧化氮合酶(iNOS)蛋白浓度增加,但这些转录(信使 RNA)水平的变化并不能证明存在蛋白水平的改变。生命体的统一性来源于基因组,而复杂性和多样性则取决于蛋白质组。鉴于此,Futterer 等应用二维凝胶电泳和质谱测量法,通过高效、快捷和高通量的分子生物学技术,测定了吸入麻醉前后脑内差异表达的蛋白质。结果显示,吸入麻醉后至少 72h 内存在蛋白质表达改变,这些蛋白在神经递质的突触传递及新陈代谢等方面发挥重要作用。如一氧化氮通路中的 DDAH 在地氟烷麻醉后表达增强,并至少持续 72h。这一结论支持由于诱导型一氧化氮合酶增加致 NOS 增加,进而引起一氧化氮合成增多。另外,研究中还发现 dynamin-1 在异氟烷麻醉后减少,而 dynamin-1 是网格蛋白依赖性胞饮作用的介质。dynamin-1 的减少可引起神经突触膜蛋白的功能性结构改变,提示突触递质释放过程(能量传递过程)有其相对应的蛋白结构改变。其他许多在麻醉前后脑内差异表达的蛋白与糖酵解和三羧酸循环密切相关。这些结果都提示,吸入麻醉后 3h 即存在脑蛋白表达改变,并至少持续到术后 72h,这个时间远远长于临床上吸入麻醉后的恢复时间。

随着基因组学和蛋白组学的发展,特别是脑蛋白图谱和人类蛋白图谱的构建,我们对麻醉相关蛋白表达的改变以及靶向蛋白水平的麻醉监测将进入一个崭新的领域,我们对功能性神经科学的认识也将深入到更精确的分子水平,对麻醉诱导性脑功能甚至结构改变会有一个更全面的认识。

(徐义国 周跃峰 徐笑笑 倪红艳 吴 祥)

第八章　全麻药物对脑发育的影响

第一节　全麻药物与神经系统发育概述

　　每年有越来越多的孕妇、新生儿、婴幼儿需要在全麻或者镇静状态下接受各种手术操作和检查。与之相对应越来越多的麻醉医生、患儿父母、社会开始关注全麻药物对未成熟大脑的安全性以及对脑发育的影响。

　　自第一个现代全麻药物问世以来的 170 多年间，已发现的具有全麻作用的化合物多达百种之多。全麻药物作用于中枢神经系统产生麻醉效应，导致意识消失并获得良好的麻醉镇痛作用。但至今仍未清楚全麻药物主要作用在脑的哪个分区，或是否存在明显的脑区分布；也未完全明确全麻药物是以脑的作用为主还是以脊髓的作用为主。在细胞和亚细胞层面，全麻作用可能发生于神经轴膜或者突触部位，包括对神经轴索电传导的抑制及对兴奋性突触传递的抑制和抑制性突触传递的增强。目前普遍认为，全身麻醉是使兴奋性神经元受抑制和抑制性神经元的作用增强的共同结果。在全麻作用的分子机制方面，很有可能全麻药分子是以不完全相同的方式作用于各种受体及受体部位，而最终产生相同或者相似的全麻作用。全麻过程所涉及的细胞、分子机制既复杂又多元化。

　　出生后的最初几年是宫内发育的延续。尤其是人类的神经系统，在出生时尚没有完全发育成熟，出生后要经历飞速的发育。出生后的这个发育过程是以突触的发生为特征的，包括树突分支和大量突触的形成。而突触的正确形成需要以下几个关键步骤：神经元的迁徙、分化、树突分支以及胶质细胞的成熟。神经网络形成的关键之处就在于神经元之间以及神经元和胶质细胞间的连接不受外界干扰。在大脑发育的关键时期，如果神经元的活性过度抑制，兴奋性突触、抑制性突触传递之间的精细平衡被打破，同时突触周围环境发生非生理性的改变，这些都有可能使发育中的神经元凋亡。手术麻醉的目标是使患者意识和痛觉丧失，但全麻药物的剂量在达到全面抑制神经元活性的同时,是否会过度激发细胞凋亡从而引起大量发育中的神经元死亡呢?

近 20 年间,全身麻醉诱导和镇静所用的麻醉药物对婴幼儿大脑的直接作用,以及通过孕妇胎盘对胎儿发育中大脑的间接作用所产生的潜在、持续的神经毒性效应,一直是广泛关注和研究的热点。2016 年底美国 FDA 也发布安全通告:3 岁以下婴幼儿或孕晚期孕妇,重复应用或长时间使用全身麻醉和镇静药物可能会影响小儿大脑发育。尽管如此,麻醉药物对发育期大脑的影响仍缺乏足够临床证据。

第二节 婴幼儿神经系统发育的特点

生长发育是小儿的基本特点,伴随有身体外形和组织器官功能的飞跃性的变化。生长发育经历胎儿期、婴儿期、儿童期和青春期,直至向成年人转变,也包括生理、认知和情感的逐渐成熟。人类中枢神经发育高峰期起始于孕后期,直至出生后 2～3 年。在胚胎时期神经系统首先形成,脑的发育最为迅速。出生时脑重约 370g,大概为成年人脑重的 25% 左右,占体重的 10%～12%,但此时神经细胞数目已与成人接近,但其树突与轴突少而短。小儿神经系统的发育主要和神经髓鞘的形成和发育有关,出生后脑重量的增加主要是神经细胞体积增大和树突的增多、加长以及神经髓鞘的形成和发育。神经细胞 3 岁时分化基本完成,神经纤维到 4 岁时完成髓鞘化,7 岁时已接近成人脑重约 1500g。由于脑发育不全,因此婴儿期各种刺激引起的神经冲动传导缓慢,且易泛化。小儿脑耗氧约占总耗氧量的 50%,而成人仅为 20%。

人脑快速发育期主要发生在胚胎后 3 个月至出生后 2～3 岁,这一时期被称为大脑生长的快速爆发期(brian grouth spurt,BGS)。哺乳动物脑发育期为突触发生高峰期,神经元的树突棘处于不断动态运动中,大量新的突触联系与传递功能建立以进行神经元间信息交换,且具有高度可塑性。目前普遍认为,突触可塑性是学习记忆等脑功能发育的重要结构基础,也易受有干扰神经递质功能的药物影响而发生改变。在出生后,即便是过了神经爆发生长期,海马齿状回和侧脑室室下区仍有新生神经元的产生。就海马齿状回而言,神经祖细胞由齿状回内层的神经上皮生成并向颗粒层的外层逐渐迁移,在迁移过程中发生分化、增殖并逐渐成熟变成颗粒细胞补充到海马神经环路中,发挥与认知相关的生理功能。在大脑发育过程中有 50%～70% 的神经元以凋亡形式清除,生理情况下,这些大脑神经元的凋亡有助于大脑结构和功能的正常建立。而在病理情况下,伤害性因素诱导神经元过度凋亡,则会影响其正常生理功能。

第三节　全麻药物对神经系统发育的影响

在全麻药物应用于临床的 170 余年历程中,最初人们认为全麻药物消退后大脑可恢复至麻醉前状态,但越来越多的证据表明该观点并不准确。在啮齿类、灵长类(非人类)等种属的动物研究证实,临床常用的全麻药物可导致发育高峰期大脑发生广泛的神经元凋亡,使反映突触可塑性的长时程增强受抑制,随后动物的学习记忆能力出现进行性减退。

如将处于突触发育高峰期的发育期鼠神经元暴露于目前常用的全麻药物,可诱发其广泛的凋亡而致神经退行性变,以及持续的学习或记忆功能的衰退。哺乳动物的种属不同,其突触发育的高峰期亦不同,在人类,神经及突触发育的高峰期在妊娠 6 个月至出生后数年,而在鼠类,突触发育高峰期则是在出生前 1～2 天至生后前两周。大鼠发育期神经元的易损伤性与突触的发生呈时间相关性,在出生后 7 天突触发育的最高峰期最容易受损害,而在突触发育成熟期即出生后 14 天其易损伤性最小。出生后 7 天大鼠的神经元发育期与人类胚胎期最后 3 个月至出生后 1 个月的神经元发育期大致相当,如为早产儿则延迟至出 6～12 个月。出生 6～9 天鼠的中枢神经系统的成熟度与妊娠足月的新生儿相似。

鉴于上述研究结果,新生儿、婴幼儿全麻用药的安全性问题引起了麻醉界与药物监管部门的高度关注。

一、全麻药物脑发育期神经毒性的可能机制

全麻药物诱发神经退化可能是通过细胞程序性死亡即凋亡而发生的。凋亡分为生理性凋亡和病理性凋亡。生理性凋亡对多细胞动物正常机体的发育和自身稳定有极其重要的作用,在啮齿类、灵长目类动物及人类的中枢神经发育过程中,50%～70%的神经元以凋亡形式被清除,对生理性凋亡过程的过度干扰会造成大脑的发育不良、个体畸形甚至死亡。至今仍不清楚全麻药是促进生理性凋亡还是诱发病理性凋亡。

目前临床上常用的全身麻醉药主要通过激动中枢神经系统 γ-氨基丁酸(γ-aminobutyric acid,GABA)受体和(或)拮抗 N-甲基-D-天冬氨酸(N-methyl-D-aspartate,NMDA)受体而产生麻醉作用。研究认为,脑发育期正处于神经发生与

突触形成的高峰时期,而 GABA 受体和 NMDA 受体在促进细胞存活、神经元发育及突触形成中起到重要作用,因而在该期间神经系统的生长分化易受全麻药的干扰而产生毒性。实验动物模型证实不同种类全麻药都可引起脑发育期神经元凋亡,且呈剂量与时间依赖性。在神经系统发育高峰期,主要是妊娠末期和新生儿期受到全身麻醉药物作用后,可引起海马神经元凋亡,并伴有持续性学习记忆功能减退,这种影响可持续到成年后。由此推测神经细胞凋亡可能介导了全麻药对发育期脑的神经毒性。但由于 NMDA 受体通路也参与介导大脑缺血缺氧反应并造成神经细胞的死亡,全麻药阻断 NMDA 受体的同时又可在一定程度上改善中枢神经系统的损伤,同时减缓疼痛应激。因此,全麻药的应用对大脑发育的影响究竟是毒性作用还是保护作用至今还有争议。

（一）"兴奋性神经毒性"假说

麻醉药作用于 GABA 受体,GABA 是脊椎动物中枢神经系统中最主要的抑制性神经递质,有 $20\%\sim50\%$ 的中枢突触主要是以 GABA 作为神经传导递质,且在神经系统发育过程中可作为神经营养物质影响神经元的增殖、迁移、突触形成,甚至是细胞死亡。GABA 受体由 5 个亚单位围绕 Cl^- 通道构成复合体,是神经元细胞最重要的受体之一,也是多种麻醉药最重要的作用位点。$GABA_A$ 受体虽然是中枢神经系统中主要的抑制性受体,但在脑发育期可介导未成熟神经元的过度兴奋。这是因为生长发育高峰期的未成熟神经元胞膜上高度表达 Na^+-K^+-$2Cl^-$-共转运蛋白 1(Na^+-K^+-$2Cl^-$-cotransporter isoform,NKCC1),造成神经元胞浆内氯离子浓度增加。全麻药物激活 GABA 受体后可促进氯离子外流,使膜电位发生去极化,产生的动作电位进一步激活胞膜上的电压依赖性钙通道,引起钙离子内流,导致胞浆内钙离子稳态失衡和线粒体钙超载,进而启动细胞凋亡级联反应。NKCC1 抑制剂布美他尼或钙通道阻滞剂尼卡地平可减轻全麻诱导的未成熟神经元凋亡。不过,在细胞增殖和分化过程中,GABA 受体对正常神经突触的形成具有十分重要的作用。

在中枢神经系统中,NMDA 受体兴奋性神经递质谷氨酸的离子型受体参与兴奋性突触传递、神经递质释放、突触长时程增强等生理活动。NMDA 受体分布具有明显的组织区域特异性,海马及前脑皮质密度最高,尤其是海马的 CA1、CA3 区及齿状回,其次为纹状体、小脑颗粒细胞层和丘脑,在其他脑区及脑干、脊髓则分布较少。其功能不仅涉及脑发育、学习、记忆、突触可塑性等生理作用,而且与中枢神经系统的异常和神经元的退化有关。在神经系统发育高峰期,给予具有 NMDA 受体拮抗作用的全麻药以持续阻断该受体,可干扰内源性的 NMDA 受体系统,并导致 NMDA 受体补偿性上调(蛋白表达增多和活性增强);而当麻醉消退后,神经元将接受恢复正常生理环境后大量增多 NMDA 受体活性的冲击影响,接受过多兴奋性氨基酸的作用,而致神经毒性和神经细胞凋亡。此外,近年来的研究也发现,吸入麻醉药异氟烷和七氟烷可直接激活细胞内钙库——内质网上的三磷酸肌醇受体和兰尼丁受体,引起大量钙离子向胞浆释放,造成神经细胞变性凋亡。其作用机制是兴奋性氨基酸与 NMDA 受体结合,使之激活而产生兴奋性突触后电位,一方面增加 Na^+ 和 K^+ 的通透性,更多的则是增加 Ca^{2+} 的通透性,结果,细胞内 Ca^{2+} 超载,从而引起细胞凋亡。

(二)"神经营养性凋亡"假说

脑发育期的神经元生长和突触形成受脑源性神经营养因子(brain derived neurotrophic factor,BDNF)调控,生理状态下神经末梢分泌组织型纤溶酶原激活剂(tissue plasminogen activator,tPA)促进纤溶酶生成,纤溶酶可使 BDNF 前体蛋白(pro-brain derived neurotrophic factor,pro-BDNF)裂解为成熟 BDNF,继而可作用于其特异性受体原肌球蛋白受体激酶 B、激活磷脂酰肌醇 3 激酶和胞外信号调节激酶(extracellular signal regulated kinase,ERK)等信号通路,促进神经元发育、存活。全麻状态下突触末梢分泌 tPA 减少,进而抑制 pro-BDNF 分解成 BDNF,未分解的 pro-BDNF 与低亲和力的神经营养因子受体 p75 结合,激活 RlloA/Rho 激酶信号通路诱发细胞凋亡。

涉及神经元凋亡的信号转导通路,主要有 4 条:① 磷酰肌醇 3-激酶(phosphatidylinositol 3-hydroxy kinase,PI3K)/蛋白激酶 B(protein kinase B,PKB/Akt)通路,即 PI3K/Akt 通路;② 丝裂原激活蛋白激酶(mitogen-activated protein kinase,MAPK)途径中的细胞外信号调节激酶(extracellular signal-regulated kinase,ERK)通路,即 MAPK/ERK 通路;③ 应激活化蛋白激酶(stress activated protein kinase,SAPK),c-Jun 氨基末端激酶(c-Jun aminoterminal kinase,JNK),即 JNK/SAPK 信号通路;④ 蛋白激酶 p38 MAPK 所介导的信号转导通路,即 p38 MAPK 通路。其中,PI3K/Akt 和 MAPK/ERK 通路是促存活通路,而 JNK/SAPK 和 p38 MAPK 所介导的信号转导通路为促凋亡通路。

PI3K/Akt 通路对于细胞的存活起着关键作用。正常情况下 PI3K 存在于胞质中。活化的 PI3K 催化 3 磷酰化磷酸肌醇酯的形成。而 3 磷酰化磷酸肌醇酯能调节细胞存活中的一个关键性的分子——丝氨酸/苏氨酸激酶(Akt)的定位和活性。p-Akt 即为 Akt 蛋白的活化形式;活化的 Akt 可磷酸化 cAMP 反应元件结合蛋白(cAMP response element binding,CREB)和 NF-KB 抑制物激酶等分子,从而激活促存活因子的转录。亦可磷酸化 Bcl-2/Bcl-xL 相关死亡启动因子(Bcl-2/Bcl-xL-associated death promoter,Bad)、NF-KB 等而抑制促凋亡通路。TNF-α 是脑组织损伤后较早释放的具有多种生物学效应的重要促炎细胞因子,c-fos 是即刻早期癌基因家族成员中的一种,也常作为神经元激活和参与兴奋反应活动的标志。TNF-α 与 c-fos 的过量表达均可产生神经毒性,加速细胞凋亡。Caspase-3 作为促凋亡信号转导通路的重要效应酶,是凋亡途径的执行者,也是细胞凋亡的特征性标志。手术创伤促使海马炎症介质释放增多,神经胶质细胞产生 Fos 蛋白,c-fos 表达升高,通过调控其下游靶基因并使得一些维持细胞生存的蛋白合成减少,加速海马神经元的凋亡。

研究发现,新生大鼠经过咪达唑仑、异氟烷、N_2O 处理 2h、4h、6h 后,丘脑中的脑源性神经营养因子减少,并通过酪氨酸激酶受体途径抑制 Akt 的激活,增加 Caspase-9 和 Caspase-3 的表达,引起神经细胞凋亡;而大脑皮质中的脑源性神经营养因子则增加,虽然其他可以通过酪氨酸激酶受体途径促进 Akt 的激活,但主要是通过 p75 神经营养蛋白受体途径引起神经酰胺水平的升高,进一步抑制 Akt 的激活并可以引起 Caspase-9 和 Caspase-3 的表达增加和促使神经细胞凋亡,最终导致发育期丘脑和皮质神经元的损伤。

ERK1/2 通路可激活 NF-KB,而 NF-KB 的激活可诱导抗凋亡蛋白 Bcl-2 及 Bcl-xL 的增加,从而降低细胞凋亡水平。ERK 是一类丝氨酸/苏氨酸蛋白激酶,在大脑神经元生长、发育、分化、迁移及长时程突触可塑性的调控过程中起着关键的作用。

JNK 和 p38 MAPK 同属应激激活蛋白,在很多神经损伤与细胞凋亡模型中能被激活。JNK 活化后可以进入线粒体,激活 Bax,促进细胞色素 C 的释放;JNK 还可以磷酸化 Bim 和 Bmf,进而激活 Bax 和(或)Bak 并促进其凋亡,而磷酸化的 Bim 还可以抑制 Bcl-2 和 Bcl-xL;激的 JNK 还可以磷酸化 Bcl-2 和 Bcl-xL,抑制其抗凋亡的活性。p38 MAPK 活化后增加 Bax 的表达,并促进 Bax 从胞质向线粒体转移,引起细胞色素 C 的释放,激活线粒体途径而导致凋亡。由此可见,JNK 和 p38 MAPK 都可以通过影响线粒体功能来促进其凋亡。有研究表明,出生 7 d 的 SD 大鼠吸入 1.1％异氟烷 4 h 后,可导致皮质磷酸化 JNK、磷酸化 p38 MAPK 以及激活型 Caspase-3 表达的增加,说明异氟烷导致的凋亡可能与 JNK 和 p38 MAPK 的激活相关,是通过激活 JNK 和 p38 MAPK 来激活促凋亡蛋白的转录并开启线粒体凋亡途径。

（三）吸入麻醉药引起炎症因子表达增加

中枢神经系统中的炎性因子,如 IL-1β、IL-6 和 TNF-α 主要由胶质细胞合成和分泌。异氟烷麻醉后,可短暂上调发育期大鼠海马 IL-1β、IL-6 和 TNF-α 的表达。炎症因子 TNF-α、IL-6 和 IL-1β 明显增加,激活线粒体凋亡途径,并可以导致 Bcl-2 表达减少而 Bax 表达上调,直接或间接地导致 Caspase-3 的表达和活性增高,从而引起神经细胞的凋亡。

（四）吸入麻醉药引起 β 淀粉样蛋白聚集

研究发现,吸入麻醉药异氟烷可以增加幼龄小鼠神经细胞内 At3 的累积,其累积作用与异氟烷的作用时间以及浓度存在一定的正相关性。胞内 Aβ 累积也可导致线粒体形态变化、抑制电子传递链的酶活性、降低氧化磷酸化水平、减少 ATP 生成,并增加活性氧基团生成而损伤线粒体功能,还可以促进胞外 Ca^{2+} 内流导致严重钙超载,进而促进线粒体膜通透性转换孔开放,使线粒体膜选择能力下降,大量分子进入线粒体并伴有线粒体内蛋白释放,最终导致线粒体功能和结构完整性丧失,进而引起神经细胞凋亡。

二、全麻药诱导脑发育期神经毒性的其他机制

（一）影响突触可塑性

哺乳动物脑发育期为突触发生高峰期,神经元的树突棘处于不断动态运动中,大量新的突触联系与传递功能建立以进行神经元间信息交换,并具有高度可塑性。目前普遍认为,突触可塑性是学习记忆等脑功能发育的重要结构基础,也容易受干扰神经递质功能的药物影响而发生改变。

全麻药物诱导的神经毒性可能是干扰了神经元兴奋和抑制的平衡,诱发异常的神经元凋亡并可能引起神经结构异常,最终影响大脑突触的正常发育和塑形,干扰神经元环路的正常形成。

新生小鼠经单纯的异氟烷暴露不会导致成年后大脑神经元密度的改变,提示全麻药可能加速生理性凋亡的过程;但联合使用异氟烷、氧化亚氮及咪达唑仑则可减少大脑神经元的密度,提示全麻药复合应用可促使病理性凋亡的发生。

突触可塑性的一种模式是海马的长时程增强（LTP）,LTP 反映突触水平的信息存储过程,是学习记忆的分子基础,其中 NMDA 受体在 LTP 的诱导中起重要作用。研究表明,全麻药可使幼鼠海马 LTP 受损,但抑制神经元凋亡本身对海马 LTP 损害并无影响,提示全麻药诱导的突触可塑性变化是一种与神经细胞凋亡无关的病理形式。调控发育期神经元的神经突生长迁移、神经突生长分化、神经元之间突触联系形成等机制十分复杂,可能与神经元存在的自发性特异性钙振荡有关。钙离子作为胞浆内第二信使,可激活钙/钙调蛋白激酶Ⅱ、环磷酸腺苷依赖性蛋白激酶等,启动环磷酸腺苷反应元件结合蛋白转录与磷酸化,促进动力微管、肌动蛋

白等细胞骨架表达,进而形成 LTP。全麻药在脑发育期可通过激活 GABA 受体和拮抗 NMDA 受体,使得大量钙离子内流,干扰钙振荡的振幅和频率,从而抑制树突棘的移行速率和突触发生。

（二）影响海马神经元再生

发育期脑依靠神经元凋亡与再生之间的平衡来维持中枢神经系统的结构完整,并促进其功能成熟。因而有学者认为,全麻药诱导未成熟神经元亡的同时,可能也影响了神经元再生,结果出现学习记忆等神经功能障碍。海马齿状回颗粒下层和侧脑室下区是内源性神经干细胞存在的主要脑区,也是胚胎期和出生后神经元再生的主要部位,其中海马齿状回神经元再生对认知功能发育极为重要。研究表明,异氟烷、地西泮、苯巴比妥等麻醉药物可抑制新生大鼠海马齿状回神经祖细胞的增殖、分化,并伴有认知能力持续性进行性减退。

三、几种常用全麻药物对发育期大脑的影响

目前临床使用的全麻醉药物主要通过以下两种机制发挥作用:①通过兴奋中枢抑制性神经 $GABA_A$ 受体发挥抑制性作用;如地西泮、巴比妥类、丙泊酚、依托咪酯、异氟烷、安氟烷、氟烷等。②通过抑制中枢兴奋性神经元 NMDA 受体发挥抑制性作用,如氯胺酮、氧化亚氮、氙气等。

至于脑发育期何种全麻药的神经毒性较弱,是近年来小儿麻醉十分关注的问题。由于全麻药对实验动物未成熟脑的神经毒性比较明确,其相关的行为学、病理组织形态学和神经生物化学等特征变化易于确定,因此目前所有关于全麻药神经毒性强度比较的数据皆来源于动物实验。基于目前的研究结果,基本上达成了以下的共识:目前使用的全麻药物包括异氟烷、七氟烷、氯胺酮、巴比妥类、苯二氮䓬类以及丙泊酚,无论单药使用还是合并用药,在多种实验动物中,如大鼠、小鼠、豚鼠和灵长类等,均能引起显著且广泛的神经元凋亡。

（一）吸入麻醉药

先前的观点认为吸入麻醉药对发育期的大脑仅有短暂的镇静作用,不会留有长期后遗症。但近年来的基础研究发现,以异氟烷为代表的吸入麻醉药可影响动物大脑的发育,并可诱导发育期神经元凋亡、损伤以及影响认知功能,最终影响成年动物的学习记忆功能。

临床常用的异氟烷、七氟烷和地氟烷可对 GABA 受体通道产生两种电生理作用:增强和直接激活。增强指的是麻醉药可以明显地增大由较低浓度 GABA 所激发的电流,麻醉药的这种对 GABA 电流的增强作用通常在临床有效浓度内就能产生。直接激活指的是在缺乏 GABA 神经递质的情况下,麻醉药能够直接激活

GABA 通道的能力。由于 GABA 受体被激活,同时 L 型门压钙通道开放,增加了胞内钙离子水平,细胞内的钙离子超载从而触发细胞凋亡。吸入麻醉药在拮抗 NMDA 受体方面作用显著。但同样是拮抗 NMDA 受体和激活 GABA 受体,为何与氟烷和异氟烷相比,相同剂量的七氟烷和地氟烷对神经元细胞凋亡的影响较轻,其具体机制尚不清楚。目前认为不同的吸入麻醉药在不同的脑区有多细胞和多分子的作用靶点,即便是同一种吸入麻醉药也无法用单一的作用靶点解释所有的麻醉作用。

1. 异氟烷

挥发性麻醉药产生麻醉作用的确切机制目前还不是十分清楚,但此类药物都具有 GABA 受体激动和 NMDA 受体拮抗的特性。目前研究最多的是异氟烷。大量的离体和在体研究结果均表明,异氟烷麻醉能使发育期中枢神经系统凋亡的神经元数量增加。而与其他药物引起的神经毒性导致的神经元凋亡相比,异氟烷麻醉引起的神经元凋亡增加有其自身特性。

异氟烷引起的神经元凋亡仅局限在发育期的特定阶段,而并不诱导发育期其他阶段和非发育期的神经元凋亡。目前研究认为这一特定阶段是指孕后期 3 个月至出生后 7 天这段时间。出生后 10 天、14 天和 16 天大鼠均未发现有神经元凋亡增加现象。这段时间刚好是中枢神经系统发育高峰期,也是神经系统突触联系形成的关键时期。

异氟烷可引起广泛的发育期神经元凋亡,主要体现在其能引起多种动物和中枢神经系统多个区域的神经元凋亡增加。这种广泛性可能与异氟烷麻醉作用的广泛性和作用靶点的广泛性相关。

动物研究使用的异氟烷浓度,均是根据临床浓度通过相应换算而来。大部分研究均为临床相关浓度,一般在 1%～1.5%之间。随着异氟烷浓度的增加,同一区域内如皮质凋亡神经元也随之明显增加。但神经元凋亡出现的区域大小和凋亡神经元种类的数目是否也与异氟烷浓度相关,目前还有待进一步研究确定,并且异氟烷引起发育期神经元凋亡的时间效应曲线也尚未确定。

异氟烷引起的行为学改变包括一般神经行为学、社会行为学以及海马相关的空间学习记忆能力缺陷。这些行为学改变并不在麻醉后立即表现出来,而是在一段时间后才出现,其出现时间和持续时间跟异氟烷的浓度和麻醉时间有关。

异氟烷可不同程度地影响发育期大鼠的神经发育和远期的认知功能。异氟烷可作用于发育早期星形胶质细胞,延迟部分发育期星形胶质细胞向成熟期形态的转变,诱导部分星形胶质细胞凋亡,损伤发育期星形胶质细胞的骨架结构。另外异氟烷可短暂上调发育期大鼠海马促炎因子 IL-1β、IL-6 和 TNF-α 的表达,激活胶质细胞、抑制兴奋性神经递质重摄取并提高神经元对兴奋性神经递质的反应性,产生神经毒性,从而影响学习记忆功能。异氟烷还能增强发育期神经细胞内的钙离子振荡,使轴突生长速度变缓,轴突总长度及分支数目减少,还可改变 β 淀粉样蛋白前体蛋白的生成及降解过程,促使 Aβ 集聚形成寡聚体进而形成神经毒性反应最终引起神经元的变性。有关异氟烷引起发育期大脑损伤的确切机制还有待于进一步研究。

2. 七氟烷

七氟烷属于吸入麻醉药,具有对呼吸道刺激小、血气分配系数低、诱导迅速、血流动力学稳定、苏醒快等诸多优点。七氟烷具有全身麻醉和轻度镇痛作用,可消除患者对手术的恐惧和减少术中疼痛刺激,使患者安全度过手术过程。

七氟烷也是小儿麻醉的常用吸入麻醉药,最近研究表明七氟醚可引起发育期动物大脑损伤,并可引起远期学习记忆损伤。七氟烷可诱导发育期海马神经元凋亡、改变突触可塑性和脑代谢等,影响发育期及成熟期大脑的结构和功能,导致长期的学习和记忆功能障碍及神经性行为的异常。七氟烷暴露时间长短与损伤程度密切相关。有研究表明七氟烷引起的发育期大脑损伤与 ERK 信号通路有关。七氟烷还可通过影响神经发育相关 microRNAs 的表达而引起发育期大脑损伤和远期学习记忆损伤。无论是在体实验还是体外细胞实验,大量证据均表明七氟烷可以导致神经细胞凋亡,进而导致学习记忆能力的下降,尤其是对发育期神经细胞的促凋亡作用。

七氟烷主要通过激动 GABA 受体抑制手术创伤的应激反应。突触可塑性和LTP 与神经系统的发育或损伤后修复以及学习记忆等重要脑功能密切相关。在发育高峰期,七氟烷通过影响突触可塑性和 LTP 形成,造成新生儿学习记忆能力降低,这可能是七氟烷发育期神经毒性的机制。七氟烷麻醉也可能通过影响三磷酸肌醇(inositol 1,4,5-triphosphate,IP3)、脑源性神经营养因子(brain derived neurotrophic factor,BDNF)等,调节下游细胞凋亡通路(Bcl-2、Bax 等),进而产生神经毒性。七氟烷通过影响 IP3 和内质网钙释放产生神经毒性作用。保持足够数量的钙对内质网受体结构维持、蛋白质合成、细胞生长和凋亡起关键作用,大量钙释放致内质网钙枯竭可引起细胞死亡。

孕期暴露于七氟烷可对出生后子代的学习记忆能力产生影响,这种影响作用与孕期吸入七氟烷的浓度有关,但是否与暴露时间的长短相关,目前尚无直接证据。因此,目前的观点多认为七氟烷对孕期胎儿出生后学习记忆能力的影响与其吸入浓度有关,低剂量七氟烷对子代出生后学习记忆能力影响不大,但高剂量七氟烷可产生一定的损害作用。七氟烷分子结构稳定,属于脂溶性药物,在体内极少被代谢。但可通过母体胎盘屏障直接作用于胎儿。胎儿期大脑处于快速发育的阶段,代谢旺盛,七氟烷因其高脂溶性的特点,可直接作用于神经细胞,介导发育期神经细胞的生理过程。虽然目前的临床证据不足,未能证明七氟烷对出生后胎儿的学习记忆能力有影响作用,但在孕期行手术时仍应慎用七氟烷。

短时间吸入七氟烷,神经元凋亡较少,加上幼龄时期神经元可塑性较强,修复速度较快,因此,低浓度短时间吸入七氟烷可能一过性引起神经元凋亡,但对远期学习记忆功能影响不大。而长时间高浓度或反复吸入七氟烷则极易造成脑损害,且会对长期学习功能造成影响。但限于人体的独特性和伦理学问题,目前还缺少有力证据能直接证明长时间吸入七氟烷将导致儿童智力发育受影响。

从临床观察来看,七氟烷可相对安全地应用于婴幼儿及儿童的手术麻醉。但大量的动物实验证据表明,七氟烷对发育期大脑有神经毒性作用,可产生远期学习记忆的损害。并且有研究认为,异氟烷对新生儿的神经毒性作用比七氟烷更为严重,可引起神经干细胞受损,诱导持续性和渐进性的记忆障碍,且其神经毒性作用具有时间和剂量依赖性。

目前关于吸入麻醉药神经毒性的研究多集中在动物和体外实验,很少有人类的临床试验报道。另外各种因素(手术、麻醉药物、患儿内环境紊乱等)也会影响临床研究的可靠性。今后的研究重点是开展可靠的临床试验分析、比较各种吸入麻醉药的优劣,明确其对幼儿神经发育的影响及可能的防治手段。

(二)静脉麻醉药

临床上常用的静脉麻醉药,主要是通过作用于 $GABA_A$ 型受体或 NMDA 受体而对中枢神经系统产生抑制作用,并具有顺行性和(或)逆行性遗忘的作用,逆行性遗忘作用将会破坏记忆功能的稳定性。

1. 氯胺酮

氯胺酮是 NMDA 受体非竞争性拮抗剂,是小儿外科及特殊情况下产科的麻醉用药物之一。有研究表明,在灵长类大脑发育的敏感期给予氯胺酮持续暴露,可导致大脑损害,但一系列临床病例报道显示,新生儿和幼儿使用氯胺酮持续麻醉24h,不会导致神经后遗症,不过这些病例只是报道了近期表现,而未对远期神经系统的损伤进行评估。也有研究显示氯胺酮具有神经保护作用,其可能通过改变细胞内传导途径来实施对神经元的保护作用。NMDA 是大脑中的兴奋性神经递质,涉及大脑的学习、记忆和突触可塑性的形成,在神经元的发育和分化中起重要作用。

动物研究显示重复使用氯胺酮会引起发育期大鼠大脑的多个脑区凋亡样损伤,同时氯胺酮引起的神经细胞凋亡也似乎是遵从时间—效应和剂量—效应关系,只有高于麻醉剂量的氯胺酮才具有明显的神经毒性,而麻醉剂量的氯胺酮一般不会引起神经细胞凋亡的大量增加。给予孕 122 天的和出生 6 天的猴子注射氯胺酮 $20\sim50\,mg/kg$,持续 24h,可以明显地观察到神经元的死亡以及成年后认知功能的损害,但短时间(仅应用 3h)或给予较成熟的动物应用 24h 都不会引起神经退行性变。氯胺酮还可引起原代培养皮质神经元凋亡,虽然实验所用剂量有一定的差异,但也呈现剂量依赖性关系。使用达到一定量的高剂量氯胺酮才会引起明显的脑皮质细胞凋亡,低剂量氯胺酮可能不一定会对神经细胞凋亡产生影响。$100\mu mol/L$ 氯胺酮离体暴露 6h 能引起神经干细胞增殖和神经元凋亡。氯胺酮通过破坏神经元中线粒体超微结构,如线粒体的分裂,并产生活性氧自由基,而表现出神经毒性。总的来说,目前的观点普遍认为,氯胺酮只有在作用时间足够长、作用浓度足够大时才会引起神经元结构和认知功能损害。

对于氯胺酮引起发育期大脑损伤的内在机制,国内外学者进行了大量的研究。NMDA 受体是中枢兴奋性氨基酸离子型受体,在中枢神经发育的过程中,NMDA 受体通过不同亚型的选择性表达,改变自身的结构和功能,进而影响 NMDA 受体介导的 Ca^{2+} 内流,调节神经元内 Ca^{2+} 依赖的第二信使系统,最终实现对中枢神经系统发育过程的复杂调控。氯胺酮可通过阻断 NMDA 受体,抑制钙震荡,而钙震荡不同的频率和振幅编码着重要的信息,这些信息介导神经元迁移、分化,轴突和树突的生长,突触连接的建立,甚至包括神经元坏死或凋亡等过程,所以氯胺酮对发育期神经元钙震荡的抑制,可能会对神经元的生长发育造成一定影响。还有研究认为氯胺酮是通过影响神经干细胞的增殖分化等过程而表现出神经毒性作用。

2. 丙泊酚

作为临床上最常使用的短效静脉麻醉药,丙泊酚于 1989 年被美国 FDA 批准通过并推荐临床使用,1999 年荷兰和瑞士批准丙泊酚应用于婴幼儿麻醉。但丙泊酚对于发育期大脑的影响至今尚无确切结论。

临床观察显示,丙泊酚对大脑具有保护作用,这可能是因为丙泊酚能够降低大脑氧代谢率、降低颅内压、减少兴奋性谷氨酸神经递质的释放及神经毒性引起的病理性改变,抑制脂质过氧化,防止蛋白变性,减少炎症介质的释放,进而减少/抑制细胞凋亡,从而对大脑产生保护作用。丙泊酚可在一定程度上抑制 NF-KB 的活化和 Caspase-3、TNF-α 的高度表达,阻止炎性级联反应的进一步扩大,并通过抑制神经元凋亡而实现对脑组织的保护作用。

但与吸入麻醉药相似,动物实验表明,丙泊酚对发育期大脑同样具有神经毒性作用。丙泊酚可影响幼鼠神经元的结构和认知功能,促进神经元的退行性变,并导致成年后学习记忆方面的缺陷,其对神经元的损害程度呈时间和浓度依赖性。丙泊酚通过激动 GABA 受体发挥全麻作用,而 GABA 受体在胚胎期有短暂的增强神经传导的作用,丙泊酚激动 GABA 受体将增强氯离子通道的转运功能,使神经元细胞产生超极化,进而导致大脑不同区域的未成熟神经元发生异常改变。这应该是丙泊酚引起发育期大脑损伤的主要机制,但有研究显示,其神经毒性也可能与细胞内某些蛋白如神经营养因子和 Akt 的异常表达有关。丙泊酚对神经干细胞的增殖分化也可产生影响,进而影响神经元的发育。丙泊酚对发育期大脑损伤的机制仍待进一步研究。

3. 咪达唑仑

咪达唑仑可产生顺行性遗忘,低剂量的咪达唑仑术前用药可导致明显的短期认知功能损害和健忘。临床剂量较大时,同时具备逆行性遗忘的作用。咪达唑仑具有 GABA$_A$ 型受体的激动功能,能抑制大鼠离体海马脑片的长时程增强。研究表明,快速发育期大脑暴露于咪达唑仑后会损害 GABA 中间神经元的生理分化模式。

临床实践中,经常会采用全麻药物联合使用的复合麻醉技术,在实际临床麻醉中患儿常常同时或先后接受几种不同的全麻药物。实验证据表明,麻醉药同时使用可加重对发育期大脑的损害。单独应用异氟烷或联合咪达唑仑可以诱导发育期大鼠大脑海马、皮质、丘脑区域 Caspase-3 表达增加。而 7 日龄大鼠接受咪达唑仑—氧化亚氮—异氟烷复合麻醉 6h 可致发育期大鼠大脑广泛脑区损伤,并引起永久性学习能力缺陷。复合麻醉的初衷是为了避免单一药物高浓度可能带来的不良反应,但目前的研究结果提示有必要对该做法的风险/收益进行重新评估。

四、全麻药对发育大脑的保护作用

疼痛和应激会对动物发育中的神经系统造成伤害,如过早的母子分离并重复给予疼痛刺激会造成新生动物广泛的神经元细胞死亡;早期不良的情绪经历也会使动物部分脑区出现持续时间较长的抑制性神经元分化失衡,导致长时间的行为异常如学习能力的削弱;不间断的疼痛应激也会引起新生动物的痛阈降低及兴奋性增加,而预先给予镇痛剂或全麻药如吗啡及氯胺酮等可以改善疼痛造成的行为能力削弱。与动物实验类似,临床研究显示,婴幼儿会对围手术期应激和疼痛产生代谢及内分泌反应,如引起儿茶酚胺、皮质醇、β-内啡肽、胰岛素、胰高血糖素、生长激素等激素水平的改变。围手术期患儿应用麻醉药(包括全麻药及局麻药)可以改善术中应激反应及痛觉过敏,降低脓毒血症及弥散性血管内凝血的发生率,改善术后转归,降低病死率。一项回顾性研究表明,在行肠疝气复位术的婴儿中,没有接受麻醉药暴露与接受全身麻醉药暴露的婴儿相比,更易发生包括肠缺血、再次手术等严重不良事件,但差异无统计学意义。总的来看,未控制的疼痛应激对发育中的神经系统具有伤害作用,而全麻药对此具有积极的改善作用。

除了能防止疼痛应激引起的不良反应外,全麻药在大脑缺血缺氧时所起的保护作用也引起了关注。动物实验表明,卤代烃类全麻药及新型全麻药氙气等对发育期大脑的缺血缺氧具有一定保护作用,其具体机制目前尚不完全清楚,阻断NMDA受体途径可能是其减弱兴奋性毒性的原因。临床资料显示,一些具有大脑缺血缺氧高危风险的患儿,如接受先天性心脏病手术的幼儿或早产儿,相当一部分会在幼年或成年后表现出神经行为的失常及运动和智力水平的不足,但目前尚无研究能够明确全麻药或镇静药是否与这些不良后果有关。相反,结合全麻药在脑缺血缺氧新生动物模型中所起的神经保护作用,提示重症患儿的脑损伤反而可因全麻药的保护而得以改善。

五、全麻药物神经毒性的干预措施

如何减轻全麻药的发育期神经毒性,已成为麻醉学科重点关注的课题,目前已发现一些药物能减轻这种毒性,尤其是能减轻神经元凋亡程度。主要包括如下:

美金刚(memantine)是一种用于治疗阿尔茨海默病的 NMDA 受体部分拮抗剂。研究表明其能降低全麻药引起的胞浆内钙离子升高,阻断 Caspase-3 的激活,在体外和体内均能抑制全麻药引起的神经元凋亡,并起到一定保护作用。

左旋肉碱(L-carnitine)是一种抗氧化剂,300 或 500mg/kg 的左旋肉碱腹腔注射后能有效地减轻异氟烷引起的发育期神经元凋亡。研究者认为其保护作用可能是对 Bcl-xL 和 Bax 等 Bcl-2 家族蛋白的调节,通过调节线粒体途径抑制了Caspase-3 介导的神经元凋亡。

氙气是新发现的一种吸入性麻醉药,不会引起发育期神经元凋亡,而且当其和异氟烷同时吸入时能减轻异氟烷引起的发育期神经元毒性。通过对凋亡相关蛋白的研究发现,其机制可能是与抑制了细胞色素 C、Caspase-9 及 Caspase-3 这条内源性凋亡途径有关。

褪黑素(melatonin)也能减轻全麻药引起的发育期神经元凋亡增加,但是机制仍不明确,可能是有多种机制共同参与的。褪黑素能通过上调 Bcl-xL 蛋白,稳定线粒体内膜,从而减少细胞色素 C 的释放和 Caspase-3 的激活,其到抗凋亡作用。

　　右美托咪定是 α_2 受体激动剂,也是目前临床上常用的镇静药物之一。在体和离体实验研究显示,虽然其不能完全逆转全麻药引起的神经元凋亡,但能减少凋亡数量并对全麻药引起的学习记忆方面的损害起到一定的改善作用。但是其抗凋亡作用的机制不确定,对行为学的改善作用是否只与凋亡神经元的减少有关目前也还不肯定,可能还有其他机制参与其中。

　　17β 雌二醇是由神经元及神经胶质细胞合成具有神经活性的甾体物质,中枢神经系统为其重要靶器官。17β 雌二醇不仅参与中枢神经系统发育并对多种原因引起的大脑损伤具有保护作用,如缺血/缺氧、氧化应激、炎性因子及 β-淀粉样蛋白引起的损伤等。之前有研究发现,17β 雌二醇可以促进磷酸化 Akt 及磷酸化 ERK 等抗凋亡蛋白表达,抑制 GABA 受体激动剂苯巴比妥及 NMDA 受体拮抗剂 MK801 引起的发育期大鼠神经细胞凋亡。我们前期研究发现,17β 雌二醇可激活磷脂酰肌醇 3 激酶-Akt 信号通路,促进 Bcl-2 蛋白表达并抑制 Bax 蛋白表达,改善丙泊酚所致原代培养皮质神经元凋亡。此外,17β 雌二醇还可以调节海马神经元突出可塑性,改善学习记忆功能。

　　乙酰左旋肉碱是肉碱的活性成分左旋肉碱的酯化产物,其主要作用是促进长链脂肪酸 β 氧化及抗氧化等。研究发现乙酰左旋肉碱能有效抑制丙泊酚引起的胎鼠神经干细胞数目下降及氧化性损伤。有关乙酰左旋肉碱神经保护作用机制目前尚不明确。有研究认为可能与促进大脑有氧代谢、减轻细胞氧化应激损伤、抑制神经细胞兴奋性毒性及调节学习记忆相关基因表达等有关。

　　促红细胞生成素除了可以在肾脏及胎儿肝脏表达,也可以在中枢神经系统中产生,并发挥神经保护作用。其作用机制与其抗凋亡、抗氧化、抑制细胞兴奋毒性、抑制促炎因子及有关基因表达等作用有关。之前有研究发现重组人促红细胞生成素可抑制七氟烷引起的发育期大鼠神经细胞凋亡及神经功能障碍。丙泊酚与七氟烷麻醉作用机制相似,研究发现,低剂量重组促红细胞生成素可以有效抑制丙泊酚引起的新生大鼠大脑的神经细胞凋亡。

　　锂剂是临床防治躁狂症和双向情感性精神病复发的常用药。近年来有研究发现,锂剂可以抑制神经细胞凋亡,具有神经保护作用。其机制可能与抑制糖原合成酶 3 活性、激活 Wnt 信号通路、促进抗凋亡蛋白 Bcl-2 及脑源性神经营养因子表达、灭活 NMDA 离子受体、调节大脑神经元兴奋性等有关。研究发现锂剂可抑制丙泊酚引起的发育期小鼠神经细胞凋亡。然而,有研究发现锂剂本身就有相关的神经毒性作用,故其安全性有待进一步证实。

　　由上可见,目前的药物干预主要是通过减少全麻药物引起的发育期神经元凋亡增加而实现的。研究的药物基本都能保护神经元线粒体,减轻氧化应激反应,从而起到抑制 Caspase-3 激活的细胞凋亡途径而起到保护作用。但是由于对全麻药物发育期神经毒性的认识仍有争议,机制也不十分明确,所以目前进行的干预研究仍较少,取得的效果也不是十分理想,有待进一步研究。

第四节 争议与展望

全麻引起的发育期神经毒性研究虽然取得了很多成果,但是仍存在许多问题和争议。产生争议的原因主要有:①发育期的特殊性;②全麻药药理作用的不明确性;③研究方法的局限性。争议主要集中于:①是全麻药物本身引起的神经毒性还是全麻药引起的麻醉作用引起的神经毒性? 一些研究排除了麻醉引起的低血糖、高二氧化碳、低氧等因素对神经元凋亡的影响,虽然并不能完全排除其他麻醉因素,但是目前大部分研究者倾向于是由全麻药引起,而非其他因素;②全麻药引起的神经元凋亡增加到底有没有临床意义? 由于在发育期,中枢神经系统的神经元在没有全麻药干预的情况下就会有部分发生自发凋亡,而且临床上一般的全身麻醉时间较短,很多临床麻醉工作者对短期的、麻醉作用可逆的全身麻醉能否会引起婴幼儿远期记忆及智力等损害一直心存疑虑。包括疾病、手术应激等也是影响人类记忆力、智力等发育的众多因素,目前尚缺乏令人信服的前瞻性研究结果,对这个问题的争议仍很大。

2016 年 12 月 14 日,FDA 发布了一项"药物安全性通告"即警告:3 岁以下婴幼儿或第三孕期(妊娠第 8~10 个月,即妊娠晚期)孕妇接受手术或医疗操作期间重复或长时间使用全身麻醉药或镇静药,可能会影响小儿脑发育。该警告将导致与 GABA 或 NMDA 受体相结合的 11 种常用全身麻醉药物和镇静药物需要进行药物标签修改,包括所有麻醉气体如七氟烷,以及静脉麻醉药物丙泊酚、氯胺酮、巴比妥类药物和苯二氮䓬类。这份 FDA 的警告中同时也声明"我们迫切需要更多高质量的临床研究结果,来向我们揭示婴幼儿或易感人群在接受反复和长时间麻醉暴露可能带来的影响。"我们完全支持这方面的努力,尤其是开展有关母体接受全身麻醉和镇静药物时对子宫内的胎儿影响研究。动物或离体实验证实,全麻对发育中的神经系统具有毒性作用,会影响神经系统的发育。大量(但并非所有)关于婴幼儿的研究也提示反复和(或)长时间使用全身麻醉药物会随之出现学习或行为能力的异常。

但是,动物或离体实验并不能直接用来解释人类所面临的同样问题,而临床研究在试验设计上的局限性导致这些异常的原因究竟是源于麻醉药物还是其他因素尚不得而知。因此,FDA与国际麻醉研究协会近期均指出,手术麻醉对人类婴幼儿或孕妇的影响仍未有定论,尚需更要求严格、设计规范的临床研究进行阐述。

临床麻醉实践中,应用全麻药包括镇静药的婴幼儿都处于疾病状态下,大多伴有手术、疼痛、强烈应激等不利因素,甚至有发生大脑缺血缺氧的风险,而处于上述病理状态下的发育期大脑可能因全麻药的神经保护特性而得以受益,并在一定程度上改善神经发育结局。如何维持全麻药的保护作用? 如何减少全麻药的毒性作用? 全麻药诱发发育期神经毒性的精确易感期、使用剂量及暴露时间等安全范围如何? 这些问题仍有待进一步的基础及临床研究加以明确。全麻对发育期大脑影响的研究不仅仅是学术热点,也是未来临床研究设计的启发,更是今后减少潜在神经损伤的保护性策略的制定依据。

（王文欣 张 瑞 盛柳芳 赵 娜）

第九章　睡眠对脑功能的影响

第一节　睡眠概述

　　吃、喝、拉、撒是人体的基本生理需求,但是睡眠比吃喝还重要。通过睡眠,可以调整机体状态、消除疲劳、积蓄精力、修复损伤。一场甜美的酣睡可以使疲惫不堪的身体顿时精力充沛、神清气爽。每天的睡眠,是生命不可缺少的补给站。

　　20 世纪 80 年代曾发生了两件震惊世界的事情。第一件事是 1986 年 4 月 26 日切尔诺贝利核电站的反应堆熔毁,其灾难性的辐射要比第二次世界大战的投放的原子弹强大一百倍,而造成反应堆熔毁事故的主要原因是经营者的睡眠不足导致的过错。在事发后的数十年中,数千人因辐射的长期影响而死亡,数万人遭受了一生的衰弱和疾病。第二件事是 1989 年 3 月 24 日埃克森·瓦尔迪兹号油轮在阿拉斯加威廉王子湾触礁,船体破裂,导致约 4000 万加仑的原油泄漏到周围海岸线的 1300 千米范围内。有超过 500 000 只海鸟、5 000 只水獭、300 只海豹、200 多只秃鹰和 20 头鲸失去生命,沿海生态系统自此从未恢复正常过。有早期的调查报告表明船长在航行时处于醉酒状态。然而,进一步的事故原因分析显示,醉酒前船长已经将他的船长权利交给了他的伙伴们,而他们在过去 48 小时内只睡了 6 小时,也是睡眠不足导致他们犯了灾难性的错误。

　　这两起全球性灾难和悲剧都是完全可以预防的。可悲的是,类似的因睡眠不足导致的灾难性事故,在随后的时间里并没有完全消失。

一、睡眠的作用

　　与大多数动物一样,我们人类每天都需要长时间的睡眠。为什么需要睡眠?这个问题至今还不清楚,也仍然是睡眠科学中的一个终极问题。现代社会和人工照明改变了人类几百万年进化过程一直沿用的日落而息的生活方式。随着社会现代化和电视、计算机的普及,今天的人类要比 50 年前人均每天少睡 1.5 小时左右。

据世界卫生组织调查,在世界范围内约有 30% 的人受到睡眠障碍的困扰,我国有各类睡眠障碍者约占人群的 38%。睡眠障碍出现的比例随年龄增长,在老龄化社会中可能高达 50%。这种高比例的睡眠障碍会引起严重的健康问题,如高血压、心脏病、卒中、糖尿病、抑郁症、认知障碍等,不但给个人带来巨大的生理和心理负担,也使社会医疗保健支出日益高涨。

对于失眠者,是否可以用休息来代替睡眠呢?答案很可能是否定的。有些疾病如家族性致死失眠症(fatal familial insomnia,FFI)和偶发性致死失眠症(sporadic fatal insomnia,SFI)可以引起持续不眠状态。这些患者虽然可有大量时间休息,但一般都会在持续不眠状态出现后的几个月内死亡。这些因持续失眠而造成死亡的极端病例,提示睡眠的生理功能除了被动休息外,还有休息所不能取代的独特功能。迄今尚不知道睡眠最重要的生理功能是什么,但一般认为有四种生理过程会在睡眠中出现,也许其中某项过程的潜在生理功能是传统休息所不可替代的。

睡眠的主要作用可以归纳为以下几个方面。

(1)恢复体力:睡眠期间胃肠道及其有关脏器,继续合成并制造人体的能量物质以养精蓄锐。同时由于体温、心率、血压下降,呼吸及部分内分泌减少,使得基础代谢率降低,体力得以恢复。

(2)补充脑力:大脑在睡眠状态下耗氧量大大减少,有利于脑细胞修复和能量的贮存。因此,睡眠能保护大脑,提高脑力,加强记忆,调节大脑的功能。睡眠充足者,精力充沛,思维敏捷,办事效率高。

(3)调节情绪:睡眠对于保护人的心理健康与维护人的正常心理活动十分重要。睡眠可以调节情绪、舒缓心理压力、淡化恶劣情绪对人体的不良影响。如果短时间睡眠效果不佳,会出现注意力涣散,容易激动、烦躁或精神萎靡。而长时间者可造成不理智的思考、幻觉甚至精神崩溃等异常情况。

(4)增强免疫力:人体在正常情况下,能对入侵的各种抗原物质产生抗体,并通过免疫反应而将其消除,保护人体健康。睡眠能增强机体抵抗力,还可以使各组织器官自我康复的过程加快。失眠者睡眠不足,第二天的白细胞会减少 28% 左右,约 76% 的人第二天的免疫力大幅度下降。

(5)促进生长发育:睡眠与儿童生长发育密切相关。婴儿在出生后相当长的时间内,大脑继续发育,这个过程离不开睡眠。且儿童在睡眠状态下生长速度增快,因为睡眠期间血浆生长激素可以连续数小时维持在较高水平。所以应保证儿童充足的睡眠,促进其生长发育。

(6)延缓衰老：睡眠时新陈代谢降到最低水平，合成代谢大于分解代谢，所以睡眠能延缓衰老，保证生命的长久。严重失眠者每天的衰老速度是正常人的 2.5～3 倍，机体免疫功能下降，癌症发生率比正常人高 30% 左右。

(7)有益于皮肤健康：睡眠过程，皮肤的毛细血管循环增快，分泌和清除过程加强，皮肤细胞增殖速度加快，有益于皮肤的健康代谢。

二、睡眠的生理功能

(1)清除脑内代谢废物：大脑活动会产生大分子碎片等血液循环不能清除的代谢废物（比如 Amyloid β），这些废物需要通过脑脊液在细胞间的流动（相当于脑内的淋巴系统 glymphatic clearance system）来清除，否则会堆积在脑细胞间并破坏神经组织。睡眠状态下，脑内细胞与细胞的间隙可增加 60% 以上，有利于脑脊液的流动并清洗掉这些大分子废物。

(2)愈伤和调节免疫系统：近几十年来越来越多的研究证明睡眠对免疫系统功能的重要性。日常生活经验也表明延长睡眠是对抗感冒和其他急性感染的有效措施。动物实验发现受到感染的动物会本能地延长慢波睡眠（深睡眠），以增强免疫系统功能。睡眠不足可使男性易患前列腺癌、女性乳腺癌复发的风险都显著升高。体内的许多激素在清醒和睡眠状态下有系统性的不同，睡眠期间身体的内环境自动调整有利于消化、免疫、愈伤等活动。

(3)调节内分泌和生长发育：研究显示脑垂体生长激素主要在慢波睡眠阶段分泌。青少年的社会调查也证实缺乏睡眠会影响身体发育。

(4)记忆和梳理信息：睡眠过程中大脑会对前一天经历的大量信息进行处理，有些信息被主动遗忘而另一些信息的记忆则被巩固。很多研究指明睡眠过程中的某些阶段或时相大脑是活跃的，包括处理头一天的信息并腾出空间为接受明天的新信息做准备。如果选择性地干扰睡眠中的某一时相，则第二天信息处理和记忆的能力就会明显下降。也有专家认为睡眠本身并没有其独有的生理功能，只是睡眠期间上述几项生理过程的运作速率远高于清醒状态，而持续不眠的状态下因这些过程运作过于缓慢且不能满足需要，而最后造成严重后果。

第二节　清醒/睡眠状态下大脑皮质和丘脑的活动模式

人生的三分之一时间在睡眠中度过。睡眠的发生、睡眠—觉醒的调节是机体的高级生理活动，是涉及多中枢和多系统的整体生理过程，也是睡眠科学是世纪生命科学研究的热点和难点之一。虽然近年来神经科学已从整体行为到细胞分子水平阐述了睡眠相关核团的神经解剖、神经递质传递,关于睡眠的开启与维持,睡眠—觉醒的转换及睡眠的开启与转换,以及睡眠参与学习记忆、认知等功能活动,并取得了一些重要进展。但仍有许多问题有待探索,需要从基因、细胞到行为水平上进行更深入的研究以阐明脑内影响睡眠的"硬件"和"软件"相互作用机制或信号途径,以及睡眠的自稳态调节、昼夜节律调节和异位调节之间的相互作用关系。

睡眠是动物界普遍的行为,相当古老。但因为睡眠和人类记忆、情感、做梦等高级功能相关,又被看作脑的高级功能之一。睡眠与每个人的生活息息相关,有人痛恨睡眠,认为不时袭来的睡意,严重影响了工作效率;也有人深受失眠之苦,但求一夕安枕。遗憾的是,睡眠医学作为一门新生学科,仍有很多疑团有待破解。睡眠科学研究始于德国精神病学家汉斯伯格发表的第一篇关于人类脑电波的研究报道,自此人们对睡眠有了客观的判断标准。随后,结合脑电活动和眼球运动,人类睡眠被划分为两种类型:非快动眼睡眠和快动眼睡眠。经过多年的研究,科学家们发现了一系列睡眠—觉醒相关神经核团、递质和内源性睡眠调节物质,共同组成了睡眠—觉醒调节系统。

一、睡眠相关的神经细胞、皮质和丘脑系统

人的大脑皮质中约有 220 亿个神经细胞。每个神经细胞都有"活动"和"静息"两种状态。这两种状态是由神经细胞的跨膜电压来定义的。神经细胞的跨膜电压可以用微电极进行直接记录。所谓静息,是指跨膜电压处于内负外正的"静息电位"(resting potential),约 -65 mv。神经细胞的活动状态是指跨膜电压反过来,内正外负。这个活动状态的时间非常短,大约只有千分之一秒,这个短促的内正外负电活动又称做"动作电位"(action potential)或"峰电位"(spike)。

神经细胞的活动/静息状态并不等同于整个大脑的清醒—睡眠状态。大脑处于睡眠状态时,脑皮质中许多神经细胞经常是在频繁活动。比如在睡眠的黄金时期(慢波睡眠第 III 期),大多数皮质神经细胞的静息电位很有规律地波动,频率 $0.5 \sim 4$ Hz,膜电位波动范围在 $-70 \sim -60$ mv。当跨膜电位处于 -60 mv 时,多数神经细胞会产生多个峰电位,批量皮质神经细胞整齐的波动就会产生脑电的高幅低频波(δ 波)。临床上用这种脑电来定义深度睡眠(慢波睡眠第 III 期)。皮质和丘脑产生的这种慢波脑电会影响下丘脑的多种神经分泌系统,并对身体产生修复、疗伤等作用。

人需要睡眠,是否是因为大脑的神经网络设计已经达到生理的极限?就是说身体不能担负大脑的连续工作,因此必须在工作一天后停下来维修保养?这个问题目前还没有明确的结论,但大多数观点倾向睡眠是维持大脑正常工作所必要的。

二、突触

突触是指一个神经元的冲动传到另一个神经元或传到另一细胞间的相互接触的结构。突触是神经元之间在功能上发生联系的部位,也是信息传递和储存的关键部位,人的记忆信息就是储存在大脑内的一万多亿个突触中。进行日常生活时,神经细胞随之活动,动作电位经过神经细胞间的突触会使之发生改变,或长大或缩小,或变强或变弱。这些改变就相当于把人生经验的一个小方面记录了下来。一个具体的经验(如参加一次聚会)会被分散地记录在成百上千亿个突触的改变之中。

人脑的记忆容量很大,估计相当于一个电视台连续播送 300 年的信息量。可见人在清醒时感受到的信息远远超过一台正在播放的电视所传送的信息。清醒时信息传入大脑,产生大量的突触改变,可能十几小时就能达到生理的极限。突触平衡说法(synaptic homeostasis hypothesis,SHY)认为一天的新经验就足以使大脑中的突触生长达到饱和,必须依靠睡眠让大量生长的突触退缩,信息大批遗忘,这样才能给新的一天腾出足够的工作空间。

突触是靠化学或电原理来工作的。一个化学突触成分组装在一起的突触前(发射)和突触后(接收)两个部分。突触前部属于发射的神经细胞,突触后属于接收的神经细胞。当突触前的神经细胞产生一个动作电位时,突触前的发射部分分泌出一点化学物质,称作"神经递质"(neurotransmitter),这个神经递质在突触后的接收部分转换成电流,使突触后神经细胞的静息电位发生改变。神经递质可以是"兴奋性"或是"抑制性"的,前者使跨膜电位向正的方向变化(如从 −65mv 变为 −64mv),这个正方向变化使细胞膜电位更接近引发动作电位的阈值,所以是兴奋性的;后者则使膜电位向负的方向变(如从 −65mv 变为 −66mv),远离产生动作电位的阈值,所以是抑制性的。目前市场上很多安眠药 都是靠加强抑制性递质的作用来达到促进睡眠的效果。

神经细胞按其发射的神经递质可分为两类:兴奋性细胞和抑制性细胞。在大脑皮质中兴奋细胞产生的兴奋性神经递质是谷氨酸(glutamate),抑制细胞产生的抑制性递质是伽马氨基丁酸(GABA)。皮质中兴奋性细胞占 75% 左右,而抑制细胞只占 25% 左右。

由前所述,皮质神经网络中绝大多数联系是在相邻神经细胞之间进行。一个兴奋性细胞的动作电位会使其周围几千个兴奋细胞活动增加,并在群体中产生更多的动作电位。而每个动作电位又会使周围几千个兴奋性细胞更加兴奋。清醒时候,这个正反馈过程可让一个很小的感觉信号迅速在皮质里形成一个兴奋点,围绕这兴奋点周围的突触连接又会影响更多的神经细胞,在空间上可形成一个兴奋波的扩布过程(propagating waves)。这种皮质兴奋波的产生和扩布是脑皮质中动员大批量神经细胞处理信息的基础,宏观上也是产生脑电和皮质诱发电位的基础。据估计,由几个光子射入眼中产生的神经信号竟可以兴奋皮质中几十亿个神经细胞。但皮质兴奋性神经细胞之间的这种巨大放大作用也同时被抑制性神经细胞有效地控制,即清醒时兴奋和抑制的力量处于一个完全相当的平衡状态。

三、大脑皮质与丘脑紧密连接

丘脑是大脑皮质的"网关",大脑皮质感觉、运动和联想等相应区域与丘脑的不同部位(神经核团)紧密相连。这些丘脑核团又称"传递核团"(relaying nuclei),分别介导视觉、听觉、触觉等感觉信息进入大脑。丘脑中神经细胞也分为兴奋性神经细胞和抑制性神经细胞。所有传递核团中的神经细胞都是兴奋性的,从这些细胞投向大脑皮质的联系都是兴奋性的;而且从大脑皮质返回丘脑的远程联接也都是兴奋性的。这个双向都是兴奋的环路必须被抑制性细胞所调控,以达到兴奋/抑制的平衡,否则就会出现过度兴奋的神经科疾病(如癫痫)。担负这个调控重任的丘脑抑制性神经细胞组成一个薄薄的叶片结构包裹在各传递核团之外,称为丘脑网状核团(thalamic reticular nucleus)。丘脑网状核团中的抑制细胞在得到从皮质来的兴奋信号后,抑制丘脑传递核团中的兴奋性细胞,从而使整个丘脑—皮质系统达到兴奋/抑制的平衡。与传递核团相比,丘脑网状核团只占很小的体积,但却在睡眠的起始和维持中起着关键性作用。睡眠期间由丘脑网状核团内的抑制性细胞产生的睡眠波可成功阻挡从视听和体感来的信息传入大脑皮质。当丘脑网状核团的抑制性细胞由于病变而大批损伤后,患者即出现永久性失眠直至死亡。

粗略地讲,睡眠和非睡眠的界限是以人是否清醒、能否感知世界和自身的存在来划定。究竟是什么机制能使人在清醒和睡眠的状态之间切换呢?已有的研究显示丘脑是切换清醒和睡眠的重要机关。

丘脑中神经细胞的活动模式在清醒和睡眠状态下是完全不同的。清醒期间,丘脑的兴奋性细胞的活动模式为快速、连续地发放动作电位。这些峰电位像电码一样把视觉、听觉和体感等外界感觉信息传进大脑皮质。大脑皮质的兴奋性细胞与丘脑细胞紧密耦合,也以同样的快速连续发放模式来处理这些感觉信息。数以百亿的大脑神经细胞的活动以毫秒级的精度配合、综合处理各种感觉信息与大脑内在的思想,这种大规模的综合神经活动使我们感知到世界的存在以及自我意识的存在。皮质细胞的快速连续放电造成脑电上的非同步的快波(伽马节律),这也是清醒和快速动眼睡眠期脑电的主要标志。

与此相对，睡眠期间丘脑的神经细胞的活动状态是间歇性的成簇发放动作电位。在这种活动模式下，大批丘脑的神经细胞同步活动，失去了精确地把外界感觉传入大脑的能力；而且这种同步的成簇发放模式也使大脑皮质兴奋性细胞出现成簇的活动，同样也失去了以毫秒级精度配合活动的能力。这样大脑皮质就失去了思想和处理感觉信息的能力，对世界的感知和自我意识随之消失，进入睡眠状态。表现在脑电上，皮质神经细胞的同步成簇发放使脑电出现高幅度低频率的慢波，也是慢波睡眠脑电的主要标志。

对上述清醒/睡眠状态的切换研究较多的是浅睡期的梭状波（spindle waves）。梭状波产生的关键是在丘脑网状核团抑制性细胞上分布的两种分子开关——低阈值 T 型钙通道（Cav3.3）和钙激活的 2 型钾通道（SK2）的交替活动。在睡眠开始的阶段，随着网状核团抑制性细胞膜电位降低，Cav3.3 通道被活化，钙离子进入细胞，并使膜电位抬高，引起该细胞的簇状放电。同时由于钙离子在细胞内浓度增加，活化了 SK2 通道，使钾离子大量内流引起膜电位下降。膜电位的这种抬高—下降过程周而复始，每个周期大约是十分之一秒。这个 10 赫兹左右的周期性活动就是睡眠期丘脑成簇发放模式的起源。在每个周期中膜电位高的时候细胞成簇地发放大量动作电位，而膜电位低的时候细胞不放电。

大脑皮质和丘脑的清醒和睡眠周期受皮质下神经结构和脑干的调节，即所谓与清醒和睡眠有关的五个主要的神经递质系统，分别是乙酰胆碱、肾上腺素、五羟色胺、多巴胺和组胺系统。这些系统的作用类似"开关"，通过调节皮质和丘脑的神经群体兴奋性实现清醒和不同睡眠状态的转换。

四、睡眠的时相分期以及有关的神经结构

人类对睡眠和失眠的兴趣可以追溯到古代，包括中医理论对失眠也有自己的理论体系。不过在 20 世纪 40 年代以前，人们都认为睡眠是由疲劳引起的脑活动减少。那时的脑科学认为疲劳可以导致大脑对感觉信息的反应降低，从而导致睡眠。

但其实睡眠不是一个单一的休息状态，而是具有复杂的时相结构。清醒和睡眠之间的转化以及睡眠之中各时相的转化并不是受皮质控制，而是由皮质下的脑结构控制。后来的研究证明，大脑就像是泡在含有各种"佐料"的汤里，一种"佐料"使大脑清醒，另一种使之睡眠。不同的"佐料"决定了皮质是清醒、深睡还是做梦。这些"佐料"就是神经递质，是由皮质下不同核团中的细胞来产生的。与清醒和睡眠有关的神经递质系统主要有五种：分别是乙酰胆碱（acetylcholine）、去甲肾上腺

素（norepinephrine，NE）、五羟色胺（serotonin，5-HT）、多巴胺（dopamine）和组胺（histamine）。

五、睡眠的时相分期

每个睡眠周期又可以根据脑电特征分成非快速眼动睡眠（NREM 睡眠）和快速眼动睡眠（REM 睡眠）两类，其中后者是做梦的时段。早期的睡眠监测只包括 1 对脑电导联（C3-M2 或 C4-M1）、左右眼动和颏肌电信号。1968 年《人类睡眠分期标准术语和判读手册》出版，我们习惯称之为"R&K 标准"，该标准将 NREM 睡眠分为 S1 期、S2 期、S3 期、S4 期和 REM 期。其中 S1 期和 S2 期为浅睡眠，S3 期和 S4 期为深睡眠，REM 期即为会做梦的 REM 睡眠。

1972 年，斯坦福睡眠实验室在监测脑电、眼动和颏肌电的基础上，增加了心电和呼吸的同步监测，并由 Jerome Holland 在 1974 年将此技术命名为多导睡眠监测（polysomnography，PSG）。时至今日，PSG 仍是睡眠医学的重要研究手段，也是一些睡眠疾病诊断所需的"金标准"。随着数字化技术的发展，传统走纸式 PSG 逐步被数字化 PSG 所取代，而 PSG 监测也增加了很多可扩展的参数。但同时《R&K 分期》的使用也遇到了更多的问题和争议。2007 年，美国睡眠医学会组织各领域专家在充分回顾以往研究的基础上出版了 *The AASM Manual for the Scoring of Sleep and Associated Events：Rules，Terminology and Technical Specifications*（《AASM 睡眠及其相关事件判读手册：规则、术语和技术规范》）。我们习惯称之为《AASM 判读手册》，2012 年和 2014 年该手册分别进行了规则更新。这是现代多导睡眠监测技术的首部规范，也是目前睡眠分期的国际标准。手册将判读睡眠分期所需的脑电监测增加至 2 对额部导联、2 对中央导联和 2 对枕部导联。由于脑电导联的变化，睡眠分期也进行了更改：原 NREM 睡眠中的 3 期和 4 期合并为 N3 期，即 NREM 睡眠包括 N1 期、N2 期和 N3 期，REM 睡眠为 R 期，清醒期为 W 期。

睡眠分期，其实就是根据脑电、眼动和颏肌电这 3 类信号中的不同特征波来判定的。从监测起始处，每 30s 为一帧，逐帧判读睡眠分期。W 期的脑电频率较快，安静闭眼时枕部导联出现 8～13 Hz 的 α 节律，可以见到快速眼球运动或眨眼，颏肌电波幅较高（见图 9-1、图 9-2）。

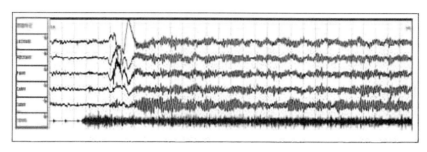

图 9-1　W 期,脑电(第 3～5 条线)可见 α 节律,两眼动导联(第 1～2 条线)也拾取到 α 节律;颏肌电(第 6 条线)波幅较高,通常高于睡眠期的肌电水平

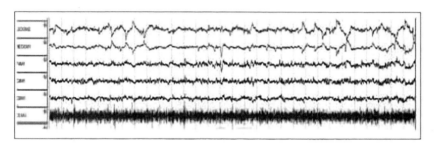

图 9-2　W 期,可见快速眼球运动(第 1～2 条线),颏肌电(第 6 条线)波幅较高。

N1 期的脑电以低电压混合频率(LAMF)为主。低电压是指脑电波的波幅较低,混合频率是指频率范围在 4～7Hz。N1 期可以出现缓慢眼球运动,也可以没有眼球运动。颏肌电通常较 W 期有所降低(见图 9-3)。

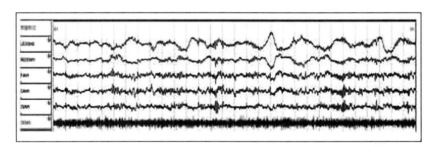

图 9-3　N1 期,可见缓慢眼球运动(第 1～2 条线);脑电为低电压混合频率,还可见散在 α 波。

N2 期的特征性脑电波为 K 复合波和梭形波,二者可单独出现,也可出现在同一帧中;有时可见缓慢眼球运动,多数情况无明显眼球运动;颏肌电波幅通常较 W 期低,有时可达到 R 期肌电水平(见图 9-4)。

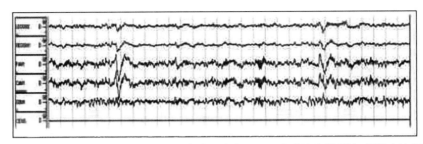

图 9 - 4　N2 期,无明显眼球运动(第 1～2 条线);脑电可见 K 复合波和梭形波;颏肌电波幅很低。

　　N3 期的脑电特征波为慢波。顾名思义,这种脑电波频率较慢,在 0.5～2 Hz 范围内;同时波幅较高,通常＞75μv(见图 9 - 5)。R 期的脑电以低电压混合频率为主,有时会出现散在的 α 波。

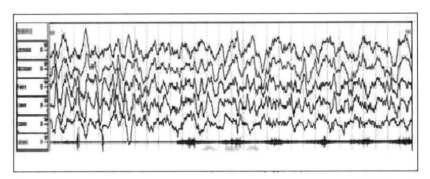

图 9 - 5　N3 期,无明显眼球运动(第 1～2 条线);眼动导联拾取到很多脑电的慢波活动;
脑电(第 3～5 条线)可见 0.5～2Hz、高波幅的慢波;颏肌电波幅较低

　　R 期的特点是在眼动导联出现快眼动,肌电波幅达到整夜睡眠的最低水平(见图 9 - 6)。

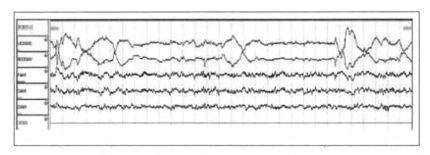

图 9 - 6　R 期,快速眼球运动(第 1～2 条线);脑电(第 3～5 条线)为低电压混合频率;颏肌电波幅非常低

在一整夜的睡眠中,睡眠期并不是绝对地按照"W 期-N1 期-N2 期-N3 期-R 期"这样的规律变化的。各睡眠期之间是可以互相转化的,可以由 W 期直接进入 N2 期,或者由 N2 期直接进入 R 期。正常成人除了 W 期直接转为 R 期和 W 期直接转为 N3 期很少见以外,其他各期之间均能见到互相转化,具体规则见《AASM 判读手册》。

然而,无论具体的睡眠期怎样转变,从整夜的趋势来看,睡眠是呈现周期性变化的。一个睡眠周期是由 NREM 睡眠和 REM 睡眠组成。正常成人先出现 NREM 睡眠,再出现 REM 睡眠。一个晚上有 3～5 个这样的 NREM /REM 睡眠周期,周期长度为 90～100min。

六、控制睡眠—清醒节律的五大神经递质系统

1930 年 Von Economo 等在对因昏睡性脑炎去世的患者进行尸检后发现,凡是下丘脑后部和中脑喙部(rostral mid-brain)受损的患者都存在嗜睡现象,而那些下丘脑前部受损的患者则存在持续性失眠。由此认为下丘脑和中脑连接处附近区域含有促进清醒的神经元,下丘脑前部含有促进睡眠的神经元。而意大利生理学家 Giuseppe Moruzzi 在进一步研究"脑干上行激动系统"(asending activating reticular system)后发现,维持清醒这一理论并没有那么简单。在慢性实验中,如果用神经毒素选择性地破坏脑干的神经细胞却不破坏经过脑干的远程联系,动物虽然会立即进入昏迷状态,可是过一段时间就会从这种状态中恢复清醒。可见还存在其他维持清醒的神经结构。

大脑中特定区域的神经结构需要通过各自相应的神经递质才能实现他们对睡眠和清醒的调控。神经系统的组成有些类似于我们现实社会的公司一样,从员工到老板有着各自的级别和职能。神经系统的基本单位是"神经元",它就像公司中的员工一样,也同样有高低级别之分。工作中,上司的指令可以通过邮件、电话等方式传递给下一级员工。神经系统的信息(神经冲动)则通过"神经递质"(neurotransmitter)从上一级神经元传递至下一级神经元。不过,中枢神经系统内冲动是单向传递的,即传入神经元传向中继神经元,中继神经元再传向传出神经元。两个神经元相联系的部分称为突触(synapse)。突触前部是发射的神经细胞,突触后部是接收的神经细胞。神经递质由突触前的神经细胞释放至突触间隙,被突触后神经细胞的相应受体摄取,再进入突触后神经细胞,引起突触后神经细胞的电位变化。有的神经递质是兴奋性的,会促进突触后神经元的活动;有的神经递质则是抑制性的,抑制突触后神经元的活动。目前发现以下神经递质对于人类维持睡眠和清醒有着重要作用。

(1)5-羟色胺(5-HT)：含有 5-HT 的神经元位于中脑的中缝背核。5-HT 在睡眠调节中的主要作用是促进清醒。释放 5-HT 的神经元在清醒时兴奋性最高，NREM 睡眠时兴奋性减低，REM 睡眠时兴奋性最低。除了促进清醒之外，5-HT 还有很多其他作用。这是因为能够摄取 5-HT 的受体种类很多，现已发现的至少有 14 种。某些心理疾病和精神疾病的患者需要服用五羟色胺再摄取抑制剂（SSRI）或去甲肾上腺素再摄取抑制剂（SNRI）时，会出现失眠的问题。

(2)去甲肾上腺素(NE)：释放 NE 的神经元主要位于蓝斑（LC）区。NE 在睡眠调节中主要起到兴奋性作用，即促进清醒。NE 能神经元的兴奋性在清醒时最高，NREM 睡眠时较低，而 REM 睡眠时不兴奋。因此，如果患者服用了作用于 NE 受体的药物，如 β 受体阻滞剂，可能会影响睡眠质量。

(3)组胺：含有组胺的神经元主要位于下丘脑后部的结节乳头核（TMN）。其兴奋性在清醒时最高，NREM 睡眠时减低，REM 睡眠时消失。可见组胺也是一种促进清醒的神经递质。常用于治疗过敏性疾病的抗组胺药，由于拮抗了突触后神经元"摄取"组胺，因此服药期间易产生困倦感或易瞌睡的现象。

(4)乙酰胆碱：胆碱能神经元位于中脑背侧和脑桥的特定区域，是背侧网状激活系统的主要组成部分。这部分的神经元分为 2 类：一类在清醒和 REM 睡眠时兴奋，而另一类仅在 REM 睡眠时兴奋。由于这两类神经元的兴奋性受特定睡眠分期的影响，就像有着特定"开关"一样，因此将这两类神经元称为"清醒/REM-on"神经元和"REM-on"神经元。前者只在清醒和 REM 睡眠时兴奋，NREM 睡眠时不兴奋；后者仅在 REM 睡眠时高度兴奋，其余时段不兴奋。由此可见，乙酰胆碱对睡眠调节的主要作用是促进 REM 睡眠，也有促进清醒的作用。服用胆碱酯酶抑制剂的患者，由于乙酰胆碱分解减少，累积增加，可出现夜间觉醒增多的现象。

(5)多巴胺(DA)：释放多巴胺的神经元多位于中脑黑质和腹侧被盖区。DA 的释放在睡眠期间内无明显变化，但清醒时很多脑区释放 DA 明显增多。DA 维持清醒的作用机制尚不清楚。帕金森病患者由于 DA 减少，白天可出现过度困倦的症状。

这些神经递质的作用类似"开关"，通过调节皮质和丘脑的神经群体兴奋性实现清醒和不同睡眠状态的转换。除了这些神经递质以外，清醒与睡眠还受到自身昼夜节律的调节，也就是常说的"生物钟"。诸多因素会影响生物钟对清醒和睡眠的调节，如光照、活动、旅行等。

第三节　睡眠的昼夜生理节律及自然睡眠的开始

睡眠与自然界的日夜节律紧密相关。世间所有生物都是在地球形成稳定的自转和绕日公转之后进化而来的。由于地球自转每天日出日落,形成一个强大而稳定的周期性环境变化。几乎所有的动物都适应并利用了这个自然界的 24 h 周期节律来调节其进食活动和休息。动物的脑内也进化出相应的生物钟结构以协调全身生理过程。人类清醒和睡眠的交替被整合到自然界的 24 h 节律中,形成日出而作、日落而息的生活习惯。

人类社会在最近 1000 年内高度发展,也逐渐破坏了 50 万年来由进化形成的昼夜节律。宋朝(960—1279 年)的中国是当时世界文明最发达地区,由于人工照明的推广使人类生活习惯出现改变,为了适应在日落之后的活动,开始在中午正餐之后加晚餐。随着工业革命和电灯的出现人类夜晚的活动越来越多,清醒时间延长。现代社会进一步使晚餐变成正餐。这些变化的直接结果是使入睡时间推迟和睡眠时间减少。工业革命后至第二次世界大战结束(1900—1950 年),城市人口的 24 h 节律显示,一般于晚上 10 时入睡,早上 6 时起床,睡眠时间约 8 h,可以容纳 4 个完整的睡眠周期(每个完整的睡眠周期约 120 min)。但二战后的 50 年社会出现快速经济发展,人类的整体睡眠时间不断缩短,入睡时间不断推后。特别是近年来互联网的发展和智能手机的普及,对人类生理节律的影响更加明显。计算机与智能手机不但使入睡时间延后,而且其显示屏的蓝光会影响眼睛内感受昼夜节律的光感细胞,扰乱生物钟节律。睡眠短缺和生物节律紊乱已成为当今社会巨大的公共卫生问题,与癌症、心血管疾病、代谢性疾病(肥胖、胰岛素抵抗)和精神疾病的发病率升高直接相关。

1. 生物节律调控的神经结构

生物节律调控的神经结构很复杂,但最重要的功能性结构包括以下三点:①感受器——视网膜,具体说是位于视网膜上的光敏感视网膜神经节细胞(pRGC),可以感受非可见光,通过传入神经——视网膜下丘脑束(RHT)投射到生物节律调控中枢。②神秘的生物节律调控中枢就是视交叉上核(SCN),这里聚集着内源性生物钟细胞群,这些细胞有自主节律,也就是人体内源性生物钟的产生地。生物钟中枢通过复杂神经通路上的颈上神经节向生物节律调控的效应器发出信号。③效应器——松果体,SCN 有一条重要的输出纤维终止于下丘脑室旁核

（PVH），这条通路经颈上神经节支配松果体。松果体具有神经内分泌功能，SCN的昼夜节律调控最终通过对松果体内分泌功能的调控而实现。

视网膜是体内生物钟系统感知光的窗口，pRGC 主要位于视网膜背侧和颞侧，属于非视觉感光系统，pRGC 的树突和近端轴突呈串珠状，邻近细胞的树突广泛交织成网状。跟随接受光信息的不同，胞体和轴突始段串珠样小体的数目、大小、密度及相邻细胞树突之间的联系等也发生相应的变化。pRGC 最主要的直接光信号受体是胞体上的黑视蛋白（melanopsin，MLO）和隐花色素（cryptochrome，CRY），主要对短波蓝光波段 480 nm 光敏感。光刺激可引起感光色素分子构象发生改变，光受体之间相互对话，使 pRGC 细胞兴奋，分泌活性物质，经视网膜下丘脑束将光信息传递到生物钟系统的调控中枢 SCN。RHT 通路为单突触传导通路，接受从 pRGC 释放的主要活性物质是谷氨酸。SCN 是一对位于下丘脑前端，视交叉上方第三脑室底壁两侧的神经核团。神经核团细胞有自主节律振荡，是体内的生物节律发生器，人体生物钟的中枢。调控人体血压、体温、睡眠—清醒倾向、以及某些激素（褪黑素和皮质醇）的分泌，使之出现节律性变化。一组 SCN 神经元直接投射至下丘脑室旁核（PVH）。SCN 接受光信号时，分泌抑制性神经递质，抑制 PVH 神经元活性，从而抑制松果体的分泌。有光信号时，SCN 还通过复杂通路介导警觉信号，最主要神经通路为一部分 SCN 神经元投射至紧邻 SCN 背侧的腹侧室旁核区（vSPZ）神经元，然后 vSPZ 神经元投射至下丘脑背内侧核（DMH）。DMH 中的谷氨酸能神经元再投射至外侧下丘脑神经元，产生下丘脑分泌素，稳定清醒—睡眠的转换过程，从而使清醒无法向睡眠转化。此外，DMH 神经元还投射至腹外侧视前区（VLPO），产生抑制性神经递质 GABA，抑制 VLPO，VLPO 是人类激活睡眠的神经核团分布区。松果体是人类生物钟的神经内分泌转换器，位于间脑顶端后上方，实质由松果体细胞、间质细胞和少量神经细胞组成。松果体细胞有分泌功能，可以分泌褪黑素（MT）。如果 SCN 不接受光信息，对 PVH 的抑制就会解除，PVH 自主部分小神经元兴奋，经谷氨酸能神经元投射到位于脊髓上胸段中间外侧的节前交感神经元。节前交感神经元发出胆碱能纤维，投射至位于颈上神经节的去甲肾上腺素能节后神经元，再投射至松果体。节后神经元释放的去甲肾上腺素作用于 α 受体和 β 受体（主要为 β1 受体）兴奋松果体，使松果体中环磷腺苷（cAMP）增加，诱导 5-羟色胺-N-乙酰转移酶（AA-NAT）表达，导致 MLT 合成增加，而 MT 又对 SCN 有反向抑制作用，从而使 MLT 分泌形成正反馈。MT 的合成在 SCN 的调控下呈现明显的昼低夜高节律性。MLT 经循环通路到达身体各个部位，与 MT 受体结合，MT 受体分布于包括 SCN 在内的广大范围的中枢神经系统、视网膜、副泪腺、肠道、肝、肾、脾、性腺、胸腺、外周血细胞等,它不仅参与调节这些器官系统的功能,同时将外界光照周期信号更为有效地以昼夜节律的形式输送到体内各个组织和器官,调节 24h 生物钟时相。

2. 光照和自然昼夜节律对体内节律的调控

视交叉上核自主节律细胞的周期比 24 h 略长,如果没有外界刺激引导,人类会呈现出自身 SCN 的"自由节律"。所以为了与自然界 24h 昼夜节律保持同步,需要外界刺激信号传入 SCN 告知其正确的时间点,这些外界刺激就被称为授时因子。社会活动、进食等都是授时因子,但最强大的授时因子就是光。光照遵循 24h 自然界昼夜节律运转,引导着体内生物钟也遵循 24h 自然节律运转,日出而作,日落而息。pRGC 所介导的非视觉信息通路需要获得比传统视觉信息通路更多的光照才能发挥其生理功能,并受光照强度、作用时间、波段等多方面影响。自然光是调控人类昼夜节律最重要的同步因素。日光的成分主要以 477nm 的蓝光为主,与 pRGC 的敏感波长相符。户外照明的光强度可高达 100 000lux,而普通室内光线(人工照明)最多只能提供自然光照强度的 5%,其中又是以长波长的红光为主,能够有效刺激 pRGC 的光少之又少。所以既往仅仅接受室内照明时,人类体内节律并未受太大影响。但近年来的电子设备所发射的蓝光却会对体内生物节律造成影响,破坏长久以来形成的原有的体内生物钟节律。

光照时点与最低核心体温(CBTmin)的前后关系决定着体内节律的移动方向。CBTmin 出现在早上自然清醒之前约 2h(大多数人是在清晨 4～5 点)。在 CBTmin 之前进行光照,会引起体内节律向后移动,而在 CBTmin 之后进行光照,会使体内节律向前移动。

因此,清晨接受自然光照可引起体内节律向前移动,因为人体内源性节律比自然界 24h 昼夜节律略长,这样使体内节律略提前就能保证其和自然 24 h 昼夜节律保持一致。而夜晚进行蓝光照射会使体内自然节律向后移动,和自然 24 h 昼夜节律更加的背离,自然入睡时间向后推移,次晨因为社会活动驱使,不得不在规定时间起床。这样睡眠时间缩短,造成睡眠缺乏。除了睡眠缺乏,体内节律仍处于自然醒来前的睡眠时段,所以早上就会昏昏欲睡,精神不振。久而久之,即使改变作息时间在夜晚早上床,因为体内节律已向后移动,在处于警觉性高的清醒时段,就会出现难以入睡,有些人甚至因为入睡困难到医院就诊。但经仔细询问,如果是在体内节律睡眠时段上床(如凌晨 2 点),患者入睡没有问题,早上若能任其自然醒来,那么睡眠时长也是正常的(早上 10 点),在白天剩余的时间里,精力充沛,社会活动不受影响。此类人就患有睡眠时相延迟障碍,此类昼夜节律障碍是电灯、电视机、电子设备出现后困扰现代人最常见的昼夜节律障碍。如果要恢复日间功能，就要恢复正常的 24h 体内节律，调整体内生物钟使之与自然界昼夜节律同步。要想实现这一目的，就应在清晨(CBTmin 之后)接受室外自然光照射，或足够强的光盒子(2 500lux)光照治疗，照射时长决定了体内节律向前移动的时间。照射时长一般以1.5～2 h 为宜，在夜晚避光并适当提前上床。这样一段时间后，体内节律才能与自然 24h 昼夜节律恢复一致，以保证社会活动正常进行。

第四节　睡眠干预方法

一、药物对睡眠的作用

多数安眠药长期应用有可能带来不同程度的不良反应，如成瘾、依赖及戒断症状等。安眠药是现代世界消费量较大的药物之一，这一方面反映了睡眠障碍的普遍性，另一方面也反映了目前社会对睡眠障碍治疗的无助。应该指出，睡眠通气障碍(睡眠窒息，sleep apnea)是睡眠障碍的一大部分原因，也是损害健康的一个主要原因。

医学界一直在探索现有的改善睡眠和对抗失眠的替代方法，过去或现在使用的促睡眠药物都不会引发自然睡眠。早前的安眠药称为"镇静催眠药"，如"安定"就是一种强制性治疗药物。这些药物产生的"睡眠"类型缺乏最大、最深的脑电波，除此之外，还有一些不良反应，包括次日的昏昏欲睡，白天的健忘，晚上行动没有意识，以及白天反应变慢而影响运动技能，如驾驶车辆行为。

安眠药另一个令人不快的特点是"反弹性失眠"。当个体停止服用这些药物时，他们经常会有更糟糕的睡眠障碍。"反弹性失眠"的原因是产生了一种依赖性，在这种依赖性中，作为对药物剂量增加的反应，大脑会改变其受体的平衡，试图变得不那么敏感，以对抗大脑中的外来化学物质，这也称为"药物耐受性"。但是当药物停止时，就会出现戒断过程，其中涉及严重失眠程度的那部分人会产生不快。

具有讽刺意味的是，许多人服用这些药物，只获得轻微的睡眠改善，而且这种益处更加具有主观性。最近的一项研究统计了迄今为止所有已发表的关于新型镇静安眠药的服用效果。纳入 65 项独立的药物安慰剂研究，包括近 4 500 名患者。结果显示，参与者均主观地认为他们睡得更快，睡得更好，觉醒时间更少。但这并不是实际睡眠记录显示的结果，实际上，与安慰剂比较，这些人的睡眠方式没有差别。安慰剂和安眠药都减少了人们入睡的时间(10～30 分钟)，但两者之间的变化没有统计学差异。换句话说，这些安眠药没有客观益处，目前关于处方安眠药的科学数据表明它们可能并不能用来恢复良好的睡眠。

更令人担忧的是，服用安眠药可能会增加死亡风险。即使是那些每年只偶尔服用十几粒药丸的用户，在评估窗口中死亡的概率也比无服用者多出 3.6 倍。现在世界各地有超过 15 项此类研究表明，安眠药服用人群的死亡率较高。

那么是什么伤害了那些服用安眠药的人？一个常见的死亡原因是过高的感染率。因自然睡眠是免疫系统最强大的助推器之一，有助于抵御感染，而药物诱导的睡眠可能无法提供与自然睡眠相同的恢复性免疫益处。这对老年人来说是最令人不安的，因为老年人更容易患感染，除了新生儿，他们是我们社会中免疫力最弱的个体。老年人也是使用安眠药最多的群体，占此类处方药物的 50％ 以上。根据这些事实，是时候该重新统计老年人服用处方安眠药的频率。另一个与安眠药使用有关的原因是致命车祸的风险增加。这很可能是由非恢复性睡眠造成的，这种药物会诱发一些痛苦的头晕，这两种可能会让服用者在第二天驾驶时昏昏欲睡，夜间跌倒的风险更高，特别是老年人。处方安眠药使用者的其他不良并发症如高血压，心脏病发病率和卒中发病率增高。

早先的研究暗示了睡眠药物与癌症死亡率之间的关系，服用安眠药的个体在研究的两年半内发生癌症的可能性比未服用者高出 30％ 到 40％。较老的睡眠药物，例如"替马西泮"（替马西泮胶囊），具有更强的关联性，轻度至中度剂量的患者癌症风险增加率超过 60％。即便是新型安眠药"唑吡坦"（安比恩）的服用者癌症发生率也仍然很高，两年半的研究期间其患癌症的可能性增加了近 30％。

鉴于安眠药确实有可能会导致死亡和癌症。为了获得明确的答案，我们需要开展专门的临床试验来评估这些特定的发病率和死亡率风险。颇具有讽刺意味的是，这样的试验可能不被允许，因为道德委员会认为安眠药带来的死亡危险和致癌风险已经很明确了。但我们不是反对服用安眠药物。我们只是迫切希望找到一种药物，可以帮助人们获得真正的自然睡眠。

二、睡眠障碍认知行为疗法

虽然对更新型或更复杂安眠药的研究仍在继续，但一系列改善睡眠的令人兴奋的非药理学方法正在迅速出现。除了用于提高深度睡眠质量的电波，磁场和听觉刺激方法，已经有许多有效的行为方法可以改善睡眠，特别是用于失眠症的治疗。其中最有效的一种称为"睡眠障碍认知行为疗法"，它正在被医学界迅速接受为一线治疗方法。与治疗师合作数周后，患者将获得一套定制的技术，旨在打破不良的睡眠习惯，解决抑制睡眠的焦虑问题。"睡眠障碍认知行为疗法"建立在基本睡眠卫生原则的基础上，补充了针对患者个性化的方法、存在的问题及其生活方式,有些效果还是很明显的。显而易见的方法包括减少咖啡因和酒精的摄入量,从卧室中移除屏幕技术,以及拥有一个凉爽的卧室。此外,患者必须做到:①建立有规律的就寝时间和起床时间,即使是在周末;②只在困倦时上床睡觉,避免在早晚或中午睡在沙发上;③不要醒着卧床很长一段时间,更确切地说是起床去做一些安静和放松的事情,直到想睡觉;④如果你晚上睡不着觉,最好不要在白天午睡;⑤通过在睡觉前学会放松精神来减少焦虑的想法;⑥从卧室的视野中移除可见的表盘,防止夜间"钟表焦虑"。

用于帮助失眠症患者的一种比较矛盾的睡眠障碍认知行为疗法是限制他们在床上度过的时间,甚至开始时只需要 6 个小时或更少的睡眠时间。通过让患者保持更长时间的清醒,给予其强大的睡眠压力,产生更丰富的"腺苷"。在这种较强的睡眠压力下,患者会更快地入睡,并在整个晚上达到更稳定、更稳固的睡眠形式。通过这种方式,患者可以重新获得心理上的信心,能够持续一夜又一夜健康和快速的睡眠,在帮助患者重拾信心的过程中,床上的睡眠时间也逐渐增加。

虽然这听起来可能有点做作甚至可疑,但对于持怀疑态度者,或那些通常倾向于寻求药物帮助者,应首先评估"睡眠障碍认知行为疗法"的有效性,然后再进行批驳。目前已在全球众多临床研究中获得的结果表明,"睡眠障碍认知行为疗法"比安眠药更有效地解决了失眠症患者的许多睡眠问题。"睡眠障碍认知行为疗法"一直帮助人们在晚上更快入睡,睡得更久,并通过显著减少夜间清醒所花费的时间来获得更高的睡眠质量。更重要的是,"睡眠障碍认知行为疗法"的益处会持续很长时间,即使是患者已离开了他们的睡眠治疗师。

这些证据都表明了"睡眠障碍认知行为疗法"能够改善睡眠,并且"睡眠障碍认知行为疗法"(与安眠药不同)的安全风险有限或不存在。2016 年,美国医师学会提出了一项具有里程碑意义的建议。一个由睡眠医生和科学家组成的委员会评估了"睡眠障碍认知行为疗法"相对于标准安眠药的有效性和安全性,结果发表在享有盛誉的《内科学年鉴》上,这项对所有现有数据的全面评估得出的结论是"睡眠障碍认知行为疗法"是所有患有慢性失眠患者的一线治疗方法。建议患有睡眠障碍的人群在服用安眠药之前先利用"睡眠障碍认知行为疗法"。

三、良好的睡眠习惯

良好的睡眠对人类的影响越来越受到重视。对于那些没有失眠或有其他睡眠障碍者来说,我们可以做很多事情来保证一个更好的睡眠,我们称之为良好的"睡眠卫生习惯"。如果你能坚持的话,每一天都要做这样的一件事:无论发生什么,都要上床睡觉,然后在同一时间醒来。这也许是帮助你改善睡眠的最有效的方法,即使包括闹钟的使用。最重要的是，关于改善睡眠的两个最常见的方法是锻炼和饮食。

睡眠和体力活动有双向关系。大家都知道，在持续的体力活动之后，我们经常会有深度的、健康的睡眠。比如一天的徒步旅行，一次长时间的骑自行车、骑马，甚至是在花园里劳累的一天。在年轻健康的成年人中，锻炼经常会增加睡眠时间，尤其是深度非快速眼动睡眠。它还能提高睡眠质量，引发更强的脑电波活动。类似的睡眠时间和效率的改善也会出现在中年人和老年人身上，包括那些自称睡眠不好的人，或者那些被临床诊断为失眠患者。

通常情况下，这些研究会先测定基线睡眠，然后让试验者进行为期数月的锻炼方案，随后评估是否有改善睡眠的效果。平均来说，主观睡眠质量提高了，睡眠总量也提高了。此外，参与者入睡所需的时间通常更少，而且整个晚上醒来的次数也更少。这是迄今为止历时最长的一项干预研究，在为期四个月的体力活动增强期结束时，患有失眠症的老年人每晚平均多睡近一个小时。然而，出乎意料的是，一天又一天的运动和随后的睡眠之间缺乏紧密的联系。也就是说，在白天，受试者的睡眠并不总是那么好。与未进行锻炼的日子相比，就像人们所预料的那样。也许，睡眠和第二天锻炼之间存在反比关系（而不是锻炼对随后当晚睡眠的影响）。如果前一天晚上睡眠不好，第二天的锻炼强度和持续时间就会大大降低。当睡眠充足时，第二天的体力消耗会达到最大。换句话说，睡眠对锻炼的影响可能比锻炼对睡眠的影响更大。

然而，这仍然是一个明确的双向关系，随着体育活动水平的提高，睡眠质量有明显改善的趋势，睡眠对白天体育活动的影响也很大。由于睡眠质量的提高，参与者也会感到更加清醒和精力充沛，抑郁的症状也会相应减少。很明显，久坐不动的生活不利于健康的睡眠，我们所有人都应该尝试进行一定程度的定期运动，不仅可以保持身体健康，还能改善睡眠时间和质量。睡眠反过来也会促进健康，让机体进入一个积极的、自我维持的循环并改善身体活动和心理健康。

关于身体活动，有一点要注意：不要在睡前运动。运动后，体温可保持一两个小时。如果这种情况发生在离睡觉时间太近的话，由于运动导致代谢率的增加，很难使你的核心体温下降到足以启动睡眠的程度，最好在关掉床头灯之前的两三个小时内进行锻炼。

在饮食方面，吃的食物和饮食模式对夜间睡眠的影响较大。持续两天的高碳水化合物、低脂肪饮食会减少夜间非快速眼动深度睡眠的时间。而持续两天的低碳水化合物和高脂肪饮食，则会增加快速眼动睡眠的时间。应该严格控制热量，在一项对健康成年人进行的严格对照研究中,四天的高糖和其他碳水化合物饮食如低纤维饮食,会导致深度非快速眼动睡眠时间减少,夜间醒来次数增多。但如在一个月的时间里减少食物摄入量,即每天只摄入800卡(1cal＝4.18J)的热量,就很难正常入睡,并且夜间深度非快速眼动睡眠减少也明显。

因此,很难对一般成年人提出明确的建议,大规模流行病学调查也未发现特定食物组与睡眠时间或质量之间存在一致的联系。已有的科学证据表明,健康的睡眠应该避免吃得太饱或太饿去睡觉,避免吃过多碳水化合物(超过所有能量摄入的70％),尤其是糖类。

第五节　睡眠与脑功能研究

一百年前,美国只有不到2％的人口每晚睡眠时间不足6小时。现在,约30％的美国成年人睡眠不足。美国国家睡眠基金会2013年的一项调查显示,睡眠不足问题的严重性日益凸显,超过65％的美国成年人每晚没有达到7～9小时的睡眠时间。并且从全球范围来看,这个问题看起来也并没有好转迹象。例如,在英国和日本,分别有39％和66％的成年人表示睡眠不足7小时,忽视睡眠的群体遍布所有发达国家。正是由于这些原因,世界卫生组织现在将缺乏社会睡眠列为一种全球健康流行病。每两名成年人中就有一名在未来一周无法获得所需的睡眠,多数人希望通过延长周末睡眠时间来进行补偿,每个周末,都有大量的人拼命地偿还他们在一周内欠下的"睡眠债",约30％的成年人周末平均睡眠时间在8小时或以上,约60％的成年人试图在8小时或更长时间内"放纵"。但睡眠不像信用系统或银行,大脑永远无法恢复被剥夺的睡眠。我们不能积欠而不受惩罚,也不能在以后偿还"睡眠债"。除了个人之外,社会为什么要关心这个问题呢? 改变睡眠态度和增加睡眠量对我们人类的集体生活,对我们的职业和企业,对商业生产力,对我们孩子的教育,甚至对我们的道德品质有什么影响吗? 事实上,睡眠不足影响人类社会结构的例子已经数不胜数了。

一、睡眠与教育

美国80％以上的公立高中在上午8：15之前开始上课。其中将近50％的人在早上7：20之前开始工作。早上7：20的校车通常在5：45左右开始接送孩子。因此,一些儿童和青少年必须在早上5：30起床。早上5：15。甚至更早,每7天就有5天需要这样做,持续数年。这样的做法明显减少了孩子的睡眠时间,其收益及合理性确实是一件值得商榷。

这么早醒来，孩子能集中精力学习很多东西吗？请记住，对青少年来说，早上5：15 起床和对成年人来说是不一样的。一般来说，青少年的昼夜节律会显著提前 1～3 个小时。对应于成年人来说，相当于每天凌晨 3：15，这个时点还能集中精力学习什么吗？心情会愉快吗？会觉得和同事相处很容易吗？还能用优雅、宽容、尊重和令人愉快的举止来表现自己吗？当然不是。那么，工业化国家为什么要这样对待千百万青少年和儿童呢？当然，这不是教育的最佳设计，也肯定是与培养我们的孩子和青少年良好的身心健康模式相不符的。

由于上学时间提前，这种长期睡眠不足的状态尤其令人担忧，因为青春期是人生中最容易患上慢性精神疾病的阶段，如抑郁症、焦虑症、精神分裂症和自杀倾向。青少年睡眠的中断可能会导致心理健康和终生精神疾病之间的临界点变得不稳定。早在 20 世纪 60 年代，当睡眠的功能在很大程度上还不清楚的时候，研究人员经常会选择性地剥夺年轻人的快速眼动睡眠，也就是做梦。当时的研究需要参与者把整个时间都要放在实验室里，头上放着电极。晚上，每当他们进入快速眼动睡眠状态时，研究助理就会快进卧室，并叫醒被试者。然后，这些眼睛模糊的参与者要做 5～10 分钟的数学题，以防止他们再次进入梦乡。但是一旦参与者进入快速眼动睡眠，这个过程就会重复。一小时又一小时，一夜又一夜，这样需要持续整整一周。期间，非快速眼动睡眠基本保持不变，但快速眼动睡眠的时间明显减少。在精神健康的影响开始显现之前，并不需要 7 个晚上的睡眠剥夺。第三天，参与者就会表现出精神病的症状，变得焦虑、喜怒无常，开始产生幻觉。他们听到的和看到的都不是真的，他们也变得偏执。部分人甚至认为研究人员正在密谋在谋害他们，如试图毒害他们。其他人开始相信，这些科学家是秘密特工，这个实验是一个几乎不加掩饰的某种邪恶的政府阴谋。

直到那时，科学家们才意识到该实验的深刻含义：快速眼动睡眠是介于理性和精神错乱之间的一种生理活动。快速眼动睡眠剥夺后，单单凭借临床症状，精神科医生将给出抑郁症、焦虑症和精神分裂症的明确诊断。但实际上这些都是健康的年轻人，在此之前，他们没有抑郁症、焦虑症或精神分裂症，个人或家庭也没有此类病史。历史上也有很多尝试打破睡眠世界纪录的尝试，普遍都会出现情绪不稳定和精神错乱等特征。这都是因为缺乏快速眼动睡眠，这个阶段往往发生在睡眠的最后几个小时，提早上学时间也让我们从孩子和青少年身上剥夺了快速眼动睡眠，这就容易造成不稳定的精神状态。

与此相对比的是，一个世纪前，美国的学校早上 9：00 开始上课，并且 95％的孩子醒来时没有闹钟。而现在,这种学校上学时间的不断提早造成的,使得孩子们丢失了这些宝贵的、快速眼动睡眠丰富的早晨时间。

斯坦福大学心理学家刘易斯·特曼博士以帮助构建智商测试而闻名,他将自己的研究生涯奉献给了改善儿童教育事业。从20世纪20年代开始,特曼绘制了促进儿童智力成功的各种因素,其中的一个重要因素就是充足的睡眠。特曼在他的开创性论文和著作《天才的遗传研究》中发现,不管年龄多大,孩子睡得越久,他们的智力就越高。进一步的研究发现,睡眠时间与合理的(即较晚的)上学时间联系最紧密,也就是指与这些年轻的、仍在成熟的大脑、天然的生物节律相协调的时间。

虽然特曼的研究无法解决因果关系,但数据让他相信,当涉及孩子的学校教育和健康发展时,睡眠是一个需要公众大力倡导的问题。作为美国心理协会的主席,他反复强调并警告说,美国绝不能跟随一些欧洲国家正在出现的趋势,那里的上学时间越来越早,从早上8点甚至7点而不是9点开始。

很明显,疲惫的、睡眠不足的大脑只不过是一个漏的记忆筛,无法接受、吸收或有效地保留教育,坚持这种方式是让我们的孩子患有部分健忘症。目前的工业化社会正在创造一代弱势儿童,并因睡眠不足而陷入困境,而延迟学校上学时间显然是明智的选择。

睡眠和大脑发育领域出现的最令人不安的关注点之一是低收入家庭。社会经济背景较低的儿童乘坐汽车上学的可能性较小,部分原因是他们的父母经常在服务行业工作,要求在早上6点或之前开始工作。因此,这些儿童只能依靠校车上学,必须比父母上班还早起床,结果会导致他们通常比来自富裕家庭的儿童睡眠更少,并形成恶性循环,从一代到下一代延续,形成一个非常难以突破的闭环系统。我们迫切需要积极的干预方法来打破这个循环。

延迟学校上学时间的一个未预料到的结果,是学生的预期寿命增加了。青少年死亡的主要原因是道路交通事故。当明尼苏达州的马托梅迪学区将他们的学校上学时间从早上7:30推迟到上午8:00时,16~18岁年龄段的交通事故减少了60%。怀俄明州的提顿县在学校开学时间上发生了更为戏剧性的变化,从上午7:35的钟声转变为生物学上更为合理的8:55。结果令人惊讶,16~18岁年龄段的交通事故减少了70%。

睡眠对儿童教育的长久影响意义重大。如果没有这些改变,我们将只会延续一个又一个恶性循环,即我们的每一代孩子都在半昏迷的状态下艰难地走过教育历程,连续多年的长期睡眠不足,导致他们的精神和身体发育受到阻碍,未能最大限度发挥他们真正的成功潜力，并且在几十年后又会对下一代的孩子造成同样的伤害。这种有害的循环只会越来越严重。在过去的一个世纪中，来自超过 750 000 名 5～18 岁的学龄儿童的大数据显示，他们每晚睡觉的时间比一百年前的同龄人少了整整 2 个小时。

让睡眠成为我们孩子教育和生活中首要任务的另一个依据是，睡眠不足与注意力不集中之间的联系。患有多动症的儿童在白天学习时容易烦躁，情绪低落，更容易分心，没有专注力，并且抑郁症和自杀意念的发生率显著增加。这些症状（无法保持注意力、学习动力不足、行为困难、精神健康不稳定），几乎与睡眠不足引起的症状相同。事实上，睡眠不足也更容易患多动症。

导致儿童睡眠不足的生理方面原因多见于儿科睡眠呼吸紊乱，或儿童阻塞性睡眠呼吸暂停，其与重度打鼾有关。睡眠期间由于呼吸肌放松，过大的腺样体和扁桃体会阻塞儿童的气道通道。伴随着疲惫的打鼾声，机体试图通过半塌陷、狭窄飘动的气道吸入空气。由此产生的氧气缺乏将反射性地迫使大脑在整个晚上短暂地唤醒机体，以获得几次完整的呼吸，恢复全血氧饱和度。但付出的代价是儿童难以到达或维持长时间有质量的深度睡眠，其睡眠呼吸紊乱会导致一夜之间长时间睡眠不足，持续数月或数年。

慢性睡眠剥夺的状态可随时间的推移而逐渐形成，孩子在气质、认知、情感和学业上将会看起来更像注意力不集中的儿童。患有睡眠障碍的儿童，以及去除扁桃体的儿童，往往证明他们没有多动症。在手术后的几周内，孩子的睡眠会逐渐恢复，并呈现出规范的心理和生理功能，貌似"多动症"被治愈了。最近的调查和临床评估显示，超过 50％注意力不集中的儿童实际上都患有睡眠障碍，但仅有一小部分家庭知道他们的睡眠状况及其后果。

许多父母对孩子睡眠的必要性和重要性尚存在偏见，有时甚至对孩子的睡眠欲望进行惩罚或侮辱。希望能够唤醒父母对孩子的睡眠疏忽，并消除年轻人疲惫不堪的状态。当睡眠充足时，思想就会蓬勃发展。

二、睡眠和保健

我们所有人都知道护士和医生经常需要长时间地连续学习、连续工作，为什么我们的医生以这种疲惫不堪的方式进行他们的职业呢？答案源于受人尊敬的医生哈尔斯·特德医学博士，他是一个无助的睡眠不足者。不少医学院要求医师完成 24 小时值班后，还得参加第二天的查房或者手术，加起来连续工作时间约 30 个小时。也许有人认为这时间不长，因为普通民众每周至少也要工作 40 个小时。但对于医生来说，他们经常不得不在一周内完成两次这样的 30 小时连续轮班。与那些工作 16 小时或更短时间的职业相比,工作 30 小时班次的医生导致的医疗错误也明显增加,例如开错医嘱或在手术操作出现相关错误。最新的报告报道,因医务人员没有得到充足的睡眠而发生医疗错误是美国心脏病发作和癌症后导致死亡的原因之一,睡眠不足无疑要对这些失去的生命负责。

年轻医生在经过 30 个小时的连续工作后,与充分休息时的谨慎行动相比,精疲力竭的状态下更容易用注射针刺伤自己或被锐器割伤,从而增加血液传播的风险。另外,当睡眠不足的医生完成一个长时间的班次后,如在急诊室试图挽救车祸的受害者,然后开车回家,数据统计显示,他们发生机动车事故的机会会增加168%。结果,救人的医生反而成了因睡眠不足而导致车祸的受害者。

高年资医师和主治医生在睡眠不足后都会面临同样的医疗风险,如外科主治医生,前一天晚上只有不到 6 个小时的睡眠时间,那么手术中有很大可能性会出现不恰当的手术操作。而在充分睡眠后开展手术时,大多思维清晰,判断准确,发生错误较少。

近年来,麻醉医生似乎成了容易猝死的高危人群,这究竟是为何?麻醉医生比其他医生更缺睡眠。大家都知道我国儿科医生严重短缺,但事实却是,麻醉医生比儿科医生更缺。官方数据显示,2017 年我国医疗卫生机构住院患者手术人次高达5 595.71 万,麻醉医师只有约 7.6 万人。我国每万人口仅拥有约 0.5 名麻醉医师。如果按照发达国家每万人需要约 2.5 名麻醉医师的标准,我国至少还需配备 27 万名麻醉医师。麻醉医师的工作关乎手术患者的生命安全,远非"打一针"那么简单。麻醉医生需要有全科知识,因为面对的是多学科的手术,如参加开颅手术,则需要有神经外科的知识;开展剖宫产手术,就得有妇产科的知识基础……麻醉医生可以说是医学领域内最博学的医生。此外,除了手术室需要麻醉医生,越来越多的手术室外操作,如胃肠镜检查、微创的支架放置等,也要依靠麻醉医生的帮助。正因为麻醉医生数量严重短缺,所以麻醉医生的工作负担日益加重,过劳成为常态,甚至成为这些医生走向死亡的助推剂。

第六节　展望

睡眠与脑功能的关系密切,良好的日常睡眠有助于脑功能状态的保持。睡眠又是一个复杂的过程,不是由大脑内某一个部位、某几个基因或蛋白决定的。睡眠剥夺可导致大鼠脑内多种基因发生变化,包括与细胞黏附、细胞凋亡、生长发育、神经传递、细胞内信号等有关的基因。对睡眠与脑功能保护的研究,我们还有很长的路要走。

（郑豪杰　李双月　周燕妮　徐　倩　盛芝仁）

第十章　脑功能非侵入性物理治疗技术

第一节　物理治疗基本知识

物理疗法是指应用自然界或人工的物理因子以及传统医学中的物理方法作用于患病机体,引起体内一系列生物学效应,以消除病因,消除或减轻疼痛,恢复受破坏的生理平衡,增强机体防卫机能,代偿机能和组织的再生机能,使疾病得到康复,多采用电、光、水、磁、声、热、按摩、针灸、冷冻等多种形式。其主要疗效包括:①促使血液循环,改善局部组织的营养,提高细胞组织的活力,加快病理和代谢产物的吸收或排除,促使伤口愈合,消除炎症。②对神经系统可起抑制和兴奋作用,前者能镇静、止痛和缓解痉挛,抑制大脑皮质中的病理兴奋灶;后者有助于治疗神经麻痹、知觉障碍、肌无力、肌肉萎缩等疾病。③提高体温和心血管系统的调节能力,增强抵御疾病和适应环境变化的能力。

物理疗法有悠久的历史,特别是 20 世纪 70 年代以来,扩大了理疗的适应证,提高了理疗效果。随着现代物理学的发展,更有效的物理疗法,将不断充实到理疗学科中来。

一、分类

(1)人工疗法,如酒精擦浴等。

(2)电疗法,包括静电疗法、直流电疗法、低频电疗法、中频电疗法、高频电疗法、超高频电疗法、特高频电疗法、离子导入疗法、电离空气疗法、电水浴疗法、射频疗法、经颅微电流刺激疗法等。

(3)磁疗法,包括静磁场疗法、脉动磁场疗法、低频磁场疗法、中频电磁场疗法、高频电磁场疗法等。

(4)光疗法,包括红外线疗法、可见光疗法、紫外线疗法、激光疗法等。此外,还有超声波疗法、水疗法、传导热疗法、冷冻疗法、运动疗法、拔罐疗法、电子生物反馈疗法等。

（5）自然疗法,包括矿泉、气候、空气、日光、海水疗法等。

二、作用

（1）共同性作用:改善血运、抗炎、镇痛等。

（2）特殊性作用:如低频电流引起肌肉收缩;紫外线促进维生素 D 的形成;直流电流的电解、电泳,能将药物离子导入体内;超声波的振荡雾化;高频电可使组织内部产生"内生热"等。

（3）直接作用:如高能量激光治疗疣、胎痣、血管瘤;紫外线刺激皮肤细胞和杀菌;直流电场内的离子移动;超高频电场促使偶极分子振荡以及电解拔毛等。

（4）间接作用(反射作用):间接作用是理疗的主要作用机制,是不同于其他疗法的主要特点,是借机体的反射作用和防御性反应,来保持和恢复生理平衡,从而消除病理过程。

三、应用范围

（一）预防

许多种物理因素应用于健康人,可以增强抵抗力,预防某些疾病。

（二）治疗

（1）抗炎作用,理疗都可促进炎症的吸收消散,按炎症的性质,可分别选用各种疗法。

（2）镇痛作用,主要对神经、关节、肌肉疼痛以及内脏的痉挛性疼痛。

（3）兴奋作用,主要用于神经麻痹、肌肉萎缩、局部感觉障碍等。

（4）缓解痉挛作用。

（5）松解粘连、软化瘢痕。

此外,有脱敏、抗癌、解热及发汗作用等。

（三）康复

物理疗法在病后恢复和伤残者功能重建中,具有重要的实用价值。在病后,物理因素可以增进食欲,促进体力恢复,如紫外线疗法、水疗法、温泉疗法、日光浴疗法等。对伤残者功能恢复,如电疗、光疗、水疗、体育疗法均可广泛应用,能提高劳动能力和降低残废率。

四、注意事项

（一）理疗方法应用

（1）复合疗法:即同时在同一患者或同一部位,进行 2 种以上的方法。

（2）联合疗法：先后连续应用 2 种以上的理疗方法。

（3）交替联合疗法：是两疗法间隔时间较长的联合作用，也即是交替应用。

2 种以上理疗方法的目的是利用物理因素的协同或相加作用以增强疗效。

（二）加剧反应

在某些理疗过程中，出现症状、体征恶化现象。这种加剧反应一般不需特殊处理，多在理疗进行中自然消退。局部加剧反应如持续 1 周以上，或症状进一步加重，则宜减少剂量，延长时间，或停止理疗。全身加剧反应时应停止数日，从小剂量开始或更换其他理疗方法。

（三）适应证和禁忌证

1. 适应证

应选择适当的理疗方法，针对治疗某种病证，理疗适用范围包括各种炎症、神经系统疾病、心血管系疾病、骨伤科疾病等。

2. 禁忌证

严重的心脏病、动脉硬化、有出血倾向、恶病质及可刺激肿瘤细胞生长的物理因素，均属禁用范围。

第二节　电休克治疗

电休克治疗亦称电惊厥治疗、电痉挛治疗，指以一定量电流通过患者脑部，导致大脑皮质癫痫样放电，同时伴随全身抽搐，使患者产生暂时性意识丧失，达到治疗疾病效果的一种手段。其由意大利神经精神病学家 Ugo Cerletti 和 Lucio Bini 在 1938 年发明创造。电休克是治疗抑郁症、精神分裂症等精神疾病的有效方法。但一定量的电流通过人体可引起全身肌肉痉挛，造成组织损伤或功能障碍。到 20 世纪 50 年代，传统电休克有了改进，即在治疗前使用静脉麻醉药和肌松剂，提高患者舒适性及安全性，这称之为改良电休克治疗（modified electroconvulsive therapy，MECT）。MECT 因其安全性好、耐受性高、不良反应小逐渐取代了传统的电休克治疗。电休克治疗的原则是遵循风险收益评估的原则，最大程度增加舒适性及安全性，降低患者风险。常用于抑郁障碍、精神分裂症、躁狂发作以及顽固性疼痛，如躯体化障碍、幻肢痛等。

实施过程：

（1）心电监护、血压、血氧饱和度、BIS 脑电监护、肌松监测。

（2）诱导药物选择丙泊酚及顺式阿曲库铵，保持血压稳定，氧合充分，肌松完善。

（3）放置喉罩或者气管插管建立临时气道：肌松起效后，选择合适喉罩或者气管导管置入，并进行机械通气。注意：①早期可过度换气；②注意将纱布卷放于喉罩两侧，上下牙齿之间，舌体禁位于牙齿之间，避免电刺激时咬伤舌体。

（4）维持。发作完成后密切监护患者情况，维持 BIS 在 35～40，直至患者肌松完全恢复后，平稳拔除喉罩。术后 2 小时评估患者有无术中知晓、肌痛等并发症。

需要注意实施 MECT 后可能发生术后认知功能障碍。严重抑郁状态本身对认知功能就有影响，治疗抑郁后，认知能改善。电休克相关的认知损害主要在治疗后 3 天内。多数在治疗 2 周后，相关认知功能得以恢复。1 周内可能有视觉及视觉空间记忆缺失，大多受损在治疗后 1 个月内恢复，一般受累及的个体较少。使用丙泊酚可能降低认知功能障碍的发生率。在电休克早期人工过度换气可能减少电休克后短暂的定向障碍。治疗频率可以根据治疗后的记忆力评价来进行频率滴定。

由于电休克在精神科疾病的治疗中应用广泛，在麻醉与脑功能领域涉猎比较局限。

第三节　重复经颅磁刺激

重复经颅磁刺激（repetitive transcranial magnetic stimulation，rTMS）是一项能够无创地干预脑功能的神经电生理技术。近年来，应用该技术治疗精神障碍的研究取得了很大进展，使其有望成为治疗精神障碍的有效手段之一。rTMS 是利用时变磁场作用于大脑皮质产生感应电流改变皮质神经细胞的动作电位，从而影响脑内代谢和神经电活动的生物刺激技术，是在 TMS 基础上发展起来的具有治疗潜力的神经电生理技术。TMS 作用的机制仍不确切，但可能和皮质内兴奋、抑制环路的活动有关。rTMS 对皮质兴奋性的影响取决于刺激的强度和频率，已有报道显示，低频率（<1Hz）rTMS 对治疗侧皮质兴奋性具有抑制作用，而高频率（5～20Hz）rTMS 则提高皮质的兴奋性。高频阈上强度刺激可能造成运动诱发电位 motion evoked potential，MEP），易化皮质内兴奋性传播甚至癫痫发作。研究表明，rTMS 可影响健康受试者的情绪，例如高频率 rTMS 刺激左前额皮质可增加悲伤感，而刺激右前额皮质可增加愉悦感。Knoch 等研究发现，低频或高频 rTMS 刺激左侧前额叶背外侧皮质（dorsolateral prefrontal cortex，DLPFC）均可引起该部位

的局部脑血流量(rCBF)增加,提示脑血流量的改变也可能是 rTMS 作用的机制之一。

一、rTMS 在神经精神疾病中的应用

近年来,rTMS 技术作为一种无创性脑皮质刺激方法已被应用于抑郁症的辅助治疗中。研究发现抑郁症患者存在 DLPFC 和前扣带回皮质(anterior cingulate corte,ACC)的功能障碍。因而采用高频率 rTMS 刺激左侧前额叶皮质(PFC)使局部神经元活动增强,或低频率 rTMS 刺激右侧 PFC 使其活动减弱,均可改善抑郁症状。

rTMS 对抑郁症的治疗作用也可能与其调节脑内单胺类神经递质的水平密切相关。Keth 等研究发现,rTMS 治疗能增加边缘系统和纹状体多巴胺的释放,并认为这可能是治疗抑郁症的作用机制之一。陈运平等的研究也认为对不同脑区内单胺类神经递质水平的调节作用是低频 rTMS 的抗抑郁机制之一。也有报道认为 rTMS 主要是通过抑制海马 β1 和 β2 肾上腺素受体的表达而发挥作用。

DLPFC 是调节惊恐障碍的脑区之一,rTMS 对前额叶的刺激影响刺激部位的神经细胞,还能影响与之相连的核团兴奋性,采用 1Hz 的 rTMS 刺激右侧 DLPFC 两周后,焦虑症状得到显著缓解。

创伤后应激障碍(post traumatic stress disorder,PTSD)指对创伤等严重应激因素的一种异常精神反应,又称延迟性心因性反应,是指由异乎寻常的威胁性或灾难心理创伤,导致延迟出现和长期持续的精神障碍。PTSD 没有确定的药物疗法,但是抗抑郁药可缓解其并发的焦虑或抑郁症状。Cohen 等应用 rTMS 刺激右侧额叶皮质得到了与抗抑郁药类似的疗效,PTSD 症状得到明显缓解,而且在同样的刺激强度和治疗时间(80%运动阈值,10d)条件下,高频率刺激(10 Hz)的疗效要明显好于低频率(1Hz)刺激组。因此应用 rTMS 刺激右侧额叶皮质也许是治疗 PTSD 的有效方法之一。

病理和药理学研究表明,精神分裂症的病理生理学表现包括中枢神经系统的兴奋和抑制功能紊乱。应用 rTMS 治疗精神分裂症的研究中,有报道低频率 rTMS 作用左侧前额叶皮质可改善幻听症状,而高频率 rTMS 连续 2 周刺激该部位可改善其他精神症状。Vercammen 等研究了低频率 rTMS(90%运动阈值,2 次/d,持续6d)对精神分裂症的作用。结果发现,左侧颞顶区刺激组幻觉出现次数显著减少,双侧颞顶区刺激组言语性幻听也得到显著改善。

二、rTMS 刺激治疗方法

1. 刺激部位

由于前额叶背外侧皮质在精神障碍中的重要作用,目前 rTMS 治疗精神障碍

主要集中在左右两侧的前额叶背外侧皮质部位,其他部位的研究还未见报道。不同精神障碍疾病在大脑的表现部位不同,因此 rTMS 治疗时,要根据其发病机制,选择合适部位。

2. 刺激数量和治疗时间

有研究表明,持续超过 10d 时间的 rTMS 治疗的效果优于仅持续 10d 的治疗。还有报道显示仅有一部分患者在 rTMS 治疗两周内症状得到改善,而在接下来的另外两周治疗中有更多的患者获得了明显的疗效。究竟是刺激总量还是治疗干预持续的时间对 rTMS 疗效起更重要的作用,还需要更进一步的研究。

3. 刺激频率

高频刺激可使局部皮质的兴奋性增加,并与刺激频率及强度呈正相关,兴奋可在脑内扩散。相反,低频率刺激可减低皮质的兴奋性,这种抑制作用也会随神经通路扩散到脑的其他部位。同时,低频治疗较少引起刺激局部头皮疼痛等不适反应,因而患者更容易耐受低频治疗的刺激数量,但低频率刺激就需要更多的治疗时间,带来治疗上的不便。

4. 刺激强度

刺激强度是根据运动阈值来确定的。相对于低刺激强度,高刺激强度具有更好的治疗效果。但是,阈上强度刺激可能诱发癫痫,引起局部头皮的疼痛等不适,而且能使癫痫产生的危险性增加。

三、rTMS 的安全性及展望

目前的研究认为,rTMS 是安全的,应用 rTMS 治疗尚未见明显的并发症。为尽量减少其不良作用,临床应用时还应注意:①高频 rTMS(>10Hz)能诱发癫痫发作,特别对有癫痫家族史者要慎用,因此脑电图异常患者应尽量避免选择 rTMS 治疗。②大脑兴奋性的改变也是一种应激,故患者在治疗之后,应适当休息。③基于 rTMS 在神经精神疾病领域的应用以及对 DLPFC 的调节的效果,我们也开展了 rTMS 应用于围术期老年患者的探索,期待在麻醉复苏、围术期脑功能保护领域获得较好的应用。

rTMS 的有效性、安全性是其研究发展的方向。磁刺激理论的完善及其在脑科学、临床医学方面的应用还有待于进一步研究。将 rTMS 与脑功能成像技术相结合以进一步阐述其机制已经成为目前和将来的研究重点。

第四节　经颅直流电刺激

一、概述

经颅直流电刺激(tDCS)是一种非侵入性的,利用恒定、低强度直流电(0～2 mA)调节大脑皮质神经元活动的技术。tDCS 有两个不同的电极及其供电电池设备,外加一个控制软件设置刺激类型的输出。

神经生理实验证明,神经元通过放电频率改变对静态电场(直流电)起反应。因此当 tDCS 的正极或阳极靠近神经元胞体或树突时,神经元自发放电增加;而电场方向颠倒时神经元放电减少。与 TMS 结果不同的是,tDCS 影响的只是已经处于活动状态的神经元,不会使处于休眠状态的神经元放电。另外,tDCS 刺激足够时间后停止刺激,此效应会持续长达 1h。tDCS 也不同于其他作用于大脑和神经的传统电刺激技术,它不会导致神经元细胞自发放电,也不会产生离散效应(如与传统刺激技术相关的肌肉抽搐)。

二、tDCS 的原理和作用机制

(一) tDCS 的原理

tDCS 通过在头皮上特定区域放置电极,然后刺激器向大脑输送低强度的直流电来引起颅内产生电流。此特定区域的颅内电流则会基于不同类型的刺激而提高或降低神经元的兴奋性,而神经元兴奋性则会引起大脑功能性转变。

刺激方式包括 3 种,即阳极刺激、阴极刺激和伪刺激。阳极刺激通常能增强刺激部位神经元的兴奋性,阴极刺激则降低刺激部位神经元的兴奋性。已有研究显示阴极刺激可用来治疗大脑特定区域过度兴奋引起的心理障碍,阴极刺激可降低神经元的兴奋性,使其达到一个稳定的级别。伪刺激的重要性在于其可控制刺激,在进行伪刺激时,刺激器发出一个刺激电流,但是在剩余时间里刺激器不提供电流刺激,在伪刺激过程中,患者不知道他们没有被电流持续刺激,如此一来,便为实验提供了一个可控的条件,比如进行双盲实验,如果没有伪刺激的功能,则阳极刺激或阴极刺激的效果无法被证明。

(二) tDCS 在脑部的作用机制

tDCS 对皮质兴奋性调节的基本机制是依据刺激的极性不同引起静息膜电位超极化或者去极化的改变。tDCS 的后效应机制也可能类似于突触的长时程易化,和长时程抑制的形成类似,但尚无证据证实,大量研究认为 tDCS 的作用机制既与膜的极化有关也与突触的可塑性调节有关,其具体调节机制也是近年来的研究热点。用药理学的调节作用和电物理学技术研究显示,tDCS 刺激时皮质脊髓兴奋性的调节依赖于膜极化的水平,而刺激结束后的后效应作用主要取决于皮质内的突触活动。

（三）tDCS 与其他类型刺激的比较

1. 与经颅磁刺激比较

相对于 TMS 经颅磁刺激而言,tDCS 是比较新的技术,TMS 是用一个充电线圈置于患部,通过引发不断变化的磁场来引起脑部的微小电流,其与 tDCS 相同的地方在于它们都可用来提高或降低神经元的活跃性,但不同点在于方式不同:tDCS 是使用不同的极性电流(阳极或阴极)达到提高或降低神经元活跃性的目的,而 TMS 则是使用高频或低频磁场达到提高或降低神经元活跃性的目的。

tDCS 和 TMS 对于患者而言都是无痛和安全的,但是 TMS 一方面价格昂贵,另外对操作者要求较高,需要操作者长时间握住线圈定点刺激患部,而 tDCS 由于电极固定在患者头部,因此对操作者要求不高。另外 TMS 无法实施伪刺激,而tDCS 则可,这使得 tDCS 的实验结果更加客观,而且已有科学文献证明 tDCS 的效果的持续性明显要高于 TMS,并相对于 TMS 而言,tDCS 不会诱发癫痫。

2. 与 ECT 比较

ECT 是将 600mA 的电流直接作用到整个大脑,ECT 的目的是诱发癫痫,并必须由麻醉师进行麻醉操作。ECT 的不良反应十分明显,比如使患者记忆力丧失或感觉困惑,因此 ECT 只能作用于有严重精神障碍的患者。

（四）tDCS 的安全性

由于应用确定的安全协议,tDCS 被广泛认可为一种非常安全的脑部刺激方式。其安全协议限制了刺激电流量、刺激持续时间和刺激频率,因此 tDCS 限制了实验的风险。安全协议:在过去的十年中,科研人员对于制定管理 tDCS 的安全协议做了大量的工作,在经过大量研究之后,确定了最理性的刺激持续时间和刺激电流量以及操作步骤来消除被刺激者可能产生的不良作用。这些标准尚未完全设置好,仍然期待着更多的实验和研究来确定。当前普遍接受的刺激电流最大值为2mA,设备一般对电流强度进行了限制,并给予了强度方面的建议,当然此强度也必然不会对被刺激者造成任何伤害或不良作用。研究人员已经确定了在老鼠脑部会造成伤害的电流密度:在阴极刺激中,142.9 A/m^2 的电流密度将会输送 52400 C/m^2 的电荷密度,而超越这个值将会引起老鼠脑部的病变,而这个值超过了当前正在使用电流密度 2 个数量级。

当前对刺激时间没有严格的限定,通常认为 20 分钟是一个理想的数值。刺激时间越长,刺激结束后,可观察到的效果持续时间则越长,一个 10 分钟的刺激可产生超过最多 1 个小时的持续性效果。通常认为每次刺激间隔时间为 48 小时到一周,同时我们建议告诉被刺激者可能会产生的后效应。

(五)tDCS 的应用范围

tDCS 在临床治疗上有着广阔的运用前景,其在治疗帕金森、耳鸣、肌肉纤维疼痛和脑卒中后运动障碍上的疗效已经得到了证明。最近的研究发现,tDCS 可用于治疗脑卒中后言语功能障碍,并且其效果可持续到一周后的再测验。另外经颅直流电刺激疗法对心理疾病和精神障碍上也有着明显的作用,比如抑郁症、焦虑症以及精神分裂症。目前有些科研人员正在研究如何利用 tDCS 提高人的注意力和专注程度。

tDCS 在心理学研究上的应用主要涉及对大脑特定区域或者特定心理问题症状的研究,比如科研人员对于工作记忆的功能和特征做了大量的研究,在这些研究中,科研人员使用 tDCS 刺激被测者的大脑特定区域,然后再安排被测人员进行认知任务评估以观察刺激的效果。总之,tDCS 这种安全、不良反应小的皮质刺激手段为临床工作者提供了新的治疗思路。随着人们对 tDCS 研究的不断深入,它将作为临床治疗的辅助手段,并被越来越多地应用到临床实践当中。

(六)经颅直流电刺激在神经精神疾病中的应用

tDCS 治疗抑郁障碍最早可追溯到 20 世纪 60 年代,那时就有学者试图研究 tDCS 对抑郁症状和心境的影响。1964 年,Lippold 等发现 tDCs 刺激显著改变健康被试的心境,接受阳极刺激的被试者心境提高,而接受阴极刺激的被试变得沉默和反应迟钝。此后几十年中,有关 tDCS 的研究不断进行,研究结果也各不相同,但是大多数阳性结果不具有可重复性。

近年来有假说认为大脑左半球功能减退而右半球过度激活是抑郁障碍的发病机制之一,且脑神经可塑性缺陷导致的长时程增强(long-term potentiation,LTP)在抑郁障碍发生中起重要作用。目前 tDCS 常用的电极组合(即阳极置于左 DLPFC,而阴极置于右 DLPFC)被证明对减轻抑郁障碍的临床症状有效。虽然 tDCS 在一些次要转归中的表现优于安慰剂,但也带来了包括躁狂在内的不良反应。

tDCS 治疗痴呆:Kuo 等报道 tDCS 可改善健康人认知功能,由此推测 tDCS 可用于老年痴呆的治疗。阿尔茨海默病的病理基础是胆碱能、GABA 能和谷氨酸能系统功能失调导致颞顶叶功能减退,进而引起神经可塑性损害,导致脑区激活失调,从而引起认知功能缺陷。所以用 tDCS 改善神经可塑性进而减少认知能力下降,在理论上是一个有希望的治疗方法。在一项针对阿尔茨海默病患者的双盲伪刺激对照研究中,用阳极刺激 1 次左颞顶区即引起词语识别任务分数的提高,而阴极刺激左颞顶区得到了相反的结果。另一项研究发现,1 次 tDCS 阳极刺激左 DLPFC 可提高视觉认知记忆任务的分数,接下来的研究发现双侧阳极刺激 DLFC 连续 5 d,效果持续至少4周。然而目前对于痴呆的 tDCS 研究还很有限,还未发现具有长期效果的 tDCS 刺激模式。

tDCS 治疗物质滥用与成瘾物质依赖:对治疗困难且复发率高者,可能与患者脑内奖赏通路过度增强有关,其中前额叶网络包括 DLPFC 起着重要作用。有研究用 tDCS 阳极刺激大麻成瘾者的左 DLPFC,阴极刺激右 DLPFC,发现被试者对大麻的渴求显著减少。也有研究发现 tDCS 可降低酒精成瘾者的酒精渴求,以及吸烟成瘾者的吸烟渴求。总之 tDCS 刺激 DLPFC 似乎能够降低物质依赖者的渴求行为,其可能的机制是 tDCS 打破了左右 DLPFC 之间奖赏通路的稳定平衡。当然,进一步探索 tDCS 干预成瘾的机制以发现治疗成瘾的有效模式,还需要大量深入的研究。

(七)tDCS 干预术后认知功能障碍

tDCS 是非侵入性脑刺激技术中最常用的技术之一,具备非侵入、耐受性好及不良反应少等特点,在神经科学和神经病理学等领域得到了广泛的研究和应用,是一种非常有前景的治疗方法。研究发现 tDCS 调控神经元自发电活动的兴奋性与电极极性相关:tDCS 阳极刺激下的神经元易去极化,引起皮质兴奋作用,而 tDCS 阴极刺激下的神经元则超极化不易兴奋,从而起到抑制皮质神经元活动的作用,因此 tDCS 对皮质神经可塑性具有较好的干预作用。基于神经可塑性好的患者对 tDCS 治疗敏感,且 tDCS 作用于大脑皮质 DLPFC 区治疗阿尔兹海默病已获得肯定的临床疗效证据,tDCS 治疗认知功能损害是否也是通过影响皮质神经可塑性机制特别是通过长时程突触可塑性而发挥作用,目前尚不清楚,还有待于深入研究。

经颅直流电刺激技术是通过两个电极(阳极和阴极)向头皮施加连续微弱的直流电(0.5～2.0mA),电流透过颅骨刺激大脑皮质以调节神经元跨膜向超极化或去极化的潜能,调节皮质神经元的可塑性。在 POCD 患者中执行功能障碍是常见的问题,执行功能障碍与前额叶皮质和背外侧前额皮质(DLPFC)内的神经元丢失有关,它涉及前额皮质和 DLPFC 功能失调的皮质—皮质连接有关。在目前已有研究中,tDCS 刺激靶区集中在颞叶皮质和 DLPFC,作用机制是由于颞叶皮质在记忆巩固中起到关键性作用,而背外侧前额叶皮质在执行控制功能、工作记忆和记忆编码中扮演重要的角色,基于对上述功能区的调控,进而实现对疾病的治疗或改善。

Cotelli 等在一项临床随机对照实验中,用 tDCS 连续刺激前额叶 10 次(2mA,25min)同时每次结合记忆训练观察其疗效。36 位 AD 患者分为伪刺激结合记忆训练组、tDCS 阳极刺激左 DLPFC 结合记忆训练组、tDCS 阳极刺激左 DLPFC 结合运动训练组,结果发现:各组记忆改善持续 3~6 个月,但 tDCS 结合记忆训练组,并不优于伪刺激结合记忆训练组。对轻度认知功能障碍(mild cognitive impairment,MCI)和健康老年受试者的研究发现,tDCS 阳极刺激左下额叶皮质,均显著提高其语义词产生水平。

(八)前景与展望

目前,tDCS 在神经精神领域主要用于抑郁焦虑障碍和精神分裂症谱系障碍的研究,在某些方面已经取得一定的成果,但是仍然存在很多不确定性。另外不少研究试图发现 tDCS 是否通过谷氨酸能和多巴胺能系统干预精神分裂症的机制,这对于阐明 tDCS 改变大脑的神经可塑性机制尤其重要。神经科学的进步依赖于多种科学方法的融合,近年来有不少学者通过联合 rTMS 与功能磁共振同步研究,促进了非侵入性脑刺激技术引起神经可塑性改变的机制研究。

tDCS 在神经精神疾病中的作用机制与围术期认知功能障碍的发生有着较大的相关性。在麻醉与脑功能的恢复与保护方面,我们认为 tDCS 将有广阔的研究和应用前景。

第五节　超低频经颅磁刺激仪

一、概述

随着脑科学的发展,功能性脑病患者越来越多,高端物理治疗技术缺乏的弊端越来越明显地呈现出来。而物理治疗方法,如近年兴起的超低频经颅磁刺激技术这一物理方法已成为脑功能研究领域的新热点,该技术绕过受体,直接作用于突触后膜,有着比药物治疗更优越的性能。它没有不良反应及依赖性,实现了对中枢神经递质功能的特异性调节,较完美地解决了药物的种种弊端,受到了广大患者的欢迎及同行的大力推崇。国内已有湖南省精神卫生研究所、广东省精神卫生研究所、山东省立医院、重庆医科大学附属第一医院、重庆市精神卫生中心、浙江医院、浙江新华医院、宁波市康宁医院、四川省精神卫生中心、江西省精神卫生中心等近百家医疗机构成功引进了该项技术。该设备在睡眠障碍、焦虑症、抑郁症等疾病或症状的治疗上疗效肯定。

二、技术原理

超低频经颅磁刺激仪(ILF-TMS)根据神经递质与脑电超慢波频率的对应关系,通过磁场在脑中产生毫赫兹(mHz)级的感应电流,不直接刺激神经细胞产生动作电位,而是产生"生物共振效应"。针对性地加强 GABA、Glu、5-HT、Ach、NE、DA 等各个神经递质的生理功能,使异常的脑内递质功能重新恢复平衡,达到治疗的目的。可应用于:失眠、头痛、焦虑等脑功能疾病的治疗。

三、技术特点

(一)特异性强

针对 GABA、Glu、5-HT、Ach、NE、DA 等神经递质功能进行特异性刺激,解决了药物治疗特异性差的问题。

(二)安全可靠

(1)超低频经颅磁刺激仪频率<1Hz,是很安全的磁场。

(2)磁场强度稳定在 500GS 左右,远低于国内外有关机构、学者的研究磁场强度安全限量建议值(1 000~5 000GS),对患者、操作人员均安全可靠。

(三)对认知功能的影响

四川大学华西医院等医疗机构对超低频经颅磁刺激仪的研究应用证明:超低频经颅磁刺激仪对认知功能无损伤,且有一定改善作用,解决了药物损伤认知功能的弊端。

(四)疗效确切

疗效确切肯定,治疗时患者无痛苦,不良反应少。

(五)连续运行

可实现连续运行,中途无需暂停、冷却或更换线圈,避免了类似产品中途需冷却或更换线圈的缺陷,提高了工作效率。

(六)无易损件及耗材

该产品运行中无任何易损件和耗材,避免了类似产品磁线圈在 2~3 年需更换的缺陷(价格为 3 万~5 万元),为科室节约了成本。

四、技术应用的准备情况

(1)场地人员配置:只需 15~20 平方米的空间,操作人员 1 名,具备临床医学背景即可。

(2)环境要求:无大功率发电装置或电磁干扰即可,一般的医疗机构均能满足相关条件。

（3）超低频经颅磁刺激仪操作简单，通过培训，可快速准确地进行操作。

五、技术应用的质量与风险管理

（1）超低频经颅磁刺激仪磁场频率 1Hz 以下，磁场强度 500GS，对患者及操作人员均安全可靠。

（2）超低频经颅磁刺激仪的设计开发、生产和服务通过 ISO 13485 及 ISO 9001 质量体系管理认证，并取得产品认证证书，具备合法的生产许可及广东省药监局的批准注册证明。

六、超低频经颅磁刺激仪与 rTMS 的异同

项 目	超低频经颅磁刺激技术	经颅磁刺激技术
频率范围	0.001～0.2Hz	0.3～100Hz
作用机理	不直接改变脑组织的兴奋性和诱发动作电位，而是根据生物共振原理，针对每一个神经递质进行刺激，调节神经递质的功能，治疗脑部疾病。由于通过脑涨落图仪的检查，一些脑病的神经递质变化规律比较清楚，再加上对神经递质的生理作用有比较多的了解，治疗就可以做到定量化、精确化。	在脑组织中产生感应电流，改变神经细胞的兴奋性或诱发动作电位，改变脑组织（特别是大脑皮质）的兴奋性达到治疗目的。但改变大脑兴奋性如何取得治疗效果的机理不清楚，因此，治疗很难做到定量化、精确化。
功能特点	①输入特征性超低频（单个或组合）磁场，准确调节与频率对应的神经递质的功能。②无需接触头部，刺激频率在 0.2Hz 以下更安全可靠。③与脑涨落图仪结合应用，可提供客观、量化的诊断及治疗仪的疗效评价指标等。实现诊断与治疗的一体解决方案。	①输出的磁场频率与神经递质没有特征性对应关系。②高频 rTMS（＞10 Hz）可能诱发癫痫发作。③治疗的部位、强度、频率及疗效评价等依赖于经验，疗效评价无客观、量化的指标。④治疗时需暂停以散热。

（续表）

项　目	超低频经颅磁刺激技术	经颅磁刺激技术
强度范围	总强度在 1～400GS 之间，根据病情需要，将总能量分摊给各个神经递质。	治疗时，刺激强度的设置遵循个体化原则，根据个体的运动阈值（motor threshold，MT）来确定，最高可达 2T（20 000GS）。

第六节　经颅微电流刺激

经颅微电流刺激疗法（cranial electrotherapy stimulation，CES），是一种与传统药物治疗、电抽搐治疗完全不同的治疗方法，是通过低强度微量电流刺激大脑，改变患者大脑异常的脑电波，促使大脑分泌一系列与焦虑、抑郁、失眠等疾病存在密切联系的神经递质和激素，以此实现对这些疾病的治疗。

一、概述

由于与药物治疗相比，该治疗方法不存在任何不良反应，且疗效稳固，因而在欧美等其他国家已被普遍使用，作为治疗焦虑、抑郁、失眠及儿童相关疾病的一种安全、有效的治疗方法。

虽然 CES 治疗仪作为一种治疗设备是从 1981 年开始，但 CES 治疗方法的使用历史却很久远。至少 2000 年前，医生就开始用电鳐鱼缓解疼痛。克劳迪厄斯·盖伦（公元前 131—201 年）还建议使用电鱼产生的冲击来作为一种治疗方法。

近代使用低强度电刺激的治疗始于 1902 年，法国博士 Leduc 和 Rouxeau 第一次公布了应用低强度电刺激脑部的实验。1949 年苏联科学家将 CES 应用于焦虑和睡眠障碍的治疗。最初使用 CES 治疗时，医生和研究人员经常选择将电极贴在眼睛上，因为他们认为电流是无法透过颅骨的，后来研究者才发现把电极放置在耳垂是更为方便，而且相当有效。

到 20 世纪 60 年代，美国关于 CES 的动物实验首先在美国田纳西大学（现在的威斯康星医科大学）开始，很快，得克萨斯大学医学院在圣安东尼奥开始了人体临床实验，更多的实验开始进行。

二、可能的机制和原理

经颅微电流刺激疗法的确切机制尚不清楚。有人提出经颅微电流刺激可以减轻造成情绪失调的那些精神压力,与补品作用类似,平衡人的生理系统,这一特点使人不对经颅微电流刺激上瘾,而是借此形成新的习惯。

有人提出经颅微电流刺激的作用机制,是电流脉冲可以提升神经细胞产生血清素、多巴胺、脱氢表雄酮和内啡肽等神经递质的能力,稳定神经激素系统。

电流使大脑中血清素、多巴胺、去甲肾上腺素等含量增高,使皮质醇含量降低。经过经颅微电流刺激疗法治疗后,患者处于"警惕但放松"的状态,表现在脑电图上,α脑电波增加而δ脑电波减少。

在经颅微电流刺激期间,电流主要作用于下丘脑,电极置于乳突部位,接近人的面部,计算机模拟表明,皮质和皮质下会感应出近于同样大小的电流。这一计算机模拟结果有潜在的临床意义。

CES的治疗原理实质上是通过颞部向颅骨传递特殊专利波形,直接刺激主管心理及情绪活动的大脑、下丘脑、边缘系统及网状结构系统。

(1)促使其分泌释放能够调节个体情绪与认知的各种神经介质,如内源性吗啡肽(具有镇静和产生欣快感的效果,个体的免疫系统能够得以强化),乙酰胆碱(提高信息传递速度,增强大脑记忆能力,全面改善脑功能),5-羟色胺(在脑内可参与多种生理功能及病理状态的调节)。

(2)影响和改善异常的脑电波,使之从不正常的状态回归到正常的状态。显著增强了脑电α波(大脑放松状态)功率,降低了脑电δ波(大脑困倦疲劳状态)功率。

(3)迅速降低应激激素的分泌。

(4)迅速改善生理信号,如心率、血压、肌肉紧张度、皮电、皮温。从而有效的控制紧张焦虑抑郁,调节情绪状态。

相关的实验研究发现,CES能够有效地提高大脑血清素、去甲肾上腺素和多巴胺水平,提高具有镇静作用的内啡肽的分泌量,并减少了皮质醇水平含量。

三、治疗效果

在CES治疗过程中,用户会体验到一种令人愉悦的感觉,他们报告说,感觉自己的身体"变轻",思路清晰,更有创造性,这种放松舒适的状态在医学被称为"阿尔法状态"。

大多数用户报告,在治疗过程中焦虑水平明显降低,其他用户报道在使用2～3天以后,焦虑症状有明显的改善,也有些用户需要使用9～10次才见到疗效。

到目前为止,关于CES的人体研究已经有126项,还有29项动物实验,1000多篇关于CES疗法的文献报道,其中多篇被收录在美国国会图书馆。CES的有效性不仅在临床使用上得到了证实,另外大量的实验研究也证明 CES 能够有效地缓解患者的焦虑、抑郁和失眠等症状。

哈佛大学公共卫生学院所做的荟萃分析也再次证实了 CES 的有效性,统计结果表明,CES 针对不同类型焦虑的有效率为 89.84%~94.83%,其中单纯性焦虑 89.84%,焦虑伴抑郁 94.83%,焦虑伴其他 91.08%;针对不同类型抑郁的有效率为 86.79%~94.83%,其中单纯性抑郁 86.79%,抑郁伴焦虑 94.83%,抑郁伴其他 89.06%;CES 针对失眠的有效率为 93.87%。

另外,哈佛大学公共卫生学院关于 4058 人的不良反应调查研究发现,99.46% 人没有任何不良反应,表明 CES 治疗是十分安全的,无任何不良反应。

CES 作为一项全球性的治疗手段已经超过 27 年历史,全球的用户已经超过了 30 万用户,在美国,安思定(ALPHA-STIM, SCS)作为一种 CES 治疗设备已成为精神科医生的常备治疗仪器,许多用户在医院使用效果非常好后选择了自行购买,在家里进行治疗。

2012 年,FDA 发布的经颅微电流刺激治疗抑郁、焦虑和慢性疼痛的评估报告认为"目前几乎没有有关经颅微电流刺激疗法的高度可靠的高质量的研究"。比如,只有 12.8%(39 例中的 5 例)的研究用 DSM 标准确诊抑郁、焦虑和失眠。因此,FDA 决定经颅微电流刺激器械继续归于Ⅲ类医疗器械,因为"数据不支持其在安全性和有效性方面有合理的保证,并且有很高的致病和造成伤害的风险。

1999 年学术期刊《认知康复学报》发表的一项对 23 位受试者研究发现,86% 的受试者抑郁症症状有改善,86%的受试者状态型焦虑症状有改善,90%的受试者器质型焦虑症状有改善。对其中 18 位受试者做了 18 个月的跟踪研究,总体而言,他们比最初的研究中的情况持平或有改善。

2006 年,一项对经颅微电流刺激疗法的元分析引用了 67 例研究,分析了 2910 名患者。研究给出经颅微电流刺激疗法对精神疾病改善状况如下:失眠改善 62%,抑郁改善 47%,焦虑改善 58%,戒毒症状改善 60%,认知功能障碍改善 44%。各试验设计中平均改善状况都比较接近。

Neuroscientist 杂志 2010 年收录的一项研究发现,经颅微电流刺激能促进血清素、γ-氨基丁酸和内啡肽的分泌,这可以解释经颅微电流刺激疗法有效的病例。

解剖模型计算机模拟分析预测,经颅微电流刺激疗法会在大脑皮质结构或丘脑、岛叶和下丘脑等皮质下结构和脑干结构中产生显著的电流。

2002 年出版的专著 *The Science Behind Cranial Electrotherapy Stimulation* 引用了 126 例科学研究,包括人身试验和 29 例动物试验。约有 145 例人体试验已

经完成,超过 8 800 人接受过经颅微电流刺激。

一项前瞻性研究表明,经颅微电流刺激疗法可以减轻广泛性焦虑症症状负荷,在 6 周的研究过程中,患者汉密尔顿焦虑量表(HARS)指标下降。但是,这项研究患者样本较少,并且没有控制组。

但是对 34 例对照试验(涉及 767 名应用经颅微电流刺激疗法的患者和 867 名控制组患者)系统审视发现,77%(34 例研究中的 26 例)的研究经颅微电流刺激疗法显著改善焦虑症状。

还有研究将经颅微电流刺激疗法应用于止疼和减轻牙科患者的焦虑。

一项历时 3 周的随机对照试验发现,经颅微电流刺激疗法可以显著改善纤维肌痛症患者的睡眠模式。一项纵向失眠研究发现,受试者在历时两年的跟踪研究中改善了症状($P < 0.001$)。发表在同行评议的医学学术期刊里的多项研究发现,经颅微电流刺激疗法治疗抑郁和焦虑方面有明显的统计学效果。

在美国,经颅微电流刺激技术受美国食品药品监督管理局监管,并被列入Ⅲ类医疗器械,患者要接受经颅微电流刺激疗法必须凭处方或由执业医疗从业者进行。开具经颅微电流刺激疗法处方的医疗从业者需要根据所在州规定有相应许可证。医疗从业者包括医生、精神科医师、执业护理师、心理医生、医师助理、职能治疗师。

2002 年经中国国家食品药品监督管理总局批准,经颅微电流刺激疗法正式引进中国。

第七节　计算机认知矫正治疗

一、背景

认知损害广泛存在于精神障碍患者中,是精神科治疗、康复中最大的难题之一,严重影响患者的结局和功能恢复。研究表明,其对患者结局和预后的影响超过以幻觉妄想为主的阳性症状和以淡漠衰退为主的阴性症状,成为制约精神分裂症患者尤其是慢性患者回归社会的瓶颈。然而,目前并无有效的药物以改善认知缺陷,因此,寻找新的改善精神分裂症患者认知缺陷的方法成为当前精神康复尤其是社区康复研究的重点和热点。

认知矫正治疗(cognitive remediation therapy,CRT)是指通过一系列高度结构化、特异针对患者各种认知缺陷的矫治任务来提高患者问题解决和信息处理能力的系统矫治方法。主要针对精神分裂症患者(尤其是慢性患者)广泛存在的多个方面的认知功能缺陷,如认知灵活性、工作记忆、执行功能等进行综合地、循序渐进地系统强化矫治,以增进患者的认知活动水平、改善社会功能,提高生活质量,最终回归社会。CRT 出现于 20 世纪 90 年代,近 15 年来的一系列研究表明这是一种能显著改善精神分裂症及其他神经精神疾病导致的认知损害的非药物治疗方法,大量文献证实,在改善患者认知缺陷的同时,计算机矫正治疗还能显著提高患者的生活质量和自尊。

计算机认知矫正治疗全部采用计算机程序实现,又称计算机化的矫正治疗(computerized cognitive remediation therapy,CCRT)。其充分利用计算机技术在多媒体呈现,信息存储,逻辑判断等方面的优势,用高度自动化和智能化的程序模拟出逼真的现实治疗情景,采用脚手架式训练、语音强化、无错化学习、信息处理策略、阳性强化等多种认知矫正技术,通过程序自适应,能根据患者的认知水平和治疗进展情况自动实时调整治疗方案,真正做到个体化治疗,从而最大限度提高治疗效果,让每位患者在治疗中获益。另外,强大的数据库对患者一般情况和治疗信息的全程监控和记录,能对患者的治疗情况、治疗反应、疗效等进行综合分析和评价。

二、CCRT 系统组成

CCRT 治疗系统的硬件由一台服务器和多个治疗终端组成。CCRT 治疗系统包括前台、后台和大型数据库 3 个部分,前台程序主要用于治疗任务的呈现,是直接与患者接触的部分,后台主要用于治疗师开启、监控和查看治疗结果,数据库存储患者的姓名、性别、年龄、诊断等一般信息,以及每个患者在每次治疗中的详细情况,包括每个任务的完成情况、错误发生情况、治疗配合情况、完成进度等。

三、CCRT 功能

计算机认知矫正产品众多评估端可进行认知能力评估,评估包括六大量表、七大范式。可评估出认知能力是否受损和损伤程度,可以出具认知能力受损报告或分布图,医生可根据认知能力分布图选择矫正方案。

训练端依据认知六大模块,包含感知运动、综合注意力、学习和记忆、执行能力、语言和社会认知。六大模块又包含感知运动协调、空间转换能力,持续性注意、分配性注意、选择性注意、反应速度,识别记忆(面孔识别)、识别记忆(物体识别)、识别记忆(声音识别),工作记忆、计划/决策能力、问题解决,语言理解能力,感知情绪状态等 18 项训练模块,从感知、注意、记忆、思维等多重角度进行训练。

采用循序渐进、难度自适应的训练模式。每项训练任务下,都包含 40~60 级的任务难度,每个治疗难度包含了 3~20 个矫治任务。帮助患者进行从易到难的系统治疗,并实时调节治疗难度和治疗参数,帮助患者了解自身状况,每次训练都会有强烈的目标感,提高患者的积极性,从而达到良好的治疗效果。

可进行多种任务交替训练,极大地增加了训练的多样性以及综合性。系统均采用连续全自动模式,完全根据患者的治疗情况全自动实时调整与患者相匹配的治疗和训练难度。可进行个性化训练,系统根据训练的完成情况,自动分析需要进行的下一步治疗的难度与参数。认知评估完全采用人机对话方式,极大地减少了治疗师的工作量,提高了整体的工作效率。采用前台无人值守模式,后台启动后前台自动开启,不需要治疗师手动操作。全触摸方式进行认知训练,即使从未接触过电脑的患者也能自如的接受计算机认知矫正治疗。治疗过程中实时动态监测,服务器端实时监控每位患者的治疗进展。人机交互治疗过程中,所有训练项目都可以自动反馈,帮助患者了解自身的错误情况,及时纠正自己的错误训练方式。每次治疗结束后,系统自动对患者当日的整体治疗表现以数值和符号的方式予以反馈,并自动结束当次(日)的治疗。配备大型专业数据库,能存储上百万条以上的治疗数据。能根据姓名、住院号、病区、编号等信息进行精确或模糊查询。能导出某个患者部分或全部的治疗数据。能根据条件检索导出某些或全部患者部分或全部治疗数据,数据格式与目前常用的第三方统计分析软件如 SPSS 等兼容,可进行后续统计分析及科研计算;可自动生成单个或多位患者的治疗报告并打印。

四、CCRT 疗效

大量研究表明,通过系统计算机矫正治疗,可显著改善精神分裂症患者尤其是慢性患者的认知缺陷,提高社会功能。多篇文献报道,除治疗前后认知评价及临床评价发现 CCRT 对改善认知、增强自尊、提高生活质量和工作能力方面在短期有明确疗效外,长期随访研究还发现,CCRT 的上述疗效尤其是在认知缺陷方面的疗效可持续达 2 年以上。北京回龙观医院先后两次分别对 104 例和 360 例慢性精神分裂症进行了计算机矫正治疗的疗效研究和机制探讨,证实计算机矫正治疗能显著改善注意(持续注意、分散注意、注意转移)、记忆(言语工作记忆、视空间工作记忆)等多项认知功能,治疗前后功能影像(fMRI)结果表明,计算机矫正治疗能显著改善精神分裂症患者大脑背侧前额叶的认知活动水平。该项目先后获得北京市科委两项重大科研基金、国家自然科学基金和首都医学发展基金重点项目支持。计算机认知矫正治疗 2009 年获得北京市卫生局临床医疗准入,可以在医院和社区推广使用。

五、CCRT 疗程

CCRT 治疗每天 1 次,每次 45 分钟,每周 4～5 次,40～50 次为一个疗程,一般需要 2～3 个疗程。CCRT 集中治疗结束后,可采取每周 1～2 次的维持治疗。

六、CCRT 特点

（1）训练模块科学化，根据《精神障碍诊断与统计手册》标准制定的训练分类。

（2）治疗系统性，根据每种疾病的认知障碍在临床上不同的表现，给予有重点的方案式治疗。

（3）自动化治疗方案：系统会根据患者认知缺陷的严重程度和治疗完成情况，自动调整治疗方案，最大限度确保每一位参与治疗的患者训练过程。

（4）整合计算机认知评估模块：所有测查项目的出题规则严格按照认知心理学原理，避免首因效应、近因效应、知觉干扰效应等对结果的影响，同时题目的随机或伪随机呈现，最大限度避免了学习效应。

（5）根据出题规则自动呈现题目，题目难度范围大，明显优于传统测验，几乎不存在地板或天花板效应。

（6）大型数据库，实时全面记录患者的治疗经过和表现，治疗完成情况和效果一目了然。

（7）模拟实际治疗情景，对患者的治疗情况进行实时指导，及时发现错误并予以语音提示和（或）动画演示。

（8）通过多媒体、动画、语音识别和触摸屏技术，实现丰富多彩的治疗界面，能充分调动患者参与治疗的积极性，治疗依从性高。

第八节　虚拟现实技术

虚拟现实技术（VR）是一种可以创建和体验虚拟世界的计算机仿真系统，它利用计算机生成一种模拟环境，是一种多源信息融合的、交互式的三维动态视景和实体行为的系统，仿真使用户沉浸到该环境中。

一、VR 概述

VR 是仿真技术的一个重要方向，是仿真技术与计算机图形学人机接口技术、多媒体技术、传感技术、网络技术等多种技术的集合，是一门富有挑战性的交叉技术前沿学科和研究领域。VR 主要包括模拟环境、感知、自然技能和传感设备等方面。模拟环境是由计算机生成的、实时动态的三维立体逼真图像。感知是指理想的 VR 应该具有一切人所具有的感知。除计算机图形技术所生成的视觉感知外，还有听觉、触觉、力觉、运动等感知，甚至还包括嗅觉和味觉等，也称为多感知。自然技能是指人的头部转动、眼睛、手势或其他人体行为动作，由计算机来处理与参与者的动作相适应的数据,并对用户的输入作出实时响应,并分别反馈到用户的五官。传感设备是指三维交互设备。

VR 演变发展史大体上可以分为四个阶段:有声形动态的模拟是蕴涵虚拟现实思想的第一阶段(1963 年以前),虚拟现实萌芽为第二阶段(1963—1972 年),虚拟现实概念的产生和理论初步形成为第三阶段(1973—1989 年),虚拟现实理论进一步的完善和应用为第四阶段(1990—2004 年)。

二、VR 特性

(一)感知性

感知性指除一般计算机所具有的视觉感知外,还有听觉感知、触觉感知、运动感知,甚至还包括味觉、嗅觉、感知等。理想的虚拟现实应该具有一切人所具有的感知功能。

(二)存在感

存在感指用户感到作为主角存在于模拟环境中的真实程度。理想的模拟环境应该达到使用户难辨真假的程度。

(三)交互性

交互性指用户对模拟环境内物体的可操作程度和从环境得到反馈的自然程度。

(四)自主性

自主性指虚拟环境中的物体依据现实世界物理运动定律动作的程度。

三、VR 在神经精神疾病中的具体应用

目前,VR 已经应用在焦虑障碍、创伤后应激障碍、进食障碍、性功能障碍等心理障碍的治疗方面。目前治疗主要集中在恐高症、飞行恐怖、幽闭恐怖和广场恐怖症等方面。

(一)恐高症

1993 年,Lary 和 Hodges 等以短期焦点疗法为治疗的理论基础,运用虚拟现实进行了一系列恐怖症治疗的研究。他们的治疗环境有:搭乘上升的电梯、步行通过人行天桥、从阳台向外看、站在房顶。实验设计简单,被试者是学生,也没有对照组,但疗效却很好。1994 年 Lamson 和 Meisner 的研究是将 30 个恐高症患者置于模拟的高空中,有 90% 的患者治疗效果明显。这些积极的研究成果吸引了许多研究者将虚拟现实运用于心理治疗,进行了大量控制严格的实验。1995 年,Rothbaum 进行设计严谨的实验,他采用 20 名恐高症患者进行试验,随机分为虚拟现实组和对照组,进行了为期 7 周的治疗。结果发现,与对照组相比,虚拟现实

组的被试验者在焦虑、回避、抑郁等方面的症状明显减轻,对高度的看法也更积极,这项实验首次证明了虚拟现实治疗可以改变人在真实世界的行为。

（二）飞行恐怖

1994年,Rothbaum小组设计了一套治疗飞行恐怖的虚拟现实系统,成功治愈了一名女性飞行恐怖患者。该小组还对虚拟现实暴露疗法和传统疗法进行了比较研究,发现虚拟现实与传统暴露疗法效果相当并且可以长期保持。Wiederhold对虚拟现实暴露疗法治疗飞行恐怖进行了3年的追踪调查,他发现如果在教会患者自我控制时,同时呈现生物反馈,则可以使治疗效果更持久。Muhlberger小组将30名飞行恐怖患者随机分为虚拟现实组和放松治疗组,治疗后两组都有改善,但是虚拟现实组的效果明显优于对照组。类似的研究还有很多,都证明虚拟现实的确具有良好的治疗作用

（三）幽闭恐怖症和广场恐怖症

1998年,Butler小组以系统脱敏疗法为理论基础,设计了分等级暴露情景的虚拟现实系统,不但治疗效果明显,而且研究证明该程序也可以治疗其他恐怖症。Worth等将虚拟现实用于广场恐怖症的治疗,60名患者接受虚拟现实治疗后症状有了显著的改善。Vincellie及其同事利用虚拟现实技术多项设计治疗恐慌障碍伴广场恐怖症,他们拓展了该技术,设计了一个漫入式虚拟现实系统和人机接入系统,有四个虚拟环境:电梯、超市、地下广场、广场。目前已用于心理治疗。

（四）创伤后应激障碍

1999年,Rothbaum在虚拟现实中重现越战情景来治疗越战创伤后应激障碍。患者被置于两个虚拟环境中:一个是虚拟丛林,另一个是虚拟直升机。治疗师控制着视觉和听觉的效果,患者在虚拟现实环境中逐步被唤醒关于越南的创伤性记忆。治疗后,创伤后应缴障碍的症状显著减轻。美国"9·11事件"后,创伤后应激障碍治疗受到广泛关注。Difede和Hofma运用虚拟现实重现了世贸中心的爆炸场面。他们用一个传统暴露疗法治疗失败的患者做试验,让患者再次置身于虚拟的爆炸现场:各种逼真的声响、虚拟的从燃烧的大楼里往外跳的人、大楼的坍塌、冲天的浓烟等,该患者被成功治愈。

（五）进食障碍

1997年,Riva及其同事提出经验认知技术,即将虚拟现实和认知—行为技术结合起来治疗进食障碍和肥胖症,这项技术主要是修正患者的体形观念。一名女性厌食症患者接受了治疗,治疗后患者改变了对自己身体的不满意感,建立了合理的体像观念,表现出强烈的改变动机。为了进一步进行验证,Ria开展了两组研

究,一组由女性贪食症患者组成,另一组由肥胖症患者组成,进行住院治疗。治疗结果表明,两组患者对自己的身体都有了合理的认识,贪食行为和社会行为问题大大降低。

（六）男性性功能障碍

1997年,Optale小组以精神分析法为理论基础,运用虚拟现实治疗男性性功能障碍。他们认为性功能障碍是早期性角色发展不良造成的,治疗应着眼于性角色的重建。他们运用VR唤醒患者的记忆和情感,把患者带回到童年、少年、青年和成年。结果表明,该方法对于治疗心因性性功能勃起障碍和早泄有良好的效果。Ole认为正是在虚拟现实中成功唤醒了患者的雄性角色认同,重树男性自信。因此,虚拟现实被认为是治疗各种性障碍的最佳辅助手段。

VR还被用于其他心理障碍的治疗,如Rio小组将其用于治疗儿童注意缺陷障碍,Hoffman用虚拟现实缓解疼痛,Yellowness运用VR治疗精神分裂症,这些治疗都取得一定的成效。

（七）在老年痴呆认知功能训练中的应用

现有VR技术在老年痴呆患者认知功能训练中的研究,主要是将VR技术与传统的认知功能训练方法（音乐疗法、划消实验等）相结合,通过高仿真场景模拟给用户带来沉浸式体验的同时完成标准化设计的任务,以改善或维持特定方面的认知功能为主要目的。国内外针对老年痴呆患者的认知功能训练主要集中在认知和生活自理能力两方面,其中认知方面的训练主要针对记忆力、注意力、空间定向力、语言能力、判断和解决事情的能力展开。训练效果主要通过患者认知功能的各项评分、痴呆相关测试的得分、患者自评满意度、精神心理状况的变化、日常生活自理能力和生活质量的改善来评价。

中国香港的Man等对20名可疑痴呆老年人采取了虚拟日常生活活动的训练形式（虚拟家务劳动和虚拟超市购物）,对另外24名可疑痴呆老年人展开治疗师主导的记忆训练,结果证明VR组的Fuid物体记忆测验的总编码、总回忆和延迟回忆三个方面和多因素记忆问卷的得分都显著提高,VR组的客观记忆改善更明显,这一结果表明,基于VR的任务设置可以通过刺激患者随机编码信息,辅以丰富视听刺激的虚拟学习环境,使患者在加强信息编码功能的同时自主形成记忆策略,进而提高患者的记忆力。

VR应用于老年痴呆认知训练的本质是通过建立与现实类似或现实中不存在的虚拟场景,并纳入传统的认知训练任务,使痴呆患者能够沉浸并作用于该场景,达到认知训练的目的。鉴于痴呆患者多有抑郁、情感淡漠、兴趣缺失的表现,VR

的应用作为一种新型训练形式能够提高痴呆患者参与的兴趣,改善痴呆患者心理问题,摆脱传统训练方式在人力、时间、地点等客观条件上的限制,同时 VR 的交互性使痴呆患者能够独立自主地探索并作用于高仿真的虚拟环境,获得对环境的自我认知,避免了传统训练中治疗师的人为偏移,保证训练结果的公正有效,又因 VR 的沉浸性使痴呆患者获得最接近现实的虚拟体验,最大限度地保证训练成果能够延伸到现实生活中。现有 VR 在老年痴呆患者认知功能训练中的研究主要在国外展开,虽然用户对 VR 的兴趣和接受度较高,研究的干预形式和内容也在不断更新,但研究结果的积极意义仍需进一步验证。

第九节　生物反馈疗法

生物反馈疗法是利用现代生理科学仪器,通过人体内生理或病理信息的自身反馈,使患者经过特殊训练后,进行有意识的"意念"控制和心理训练,从而消除病理过程、恢复身心健康的新型心理治疗方法。由于此疗法训练目的明确、直观有效、指标精确,因而求治者无任何痛苦和不良反应,深受广大患者欢迎。

一、概述

生物反馈又称生物回授疗法,或称自主神经学习法,是在行为疗法的基础上发展起来的一种新型心理治疗技术和方法。它利用现代生理科学仪器,通过人体内生理或病理信息的自身反馈,消除病理过程、使患者身心健康。生物反馈法的运用一般包括两方面的内容:一是让来访者学习放松训练,以便能减轻过度紧张,使身体达到一定程度的放松状态;二是当来访者学会放松后,再通过生物反馈仪,使其了解并掌握自己身体内生理功能改变的信息,进一步加强放松训练的学习,直到形成操作性条件反射,解除影响正常生理活动或病理过程的紧张状态,以恢复正常的生理功能。

运用生物反馈疗法,就是把求治者体内生理机能用现代电子仪器予以描记,并转换为声、光等反馈信号,因而使其根据反馈信号,学习调节自己体内不遂意的内脏机能及其他躯体机能、达到防治身心疾病的目的,据国内有关报道证实:生物反馈疗法对多种与社会心理应激有关的身心疾病都有较好的疗效。以高血压为例,某院前用此法治疗 264 例,治疗有效率达 80% 以上。运用于生物反馈治疗的设备有:肌电反馈仪、皮肤湿度反馈仪、脑电反馈仪、脑电反馈仪及脉搏反馈仪等。仪器的操作者需经过专业训练,以保证结果的可靠性和科学性。

在实施生物反馈疗法前,必须向患者解释清楚治疗的目的和治疗方法,以消除对电子仪器的顾虑,即使求治者明白,无电流通过躯体,也无任何其他危险。并说明此疗法主要依靠自我训练来控制体内机能,且主要靠按时练习,仪器监测与反馈只是初步帮助自我训练的手段,而不是治疗的全过程。要每天练习并持之以恒,才会有良好效果,全部解释可用录音带播放,再作个别答疑和补充。

生物反馈是从 20 世纪 20 年代通过监测到的肌电活动开始,由肌电反馈发展出皮肤温度反馈、脑电反馈、心电反馈、血压反馈等多种生物反馈技术。生物反馈疗法就是将肌电活动、脑电、心率、血压等生物学信息进行处理,然后通过视觉和听觉等人们可以认识的方式显示给人们,训练人们,使人们能够有意识地控制自己的心理活动,以达到调整机体功能、防病治病的目的。

二、分类

(一)肌电反馈仪

骨骼肌的活动是由中枢神经系统复杂的冲动引起的,这种冲动从脑、脊髓通过运动神经通路最终达到肌肉纤维,出现相继的肌肉收缩,当神经冲动减少后便出现肌肉松弛,伴随肌肉活动产生的电活动称为肌电。肌电常常可以通过贴附在该部位皮肤表面的电极测得。肌肉的紧张程度是与肌电的高低呈比例的,因此,肌电是肌肉收缩或松弛的一个直接的生理指标。肌电反馈仪把测得的肌电放大,然后整流、集合变成声光信号,告诉被试者他的肌肉是相对的紧张或是松弛。被试者还可在声、光信号的提示下体会自己肌肉的细微变化,这些变化一般是感觉不到的。通过这种训练,可以使被试者对肌肉活动获得空前的自我控制能力,这种控制能力对于使紧张的肌肉松弛和恢复衰退肌肉的运动机能有特殊的意义。

(二)皮电反馈仪

汗腺和它周围的组织形成了一个电的环路,如果汗腺经常出汗它就产生了相对于皮肤表面来说的负电势。当出汗增加时,皮肤表面和汗腺之间的电阻下降,结果造成皮肤导电性的增加。所以,皮肤导电性直接受汗腺影响,而汗腺又受控于交感神经。在紧张、焦虑、恐惧等情况下,交感神经兴奋,汗液分泌增加,因而使皮肤导电性能增加。皮电是情绪活动的一个重要指标。

(三)脑电反馈仪

大脑活动时会不断地产生一些微弱的电信号,脑电反馈仪就是将个体觉察不到的脑电活动转换成直观的信号,并让被试者理解这些信号的意义。在被试者体验到这些直观信号与各种心理状态之间的关系后,学习按要求改变这些信号,实际上就是随意控制脑电活动。

（四）皮温反馈仪

当交感神经被激活时,接近皮肤表面的血管壁的平滑肌就会收缩,致使血管管腔缩小,血流量减少,因此皮肤表面温度下降。相反,当交感神经的兴奋性下降时,血管壁的平滑肌松弛,血管管腔扩张,血流量增加,皮肤温度上升。在环境因素恒定的情况下,皮温的变化与交感神经系统的兴奋性密切相关。而交感神经的活动又能特别地反映出与情感有关的高级神经活动。

三、方法

具体方法是让患者在安静的诊疗室里,躺在生物反馈仪旁边的床上,接上仪器的电极就可以进行治疗了。首先,进行肌感练习,以达到消除紧张的目的。患者一边注意听仪器发出的声调变化,一边注意训练部位的肌肉系统,逐步让患者建立起肌感。同时在进行训练时,要采取被动注意的态度,患者利用反馈仪会很快掌握这种技巧,迅速打破长期紧张的疾病模式而进入放松状态。其次,为了逐步扩大放松的成果,将仪器灵敏度减低,使者适应性提高。这就是所谓的塑造技术,此技术能将放松水平提高到一个新的水平上。最后,患者学会在没有反馈仪的帮助下,也能运用放松技术来得心应手地处理所遇到的各种事件。这就是将技能转换成完全适应日常生活的技术,可以使患者完全自觉地运用放松技术,这就达到了治疗的目的。生物反馈疗法主要适用于紧张性头痛、血管性头痛、支气管哮喘、消化性溃疡、高血压、腰背痛、儿童多动症、类风湿性关节炎、痛经、内分泌失调、生殖系统发育不良、精卵质量低下等。

四、治疗步骤

（1）在非常安静、光线柔和、温度 26℃ 左右的治疗室内,求治者坐在一张有扶手的靠椅、沙发或是呈 45°角的躺椅上,解松紧束的领扣、腰带,穿换拖鞋或便鞋,坐时双腿不要交叉,以免受压。软垫宽椅使感觉舒服,头后有依托物更好。

（2）第一次治疗与以后每次治疗前的 5 分钟,记录安装电极所获基线数据（baseline data）或检查患者"家庭作业"所获成绩。

（3）训练患者收缩与放松前臂肌肉,训练面部肌肉活动令患者抬额、皱眉、咬牙、张嘴,然后一一放松。告诉患者观察肌表面电位微伏器上指针变化及其转方向,与此同时,倾听反馈音调变化并理解其信号的含义。

（4）给患者增加精神负荷,如连续计算"100−7",回忆惊险和痛苦经历。此时观察肌电、皮肤电导、指端皮湿、脉搏、血压等的变化,找到最敏感的反应指标,作为下一步训练的选择指标;在精神负荷下无显著变化的生物反应指标,以后训练中亦无法判定疗效,故不宜选择。

（5）全身肌肉放松程序。根据 Jacobson 方法,依次为上肢、下肢、躯干(腹部、腰部、肩背部)、颈部、面部肌肉。首先做收缩与放松交替的练习,最后做全身肌肉放松练习。

（6）呼吸要求自然、缓慢、均匀。请受试者设想鼻孔下面有兔子,呼吸不能吹动兔毛。

（7）尽量保持头脑清静。排除杂念,不考虑任何问题,使自己处于旁观者的地位,观察头脑中自发地涌现什么思想,出现什么情绪,这叫做被动集中注意(passive concentration)。如无法排除杂念,可在每次呼吸时,反复简单数字如"1、2",或是默念"我的胳膊和腿部很重,很温暖",达到自我暗示作用(Bason)法。此时,也可想象躺在有温暖阳光的海滩或乡村草地上,由施治者描述视觉景象及鸟语、涛声与温暖感觉。入静好的可达思维停止,万念俱寂。患者可嗜睡,但应避免完全入睡。

（8）施治者注意调节反馈信号,调节阳性强化的阈值,阈值上下的两种信息用红绿灯光或不同频率的音调反馈,务使阈值调整恰当,使患者获得自控生物指标的阳性信号占 70%、阴性信号占 30%左右。当阳性信号达 90%以上甚至 100%时,即提高阈值的标准要求;当阳性信号只在 50%左右时,降低阈值标准的要求,使训练循序渐进。每次练习完毕,指出所获成绩,布置家庭作业并提出下次实验室练习任务,例如额肌松弛的表面肌电指标,由开始治疗的 5 微伏,通过每次练习,达到如 4.5、4.3、3.8、3.4 微伏等。每次练习 20~30 分钟,反馈信息亦可中途关闭,只在开始与结束时检查肌电指标,每次治疗结束后,让患者做几次肢体屈伸运动,使患者感到轻松愉快,再离开治疗室。

（9）在没有仪器监测的情况下,要求患者每日做"家庭作业",选比较方便时(如中午、晚上睡觉前或清晨),自己练习,每次 10~30 分钟,每日 1~2 次,并持之以恒。

（10）治疗的一个疗程在 10 次左右,可以每周 2 次,其余 5 天都在自己家里练习,亦可在开始治疗时每周 4 次,以后每周 1 次,巩固随访疗效,持续 3~6 个月。

（11）如果通过多次练习每种反馈性生物反应指标,并无明显变动,应该与患者交谈是否已了解练习的目的与方法,如果不是理解与技术中的问题,应考虑另择反馈性生物指标。还有一种情况是通过治疗,生物反应指标有明显变动,自我调节良好,但临床症状仍无明显进步。例如肌肉松弛甚好,而焦虑依然如故,亦可另择其他生物性指标进行训练,或改用其他治疗方法。但应注意有求全责备性格的患者,以及对现实生活有许多不满或歉疚者,包括对疗效的低估,并非治疗实际无效。

（12）治疗前、治疗过程中与治疗结束后,由观察者填写记录单,患者自己填写症状变化量表,这样可作出对比,确定有无疗效。

五、适应证

(1) 神经系统功能性病变与某些器质性病变所引起的局部肌肉痉挛、抽动、不全麻痹,如咀嚼肌痉挛、痉挛性斜颈、磨牙、面肌抽动与瘫痪、口吃、职业性肌痉挛、遗尿症、大便失禁等。

(2) 焦虑症、恐怖症及与精神紧张有关的一些身心疾病。

(3) 紧张性头痛。

(4) 高血压、心律不齐。

(5) 偏头痛。

(6) 其他,如消化性溃疡、哮喘病、性功能障碍等。

使用生物反馈疗法应注意:①治疗的主要目的是让躯体肌肉及精神状态放松,即任其自然,解除焦虑患者习以为常的警觉过度与反应过度的身心状态。②心理要求处于此时此地的状态,既不对过去念念不忘,也不对将来忧心忡忡,不要把思维集中在解决任何现实性问题上,而应任何无意志地自由漂浮。③松弛状态下可能出现一些暂时性的躯体感觉,如四肢沉重感、刺痛感、各种分泌的增加、精神不振、漂浮感等,就应事先告知求治者,以免引起求治者不必要的恐慌和焦虑。

(姚　琴　王青芝　吴友华　周东升)

第十一章 脑功能评估技术

第一节 脑诱发电位

一、脑诱发电位基础

临床脑诱发电位简称诱发电位(evoked potentials,EPs),是指神经系统接受内外"刺激"所产生的特定电活动。它是外加一种特定的刺激,作用于感觉系统或脑的某一部位,在给予刺激或撤消刺激时,在脑区所引起的电位变化。这些变化与刺激有相对固定的锁时关系和特定位相的生物电反应。诱发电位有其空间、时间和相位特征,各种 EPs 都有特定的波形和电位分布,这与自发的 EEG 长时、自发、周期性的出现是有相对区别。诱发电位检出主要是依赖平均技术和数字化计算机。

诱发电位一般分为两大类:①外源性刺激相关的诱发电位(SRPs);②内源性事件相关电位(ERPs)。SRPs 有不同的分类,目前最常见的是按刺激类型和模式可分视觉诱发电位(VEPs),听觉诱发电位(AEPs),躯体感觉诱发电位(SEPs)和运动诱发电位(MEPs)。内源性刺激相关的诱发电位(ERPs)与外源性刺激相关的诱发电位(SRPs)有明显的不同,首先 ERPs 是要受试者清醒,并在一定程度上积极参与该实验,其次是要求有两个以上的刺激按研究目的不同编成不同刺激序列,使一个刺激与标准刺激产生偏离,以启动受试者的认知活动过程。一般来说与识别、期待、比较、判断、记忆和决断等过程有关。与启动方式有关者如 P300、N400 等,与选择注意和潜在性注意有关如 MMN 等,与准备状态和期待有关者如 CNV。ERPs 被认为是大脑对各种事物变化所引起的电位变化,是人的神经传导及对事物认知、心理行为的一种客观的表现形式,被认为是"观察脑功能的窗口"。

二、脑诱发电位检查时的注意事项

(1) 检查前 3～5 天:一般应停服镇静剂、安眠剂及抗癫痫药物以消除药物对脑电图的影响。不能停药者在做检查时应告知检查医生。

（2）检查前 1 天：须净头，头发上不要使用摩丝类定型水。

（3）必须在餐后检查。

（4）避免干扰：勿穿尼龙衣，避免静电干扰，避免紧张、眨眼、咬牙、吞咽、摇头或全身活动，有汗应拭去，以避免伪差影响结果。患者在检查时应遵嘱医生指导用语，尽量放松，注意力集中，充分理解实验要求。

三、脑诱发电位的检测要点

（1）检测前：向受试者说明指导语，至受试者完全理解为止。

（2）安放电极：要求比脑电图电极安放更严格，阻抗必须小于 $5k\Omega$，否则很难引出诱发波形。

（3）检测中：检查人员要关注监视屏上受试者表现，若测试中间有干扰或停顿，需重做。

（4）检测后：数据分析步骤：参考电极、眼电纠正、伪迹去除、滤波、分段、基线校正、叠加平均、总平均等。诱发电位主要分析波形的分化、潜伏期、峰间期、波幅等指标。潜伏期主要反映受试者的感觉或运动系统的粗径有髓纤维的传导功能，潜伏期延长说明传导慢。波幅一般是反映感觉和运动系统引起同步性放电神经元的数量的多少。但由于波幅受到很多内外因素的影响，因此临床上又引用相对波幅或波幅比作为指标测量。

四、用于临床精神神经疾病的诱发电位检测

用于临床精神神经疾病的诱发电位主要是听觉诱发电位（AEP），视觉诱发电位（VEP），体感诱发电位（SEP），认知事件电位（ERPs）等。听觉诱发电位（AEP）、视觉诱发电位（VEP）、体感诱发电位（SEP）是三种最常用且成熟的感觉性诱发电位，其 $50\sim500ms$ 长潜伏期成分被认定是被检者心理品质的神经电生理表现。文献报道，精神分裂症表现为 AEP、VEP、SEP 潜伏期前移，波幅降低，且波幅可变性大。这表明患者存在视、听、触多方面的信息加工过程障碍，明显影响其对客观事物的正确感觉和综合，并与其分裂性思维及情感障碍等症状密切相关。在精神科检查中认知性诱发电位倍受重视，其中认知性电位 P300、感觉门控 P50、失匹配负波 MMN 等在临床应用较多，语言操作任务诱发的 N400 也是其中一员。下面简单进行介绍：

（1）认知性电位 P300：经典的 ERP 主要成分包括 P1、N1、P2、N2、P3，其中前三种称为外源性成分，而后两种称为内源性成分。其中 P3 是 ERP 中最受关注和研究的一种内源性成分，也是用于测谎的最主要指标。因此，在某种程度上，P3 就

成了 ERP 的代名词,也是该领域多年不衰的研究重点,反映了大脑对外来信息的初步认知加工过程。P3 波一般在 300ms 左右引出,故称为 P300。它不是一个单一的波形,而是一个复合的波形,可分为 P3a、P3b 和随后的一个慢波。P300 用于精神病领域以查明疾病患者认知加工过程的异常,如精神分裂症、躁狂抑郁症、阿尔茨海默病、发育迟滞等。有报道,精神分裂症 P300 波潜伏期延长,波幅降低。指出首发精神分裂症 P300 不对称性是特异的,精神分裂症患者存在左颞叶障碍。处于平稳阶段的精神分裂症患者仍有 P300 波幅降低、潜伏期延长,故认为 P300 异常是继续存在于精神分裂症停药稳定期持久的属性指标。精神分裂症患者的健康亲属额区 P300 降低也提示 P300 波幅可以作为精神分裂症遗传易感性的内源性脑电标志。抑郁症 P300 潜伏期延长,波幅下降,程度介于精神分裂症与正常人之间。阿尔茨海默病 P300 改变具有特异性,共同点为 P300 主成分潜伏期延长和波幅下降。

(2) 认知性电位感觉门控 P50 与失匹配负波 MMN:感觉门控是指大脑能抑制无关的感觉刺激输入,是大脑一种正常功能。其测量主要通过听觉诱发电位 P50。P50 主要反映早期注意前驱的加工过程,受情绪影响小。感觉门控缺损是精神分裂症的一个主要病理生理基础,随后大量研究较一致的发现是精神分裂症患者 P50 的 S1/S2 波幅比值高于正常人,与正常人相比,精神分裂症患者 S1/S2 比值大于 80,提示其感觉门控有损害。所以 P50 的 S1/S2 波幅比值增高已被看作是精神分裂症一个稳定的基因素质性生物学标记,并能反映精神分裂症疾病进展的初级感觉缺损程度。另一指标 MMN 由刺激的物理特征发生改变引起,反映大脑对刺激物理特征发生改变时进行的初步加工过程,是刺激相关的、外源性 ERP 成分。这种过程是自动加工,发生在听觉皮质和听觉联络区。有人认为,慢性精神分裂症在矢状线上 MMN 减小,更多研究支持 MMN 减小是精神分裂症的素质性标记,指出精神分裂症持久的 MMN 减小与药物无关。MMN 与注意无关,在睡眠或昏迷状态下亦可引出。对刺激偏离产生反应看作是一种被动注意,不受意识控制,它是 ERP 的早期成分,主要反映被动注意及大脑皮质对信息的早期加工。

(3) 属于事件相关电位的内源性 N400:是以各种语言操作任务诱发的负相电位,可以反映与语义的相关程度,它是一个负相成分,经常在靶词刺激以后的 300~600ms 出现,潜伏期约为 400ms。它与人的认知过程有关,会受注意、记忆和智能影响,但主要反映与语言加工有关的过程,N400 有任务相关性和感觉模式特异性,不受刺激概率影响。一般影响因素有词义不同,(受试者对靶词或字的期待值越低就是词义越不匹配,N400 波幅越高)、记忆搜寻(利用不同类别的词作靶词,语义上不同类则引出的 N400 波幅越高）。精神分裂症 N400 潜伏期延长可能提示患者对刺激信息的加工过程延迟或易被打断；波幅降低提示精神分裂症对无关语意刺激不能产生正确的语义期待，其语义期待的速度和准确性下降。

Matsuoka 认为精神分裂症语意处理障碍是由于患者不能正确利用上下文中取得的信息。Mathalon 将其解释为精神分裂症语意工作网活动范围过度。而McCarley 认为这是由于精神分裂症语意工作网联系异常，不能将应该优先处理的信息提取出来，也无法将应该忽略的信息舍掉。此外，国内外也有人提出 N400 波幅与阳性思维障碍、注意障碍、猜疑、妄想等有关，但结论多有不一。N400 在临床应用中对于了解其语言障碍的情况和机制以及与语言加工有关的认知过程有很大帮助。

ERP 主要用途是研究正常或异常的、以认知功能为主的心理过程，它很难或不能作为确诊某个疾病的绝对依据，但它已成为临床观察的有效客观指标和得力工具。未来随着临床诱发电位的研究深入，它将会有更大的临床实用价值。

第二节　多导睡眠监测

多导睡眠监测（polysomnography，PSG）指在睡眠中连续同步监测和描记脑电、眼电、肌电、心电、呼吸、血氧等多项生物电变化和生理活动，进行睡眠障碍的诊断和睡眠生理研究的一种技术。多导睡眠图（polysomnogram）指经多导睡眠仪记录下来的各种生理指标的实测图。目前 PSG 是睡眠障碍评估最客观的指标，广泛应用于多种睡眠疾病的诊断和鉴别诊断。

一、多导睡眠监测和分析

1. 多导睡眠监测技术

（1）脑电图（EEG）：记录脑电图，按国际 10～20 系统放置电极位置。美国睡眠医学会（AASM）推荐的 EEG 导联包括 F4-M1、C4-M1、O2-M1；如监测电极出现故障，备份电极放置在 F3、C3、O1、M2，备份导联为 F3-M2、C3-M2、O1-M2，地线放置在前额（GND）。

（2）眼动电图（EOG）：记录眼球运动。AASM 推荐 EOG 导联：E1-M2（E1 电极放置在左眼外眦下 1cm 处），E2-M2（E2 电极放置在右眼外眦上 1cm 处）；可接受的替代 EOG 导联放置在 E1-Fpz（E1 电极放置在左眼外眦向外向下各 1cm 处）和 E2-Fpz（E2 电极放置在右眼外眦向外向下各 1cm 处）。

（3）肌电图（EMG）：记录颏肌电活动。需放置 3 个电极：①下颌骨中线下缘上 1cm；②下颌骨中线下缘下 2cm，向右旁开 2cm；③下颌骨中线下缘下 2cm，向左旁开 2cm。

（4）心电图（ECG）：推荐采用心电图单一改良 Ⅱ 导联和放置躯干电极描记，即负极放置在右肩下与右下肢延长线交汇处，正极放置胸廓左下方第 6～7 肋间与左下肢延长线交汇线。

（5）腿动监测：通过监测双侧的胫骨前肌 EMG 来判断。电极应沿长轴对称放置于胫骨前肌中断，各安置 2 个电极，电极之间的距离 2～3cm。

2. 脑电图波形的特征

描述 EEG 主要为脑波每秒的频率或赫兹（Hz）、波幅（电压）和极性（正性或负性）等参数。

（1）β 波：频率＞13Hz 的低波幅波，无振幅和形态标准；主要见于清醒睁眼期，也见于 N1、N2 期，服用苯二氮䓬类安眠药可出现较多高波幅 β 波。

（2）α 波：频率为 8～13Hz，枕区最为明显。主要见于安静清醒闭眼状态下，快眼动睡眠期也会出现，但较清醒期频率慢 1～2Hz。

（3）低波幅混合频率活动：主要为 4～7Hz 低波幅 θ 波脑电活动，多见于 N1 期睡眠后期。

（4）顶尖波（V 波）：波形尖锐，持续时间＜0.5s，与背景脑电波明显不同，多见于中央区。

（5）睡眠梭形波：也叫纺锤波，外形规则，呈梭形，频率主要为 12～14Hz，持续时间≥0.5s，为 N2 期特征性脑电波，主要见于中央区。

（6）K 复合波：是一种高波幅的双相波，突出在背景 EEG 中，由一个开始的陡峭高波幅负向波（波形向上）和紧随其后的一个正向慢波（波形向下）组成，持续时间≥0.5s，中央区导联波幅最大。为 N2 期另一个特征性的脑电波，也可持续至 N3 期，经常和睡眠梭形波相重叠。

（7）δ 波：也叫慢波活动，频率为 0.5～2Hz，从波峰到波谷的振幅＞75Hz，N3 期睡眠比例≥20%，额区导联波幅最大。

（8）锯齿波：呈锯齿状的三角形脑电波，频率 2～6Hz，主要见于颅中央区，常出现在阵发性快速眼动运动前。可作为快眼动睡眠期（R 期）出现的一个线索。

3. 眼电图描述

（1）眨眼：清醒期睁眼或闭眼时导致的 0.5～2Hz 共轭垂直眼动波。

（2）阅读眼动：阅读时出现，由周期性慢相眼动和随后反向快相眼动组成的序列共轭眼动波。

（3）快速眼动（REM）：共轭、不规则、波峰陡峭的眼动波，眼动波初始达峰时间＜500ms，快速眼动是 R 期睡眠的特征，也见于清醒状态睁眼扫视周围环境时。

（4）缓慢眼动（SEM）：共轭、相对规律的正弦眼动，初始偏转达峰时间通常＞500ms。缓慢眼动可见于闭眼清醒期和 N1 期。

4. 大体动

身体运动和肌电干扰占据 EEG 记录帧的一半以上，使该帧 EEG 难以判读睡眠分期。如果此记录帧部分含有 α 节律（即使＜15s），判读为 W 期。如果不存在可辨的 α 节律，但大体动帧之前或随后记录帧均可判读为 W 期，则该帧也判读为 W 期。其他情况下，此帧睡眠分期与其随后一帧相同。

5. 成人睡眠电脑分期的判读

电脑睡眠分析软件自动分期后，采用人工逐帧分期方法，每 30s 为一帧，按时间先后顺序分析。如一帧出现不同期睡眠特征，应以占主导地位的睡眠分期判读。如一帧中未出现任何一期睡眠特征，要根据前后帧的情况判读，不允许将相邻两帧的部分结合组成一个新帧。

（1）W 期。

基本知识：W 期即清醒期。清醒睁眼期，脑电图基本频率为高频率、低电压的β波；清醒闭眼时基本频率为 α 波。眼电图可出现眨眼、快速眼球运动或缓慢眼球运动。肌电图表现高肌张力电活动。

W 期判读规则：枕区 α 节律占记录帧 50% 以上判读为 W 期。α 节律没有出现在记录帧，但存在下列特征之一者，判读为 W 期：①频率在 0.5～2Hz 的眨眼动作；②阅读眼动；③快速眼动伴正常或增高的颏肌电。

（2）N1 期。

基本知识：N1 期 EEG 为 4～7Hz 的相对低电幅混合频率 θ 波。特征脑电波为顶尖波；眼电波为缓慢眼球活动；肌电图表现为肌张力减弱，也可维持为清醒期水平。

N1 期判读规则：有 α 节律者，如 α 节律减弱并被低波幅混合频率活动取代，且后者占一帧的 50% 以上，判读为 N1 期。

无 α 节律者，呈现下列现象之一时，判读为 N1 期：①较 W 期背景脑电频率减慢≥1Hz 的 4～7Hz 脑电波；②顶尖波；③缓慢眼动。

（3）N2 期。

基本知识：N2 期 EEG 背景活动为频率稍慢于 N1 期的相对低波幅混合频率 θ

波。N2 期最明显的标志是睡眠梭形波和 K 复合波。

N2 期判读规则：

如果判读帧的前半帧或前一帧的后半帧存在如下一种特征，判读为 N2 期开始（不符合 N3 期标准）：①一个或多个非觉醒相关性 K 复合波；②一个或多个睡眠梭形波。

N2 期睡眠持续判读规则：数帧不含 K 复合波或睡眠梭形波的低波幅混合频率脑电活动，如果此前存在非觉醒相关性 K 复合波或睡眠梭形波，则继续判读为 N2 期。

N2 期睡眠结束判读规则：出现下列事件之一，判读为一段 N2 期结束：①转为 W 期；②一次觉醒伴随低波幅混合频率 EEG（转换为 N1 期，直到出现非觉醒相关性 K 复合波或睡眠梭形波）；③一次大体动伴随缓慢眼动和低波幅混合频率，EEG 没有非觉醒相关性 K 复合波或睡眠梭形波，大体动之后记录帧判读为 N1 期；如果没有缓慢眼动判读为 N2 期；④含大体动记录帧判读标准见大体动部分。）；⑤转为 N3 期；⑥转为 R 期。

（4）N3 期。

N3 期又叫慢波睡眠。N3 期睡眠出现 $0.5 \sim 2\,Hz$ 慢波（δ 波），波幅大于 $75\,Hz$，慢波活动占一帧的 20% 以上（不用考虑年龄因素）。

（5）R 期。

R 期基本知识：即 REM 期、快眼动睡眠期。R 期的背景活动与 N1 期睡眠相同，也为低波幅混合频率脑电波，但额肌电为整个睡眠期最低值，并出现快速眼球活动。

R 期判读规则：

记录帧出现下列所有现象时判读为 R 期睡眠：①低波幅混合频率 EEG 活动；②记录帧的大部分呈低张力额肌电活动；③快速眼动。

R 期睡眠持续判读规则：对于符合一帧或多帧 R 期，其后连续数帧无快速眼动，此时如果 EEG 显示为低波幅混合频率活动，没有 K 复合波或睡眠梭形波，并且额肌张力仍低，判读 R 期。

R 期睡眠结束判读规则：①转为 W 期或 N3 期；②额肌张力增高，并且符合 N1 期标准；③觉醒后出现低波幅混合频率 EEG 和缓慢眼动；④大体动出现缓慢眼动和低波幅混合频率 EEG，没有非觉醒相关性的 K 复合波或睡眠梭形波；⑤一或多个非觉醒相关性的 K 复合波或睡眠梭形波，出现在没有快速眼动记录帧的前半部分，即使额肌张力仍低也判断为 N2 期。

运动时间(movement time)指每一帧睡眠图存在超过 50％的运动伪迹。运动时间必须发生在睡眠波之前或之后,据此与发生在清醒时的活动相区别。

6. 睡眠呼吸事件的监测和分析

(1)基本知识:

睡眠呼吸监测主要包括呼吸气流、呼吸努力和动脉血氧饱和度,经常同时使用传感器监测鼾声(通过放置在颈部侧面的麦克风检测和记录打鼾情况)、体位。

(2)呼吸气流的检测方法:

呼吸流速计、经鼻压力换能器、热敏换能器、红外分析仪(监测呼出气二氧化碳浓度)等。

(3)呼吸运动的检测:

压电胸腹带、呼吸感应体积描记仪(RIP)、应力计、呼吸阻抗描记仪、食管气囊、呼吸肌肌电等。

(4)成人睡眠呼吸事件判读。

事件持续时间判读规则:

①判读一次呼吸暂停或低通气,测量事件所持续的时间,是从呼吸波幅明显下降的最低点到波幅接近基线呼吸的始点这一段时间。

②基线呼吸波幅确定困难(即呼吸幅度变异较大)时,可根据呼吸气流幅度明显稳定增加,或在已经出现血氧饱和度降低且事件相关的血氧饱和度回升至少 2％的基础上,判读事件终止。

呼吸暂停判读规则:

满足下列所有标准时判读为呼吸暂停:

①热敏传感器所检测到的呼吸气流曲线峰值较基线值下降≥90％;

②气流下降≥90％的信号持续时间≥10s。

呼吸暂停的分类:

①阻塞性呼吸暂停:整个呼吸气流缺失期间存在持续或逐渐增加的吸气努力。

②中枢性呼吸暂停:整个呼吸气流缺失期间不存在吸气努力。

③混合性呼吸暂停:整个气流缺失期间的初始不存在吸气努力,但在事件的后期出现吸气努力。

低通气判读规则:

满足下列全部标准判读为一次低通气:①鼻压力呼吸气流信号峰值较基线下降≥30％;②气流下降≥30％的持续时间≥10 s;③血氧饱和度较事件前基线值下降≥3％或事件伴随觉醒;④至少 90％事件持续期间内,呼吸波幅降低必须符合低通气标准。

低通气的分类：①满足下列之一时为阻塞性低通气：事件期间伴有鼾声；与基线呼吸相比，呼吸气流信号出现吸气平台波；事件期间存在相关的胸腹矛盾运动，但在事件前不存在；②排除上述阻塞型低通气全部情况判读为中枢性低通气。

呼吸努力相关觉醒（RERA）判读规则：如果呼吸事件持续≥10 s，不符合呼吸暂停或低通气判读标准，同时伴随呼吸努力增强，或鼻压力波形的吸气相扁平，导致患者从睡眠中觉醒，判读为呼吸努力相关觉醒。

肺泡低通气判读规则：当出现下列之一时，判读为肺泡低通气：

①动脉血 $PaCO_2$ 升高且数值＞55mmHg，持续≥10min。

②与清醒仰卧位比较，睡眠期 $PaCO_2$ 升高≥10mmHg，并且数值≥50mmHg，持续≥10min。

陈-施呼吸判读规则：同时满足下列 2 项标准判读为陈-施呼吸：

① 连续发生的中枢型呼吸暂停和/或中枢型低通气事件≥3 次，事件之间被渐升与渐降的呼吸波分隔，周期时间≥40s。

② ≥2h 睡眠监测期间，每小时睡眠相关中枢型呼吸暂停或中枢型低通气事件≥5 次，同时伴逐渐升高和逐渐下降呼吸变化形式。

二、多导睡眠监测报告

（1）睡眠结构：包括关灯时间、开灯时间、记录时间（recording time）、总睡眠时间（TST）、入睡后清醒时间（WASO）、睡眠效率（SE）、入睡潜伏期、REM 睡眠潜伏期、各睡眠期总持续时间和百分比、睡眠开始后的觉醒次数和时间、微觉醒指数等.

（2）呼吸事件：包括呼吸暂停指数（AI）、阻塞性呼吸暂停指数（OAI）、中枢性呼吸暂停指数（CAI）、混合性呼吸暂停指数（MAI）、低通气指数（HI）、呼吸暂停低通气指数（AHI）、呼吸努力相关觉醒指数（RERA index）、平卧位、侧卧位和仰卧时上述各种呼吸事件指数、R 期和 NREM 睡眠期上述各种呼吸事件指数、最长呼吸暂停持续时间、最长低通气持续时间、鼾声次数、鼾声指数、血氧饱和度下降指数、最低血氧饱和度值等。

（3）肢体运动情况：包括周期性肢体运动（PLM）和周期性肢体运动指数（PLMI）、周期性肢体运动伴脑电觉醒指数。

（4）其他相关情况：心律失常、动脉血压、脉搏传导时间（PTT）、癫痫性放电等。

三、多导睡眠图监测结果临床评价

1. 睡眠评估

（1）清醒状态进入睡眠状态时：首先进入 NREM 睡眠期，新生儿则直接进入 REM 期睡眠，病理情况下，如发作性睡病常入睡后直接进入 REM 期睡眠。

（2）整夜睡眠中 NREM 期和 REM 期睡眠：以 90～120min 的节律交替出现，每夜出现 4～6 个周期。整夜睡眠的前半段 N3 期相对较多，后半段 REM 期睡眠相对较多。

正常成年人睡眠效率(SE)在 95％左右，睡眠潜伏期应小于 30 分钟，否则诊断为入睡困难。全夜≥5 分钟的觉醒次数 2 次以上，或全夜觉醒时间≥40 分钟，或觉醒时间占总睡眠时间 10％以上，若有以上一项或几项者，可诊断为睡眠不实。

（3）整夜睡眠中醒觉时间：应少于 5％，N1 睡眠时间占 2％～5％，N2 期睡眠时间占 45％～55％，N3 期睡眠时间占 20％～25％。因此，NREM 睡眠时间共占 75％～80％，REM 睡眠时间占 20％～25％。

2. 阻塞性睡眠呼吸暂停低通气综合征(OSAHS)评估

（1）判断 OSAHS 病情严重程度标准：①轻度：5≤AHI≤15 次/h；②中度：15＜AHI≤30 次/h；③重：AHI＞30 次/h。

（2）夜间最低 SaO2 标准：①轻度：85％～90％；②中度：80％～85％；③重度：＜80％。

（3）周期性腿动指数评估：①轻度：5～25 次/h；②中度：25～50 次/h；③重度：≥50 次/h。

第三节　脑涨落图仪

神经科学成果已经证明，脑内神经元至少存在两种电活动，它们分别来自两种受体，两种离子通道。一个是熟知的快突触后电位活动(fEPSP、fIPSP)，呈现出明显的量子化阶梯结构。另一个是新发现的慢突触后电位活动(sEPSP、sIPSP、IsPSP 等)，它们是由递质调制的化学门控离子通道产生。快突触后电位的同步活动导致脑 alpha 波；慢突触后电位则起着概率波的作用，调制着 alpha 波量子化的概率。

1875 年，英国生理学家卡顿(Caton)在动物脑记录到生物电。1929 年，德国精神病学家贝格尔(Berger)第一次报道人的脑电图。至今已有一百年的历史。1940年，Renshaw 证明了神经元的慢电位与脑电振荡的可能联系。20 世纪 70 年代，对中枢神经递质的研究获得重大突破，使胺类递质的神经元通路、中枢神经递质的合成与降解、递质受体的结构与功能等逐渐清晰。1975 年,弗里曼发表《中枢神经系统的集团活动》一书中论述了脑整体活动的原理和脑波的意义。他反复强调了不能把脑的功能还原到单个神经元。1976 年,俄罗斯科学家 Lapina、Moreva 利用植入兔下丘脑的金片作为导体揭示了脑电超慢活动与肾上腺素浓度的关系。

1986 年美国科学家曼德尔(Mandel)通过对脑电波涨落(亦称"起伏")的规律研究,测算出一系列多肽激素的优势峰波长。例如:肾上腺皮质激素 2.2、降钙素 3.6、生长激素抑制因子 4.0、阿片多肽类 4.4、神经生长因子 5.0、干扰素 6.6、表皮生长因子 10.0、促黑激素13.3。20 世纪 80 年代,梅磊教授在我国载人航天的研究中,建立了脑涨落图分析技术,该技术于 1987 年荣获国防科工委科技进步一等奖和国家科技进步二等奖。并于 90 年代成功地用脑涨落图技术测算出脑内 6 种递质的优势峰的频率,发现这些优势峰频率范围都在 mHz 范围,被称为超慢波。脑涨落图仪就是在上述理论的指导下开发出来的。

一、技术原理

脑电超慢涨落分析仪(encephalofluctuograph,简称 EFG),即脑涨落图仪。神经递质与受体作用后,在突触后膜产生电位变化,电位变化经过整合后传递到头皮形成了脑电信号。突触后电位有 2 种:突触后快电位和突触后慢电位。突触后慢电位(sEPSP):持续时间达数秒、数分或更长,换算成频率为几毫赫兹到几百毫赫兹。突触后慢电位在脑电波中的表现为超慢波(infraslow wave)。研究证实,脑电超慢变化与大脑的多种生理现象和病理状态有关,神经递质的活动能够引起脑电中超慢波的变化。同时研究还发现脑内的神经递质与脑电信号中的超慢波频率有对应关系,不同的神经递质对应着不同的超慢波频率。

脑涨落图仪(EFG)即根据神经递质与脑电超慢波频率的对应关系,应用多种技术相结合的方法,采集 10 分钟脑电信号,无创定量检测分析 GABA(r-氨基丁酸)、Glu(谷氨酸)、5-HT(5-羟色胺)、ACh(乙酰胆碱)、NE(去甲肾上腺素)、DA(多巴胺)等神经递质的功能情况,从而为脑部功能性疾病的诊断、治疗方案的选择、疗效评估及用药提供定量客观的手段。

二、技术特点

(1)技术方法先进:应用非线性、混沌和涨落等多种技术相结合的方法,采集10 分钟脑电信号,获得神经递质对应超慢波功率值。实现了在无创状态下定量检测分析脑内神经递质的新技术方法。分析结果以图表量化形式显示,弥补了 CT、MRI 等影像技术及症状学、量表评定、经验判断的不足。

(2)一次检测可获得:GABA(r-氨基丁酸)、Glu(谷氨酸)、5-HT(5-羟色胺)、

ACh(乙酰胆碱)、NE(去甲肾上腺素)、DA(多巴胺)等指标,反应大脑功能状况。

（3）检测时间：10 分钟,克服了其他产品检测时间长（18 分钟）、误差大的弊端,在保证检测结果准确可靠的前提下,提高了临床效益。

（4）定位分析：分为 2 脑区、4 脑区和 12 脑区,并可显示每一脑区的检测结果,方便医生对大脑功能进行定位分析。

（5）与同一技术原理开发的配套产品——超低频经颅磁刺激仪（无创调节 GABA、Glu、5-HT、ACh、NE、DA 等神经递质的功能）提供了脑部疾病诊疗的整体解决方案。

三、产品适用范围

神经内科、精神心理科、康复科、中医科等。

四、神经递质功能检测常用方法比较

临床研究证明,失眠、焦虑、抑郁等各种功能性脑病均与中枢神经递质的异常有关,临床需要中枢神经递质量化技术,但现有的神经递质检测技术均不可用于临床：

（1）最常用的检测方法是通过检测血液或脑脊液中递质或其代谢产物的浓度,来间接反映脑内递质功能的变化。但是,因为血脑屏障的存在,通过血液或脑脊液的方法只有在特殊的情况下才能准确反映脑内的递质。

（2）也有用微透析方法检测脑内细胞间液的递质浓度,但因为创伤较大且具有一定的危险性,并不适用于人体检测。

目前,还缺乏在无创状态下检测脑内递质的手段,脑涨落图仪使无创检测中枢神经递质功能变成了现实。

五、技术应用的准备情况

操作场地需要 10 平方米的空间,人员 1 名。环境要求无大功率发电装置或电磁干扰,检测室内保持安静。仪器操作相对简单。

六、技术应用的质量与风险管理

（1）脑涨落图仪通过采集 10 分钟的脑电信号,应用专利技术方法无创检测方法,不向人体输入任何能量,因而其工作过程对操作员和受测者均安全可靠。

（2）脑涨落图仪的设计开发、生产和服务通过 ISO 13485 及 ISO 9001 质量体系管理认证,并具备合法的生产许可以及中国 SFDA 批准注册证明,足以保证产品的安全性。

第四节　功能近红外光谱成像技术

一、功能近红外光谱成像技术原理

人体组织对不同波段的光具有不同的吸收率。研究发现,人体组织中携氧血红蛋白(HbO)和脱氧血红蛋白(Hb)对波段在 800～2500nm 的红外光的吸收率吸引率显著不同并且有交叉,这样就可以通过数学方法间接求出各自的浓度。

功能近红外光谱成像技术(functional near-infrared spectroscopy, fNIRS)就是应用近红外光波段,通过对一处或多处的组织进行光学照射,然后在照射的对面或同面的一处或多处组织收集反射回来的光,通过研究光在人体组织中的传播特性,基于最新断层成像算法,就可以重建图像,从而间接检测出人体组织内氧合血红蛋白、脱氧血红蛋白和全血红蛋白的浓度变化。

fNIRS 的优点:①理想的空间定位能力。由于受到容积导体效应的影响,EEG/MEG 无法准确地溯源。与 EEG/MEG 不同,该 fNIRS 所测量的血红蛋白浓度恰好反映了测量点所在位置的局部脑活动,从而为建立脑活动与解剖位置的对应关系提供了可能。②理想的空间分辨能力。如果有多个脑内源,EEG/MEG 无法分辨不同的源。fNIRS 可以较为准确的区分来自不同脑结构的信号,其空间分辨率可以达到 1～2cm。③更高的采样率。fNIRS 的采样率可以达到 0.1s,远远高于功能磁共振成像。由于血氧动力学信号中混杂各种生理噪声,比如呼吸、心跳等,由并且 fMRI 的时间采样率较低,所以无法排除这些生理噪声的影响。而 fNIRS 的时间采样率较高,可以测到完整的生理信号,比如心率(～1Hz),血管和代谢过程的低频噪音(～0.1Hz),从而可以滤掉这些生理噪音。④更多的测量指标:除了脱氧血红蛋白以外,fNIRS 还可以提供氧合血红蛋白和总的血红蛋白浓度变化,而 fMRI 只能提供脱氧血红蛋白的信息。⑤更强的实用性。从实际应用的角度来说,该成像方法具有无可比拟的优势。它具有可移动性,安静无噪声,使用成本低,容易操作和维护,对被试者的限制少,兼容磁性金属物品,允许长时间连续测量和短时间内反复多次测量等特点。因此,该成像方法可以用于几乎所有的人类个体,特别是新生儿、婴幼儿和卧病在床的患者。而功能磁共振成像是无法做到这些的。与 EEG/ERP 相比,fNIRS 不需要电极膏,不需要严格的屏蔽电磁干扰,所以对环境的要求非常宽松。

fNIRS 的缺点:①fNIRS 在时间分辨率方面与 EEG/ERP 不具有可比性。

EEG/ERP 测量的是神经元的电活动(毫秒级),所以可以准确地记录神经元活动的时间进程。fNIRS 测量的是血氧代谢活动,血氧代谢活动的变化是比较缓慢的,而且还有延迟。②fNIRS 的测量深度有限,只有1~2cm深,可以到达大脑外皮质。同时,目前 fNIRS 还没有办法覆盖全脑。

二、功能近红外光谱成像技术应用

(1)婴幼儿发育:fNIRS 最重要的一个应用领域就是发育认知神经科学。Zhang 等使用 fNIRS 研究了新生儿被动聆听恐惧、愤怒、快乐和中性韵律时的脑功能反应,发现右侧颞叶皮质(主要位于颞中回和颞上回)对于带有情感的韵律表现出增强的反应,而右侧顶叶区域(大致位于边缘上回)相对于快乐和中性的韵律,对恐惧的敏感性较高。并且对情感韵律的敏感性是通过产前接触母语的声音刺激而形成的,敏感神经关联在新生儿中的分布比婴儿更多,表明在新生儿期和婴儿早期之间有较高水平的神经专门化。也有其他利用 fNIRS 研究婴幼儿空间特征和空间认知能力、语言反应和加工能力、客体永存认知能力等的变化。

(2)运动:fNIRS 另一个重要的应用领域是感知和运动的研究。因为受到肌电和头动伪迹的影响,EEG/ERP 和 fMRI 在研究感知运动方面受到很多限制。对运动方面进行研究的相关论文:成年人对运动刺激的血氧反应,BOLD、ASL 和 fNIRS 结果比较。尤其值得注意的是关于步态,汽车驾驶和宇航员失重的研究。

(3)临床:fNIRS 广泛应用于癫痫、抑郁、阿尔茨海默病等疾病的研究和临床治疗中,相关论文有:EEG 和 fNIRS 联合调查癫痫患者癫痫发作时的血氧、电反应。乳腺疾病成像:健康乳房在正常和挤压状态下的光学信号和乳腺 X 光摄影检查术结果对比;乳房组织对挤压的机械和功能反应的实时变化;疼痛状态下的血氧变化。

(4)视觉加工:研究表明,视觉刺激会引起 HbO 的上升和 HbR 的下降。Plichta 等人发现随着光栅对比度的增加,HbO 和 HbR 都出现了梯级变化,并且集中在视觉皮质。

其他认知加工领域:Stroop 范式,测谎,军事训练中的模拟着陆;模拟空战的脑活动、情绪反应;人机交互等。

第五节　脑磁图

脑磁图是无创伤探测大脑电磁生理信号的一种脑功能检测技术,在进行脑成像检查时探测器不需要固定于患者头部,检测设备对人体无任何不良反应。

一、基本原理

人的颅脑周围也存在着磁场,这种磁场称为脑磁场。但这种磁场强度很微弱,要用特殊的设备才能测知并记录下来.需建立一个严密的电磁场屏蔽室,在这个屏蔽室中,将受检者的头部置于特别敏感的超冷电磁测定器中,通过特殊的仪器可测出颅脑的极微弱的脑磁波,再用记录装置把这种脑磁波记录下来,形成图形,这种图形便称为脑磁图。它是反映脑的磁场变化,此与脑电图反映脑的电场变化不同。脑磁图对脑部损伤的定位诊断比脑电图更为准确,加之脑磁图不受颅骨的影响,图像清晰易辨,故对脑部疾病是一种崭新的手段,为诊断发挥其特有的作用。但脑磁图最好要与脑电图结合起来,互补不足。脑电图易受过多电活动的干扰,也受颅骨影响,波幅衰减等,其诊断更准确。

脑电活动主要有 3 个来源:①跨膜电流。②细胞内电流。③细胞外容积电流。每一个电流成分均有其相关的磁场,脑磁图所测量的磁场反映了所有电流成分的磁场的叠加。跨膜电流不产生可探测的磁信号,原因是细胞膜内外的电流大小相等,方向相反,所产生的磁场相互抵消。细胞外容积电流在球形导体所产生的磁场在球形导体外为零,头颅的内表面近似一个球形导体。根据物理学公式推导出在一个容积到体内放射状方向的电流源在容积导体外产生的磁场为零。因此脑磁图对放射状方向的树突活动为一个盲区。轴突的电活动也产生磁场,然而运动电位时空范围有限,所有轴突同步产生电流也是不现实的。因此,只有细胞内电流的正切成分才能产生可探测的磁场。突触后电位即为细胞内电流,将突触后电位看做一个电流偶极子,脑磁场测量实际上是测量突触后电位中与脑表面呈正切方向的电流所产生的磁场,当然很少的树突表现为纯粹的放射状或单纯的正切状。但任意一个电流矢量均可分解为放射状成分及正切成分。脑磁图选择性测量正切成分。由于大脑皮质的锥体细胞尖树突平行排列,当有同步电活动时可以形成等电流偶极,从而在头皮外产生可测量的信号。

19 世纪初,丹麦物理学家 Osrsted 发现随着时间变化的电流周围可产生磁场,磁场的方向遵循右手法则,即当右手拇指指向电流方向时其余四指所指的方向即为磁场方向。此法则同样适用于生物电电流。人类首次记录生物磁场测定是在 1963 年由美国的 Baule 和 Mcfee 两人用 200 万匝的诱导线圈测量心脏产生的磁信号。5 年以后,美国麻省理工学院的 Cohen 首次在磁屏蔽室内进行了脑磁图记录。Cohen 用诱导线圈和信号叠加技术及超导控制技术测量了脑的 8～12Hz 的 α 节律电流所产生的磁信号。

随着电子技术的发展,Zimmermun 与其同事于 1969 年发明了点接触式超导量子干涉仪,使探测磁场的灵敏度大大提高,并首次记录了心磁图,随后在磁屏蔽室内使用 SQUID 技术测量了脑磁图。

最早期的脑磁图设备为单通道,也就是说只有 1 个传感器,它覆盖的面积非常小,随后出现 4 通道、7 通道、24 通道、37 通道及 64 通道等生物磁仪。为了得到全脑的生物磁信号,必须不断地转动传感器的位置,测量起来既费时间,又不能得到同步的脑电磁信号。随着科学技术的进步,目前已经由美国 4D—Neuroimaging 公司生产出了 148 通道、248 通道及芬兰 Neuromag 公司生产出 306 通道的全头型生物描仪,加拿大 CTF 公司生产的 OMEGAl51.275 通道也是全头型脑磁图设备。脑磁图的发展历程已由最初通道数较少、探测器覆盖面积较小的脑磁图设备发展为 90 年代初期的覆盖整个头部的多通道全头型脑磁图设备。全头型 MEG 设备只需经过一次测量即可采集到全脑的生物电磁信号。而且可与 MRI 所获得的解剖结构资料进行叠加,形成磁源性影像。将解剖及功能叠加到一起,准确地反映出脑功能实时变化,目前已经广泛应用于神经内外科疾病的诊断及实验研究。

二、临床应用

脑磁电信号的源分析是 MSI 功能成像技术的一个重要组成部分。源分析指的是根据 MEG 低温超导探测器测得的颅外磁场的时间和空间分布,通过选用适当的物理模型和数学方法进行计算分析,进而确定颅内神经信号源的位置、强度及方向的过程。对神经信号源准确可靠的空间定位,使得医生们能确立人脑的重要功能区(如体感、运动、听觉、视觉、语言、记忆等)和大脑疾病(如癫痫)的致病灶等在 MRI 精细结构图像上的具体位置,从而为病情诊断、治疗策划和康复观察提供可靠的科学数据。

1. 脑磁图在脑功能定位区中的应用

脑的功能区在个体间存在差异,如患有脑肿瘤时,肿瘤也对周围正常功能区造成挤压移位,脑磁图则可以显示肿瘤与脑功能区的立体关系,使脑外科医生在最大范围地切除肿瘤的同时避免损伤重要的功能区,从而提高患者术后生活质量。通过气动、触动及电流脉冲刺激指、趾皮神经,经脑磁图设备记录刺激后的大脑皮质电磁反应,即为躯体感觉诱发磁场。与体感诱发电位不同的是,目前脑磁图只能记录皮质电反应引起的磁场变化,而体感诱发电位可以分段记录痛觉传导路中的电位反应,如颈髓电位、周围神经的动作电位。体感诱发磁反应是一种最常用的电磁诱发反应,它对脑体感皮质的定位非常精确,对指导临床医师术前制定手术方案、引导手术有重要意义。目前脑磁图主要的功能区定位有:体感皮质、运动皮质、听觉皮质、视觉皮质及语言皮质定位。

（1）听觉诱发脑磁场。

听觉诱发脑磁场发展概况：自 1963 年美国的 Cohen 首次记录到人的脑磁图后，脑磁图的检测设备和应用范围得到了快速的发展。1973 年 Rcitc 首次报道了听觉诱发脑磁场。20 世纪 80 年代中后期短、中潜伏期的听觉诱发脑干磁反应和长期潜伏的皮质听觉诱发磁反应亦得到了发展。目前的研究已经显示出 AEFs 在客观听觉功能的检测。大脑皮质听功能区的定位，一些中枢神经系统疾病的定位诊断以及对感知的辨认、行为反应等的高级神经活动的诊断方面有着重要的应用价值。

（2）视觉诱发脑磁图。

目前部分的视觉脑磁图研究已肯定了，正常人的 M_{100} 起源于纹状皮质或 V_1 区距状裂附近。Sek 对正常人的研究认为舌上回是 M_{100} 偶极最常出现的位置，其次为楔舌后回、楔下回等，而此 3 者在解剖上均位于距状沟附近，属于 Brodmann 17 区，因此 M_{100} 兴奋主要是由纹状皮质的神经元产生，而且更偏向后方。本研究利用 M_{100} 首次探讨了患者垂直半视野的源位置，其 ECD 源位置的 X 值与对照组比较存在差异，患者组的源位置在 X 轴上更加靠右偏移，视觉电位的起源位置存在异常。

（3）语言认知功能磁源成像。

一般认为视觉文字识别是以视觉特征分析开始的，然后通过对某一文字多字母或多笔画的字形进行串联或并联分析，从脑内词汇库中找到相应的视觉文字形式，最后根据其视觉文字形式，对文字的语音、语义等信息进行综合处理，从而形成对视觉文字的识别和理解。只有像脑电图（EEG）或脑磁图（MEG）这样的直接记录神经元电磁活动的技术才能以毫秒级的时间分辨率记录到脑内皮质的信息流，由于磁场不像电场那样受所穿越头皮和颅骨的干扰，因此，MEG 有可能完全无创伤性地完成与复杂认知任务相关的皮质信号动态定位。它在头颅表面可以无创性地检测与数千个神经元细胞同步兴奋相关的磁场，这些被 MEG 记录到的神经元主要是位于脑沟内的大脑皮质。这些被 MEG 记录到的神经元兴奋源主要位于脑沟内的大脑皮质。被记录到的兴奋源通过计算机处理后表现为等电流偶极（ECD）形式，将上述等电流偶极通过工作站准确地重叠至同一受试者的 MRI 上，即可获得该受试者的磁源成像（MSI）。

三、检测数据

脑磁图可十分准确地捕捉微弱的颅内电磁信号，其时间分辨率小于 1ms，空间分辨率误差在 0.5～1mm。它不仅能够捕捉到每一瞬间的脑细胞活动，而且还可将捕获的动态数据与三维 MRI(磁共振)解剖图像叠加,形成四维的集电和磁信号一体化的脑功能影像图,实现病灶的动态精确定位,从时间、空间和分辨率三个方面最大限度地提高检测精度。它的毫秒级时间分辨率和毫米级的空间分辨率,使其在功能比 EEG 具有更加优越的功能定位特点,在癫痫灶定位上它比 PET 更加精确,定位精度可达 1mm,其三维空间的立体动态影像上,时空分辨率比 PET 高10 万倍,空间像度比 PET 高 3 倍左右,并且能分辨原发灶和继发灶,可以对癫痫灶进行精确定位,并且可以发现深部的癫痫源灶,并对癫痫性病灶的放电进程进行描记。

四、脑电图、脑磁图、脑地形图对比

1. 脑磁图的缺点

检查及分析时间较长(约 2h),不适用于急诊病例。脑磁图描记仪为高科技产品,价格昂贵,检查费用较高,短时间内还不可能普及。

2. 脑电图与脑磁图的比较

脑电图检测的是脑电信号,脑磁图检测的是脑磁信号,脑磁是由脑电产生的。二者反映的都是神经元细胞活动伴随的电荷变化,但电和磁是有差别的,正是此差别造成了 MEG 和 EEG 的差别:

(1)脑磁图检测的是神经元细胞内电流产生的磁场,脑电图检测的是锥体细胞产生的兴奋性突触后电位。

(2)脑磁图检测的是脑沟内锥体细胞的细胞内电流产生的磁场,脑电图检测的是脑回内锥体细胞电活动。

(3)脑磁信号在传导过程中介质的影响小,信号没有扭曲,所以空间分辨率高,通过与 MRI 影像融合,可对信号源精确定位;脑电信号则受介质的影响大,空间分辨率低,定位能力较差。

(4)脑磁图的 SQUID 不必与头皮直接接触,固定在头盔形探头内,位置固走,排列紧密,提高空间分辨率;脑电图的电极必须逐个手工安放在患者头皮上,烦琐、费时,空间误差大,且不能安放过多。

(5)脑磁信号随与发生源距离的增加而迅速衰减,所以脑磁图很难探测大脑深部的磁信号;脑电图可探测到大脑深部的电活动。

(6)脑磁图设备昂贵,对环境要求苛刻;脑电图相对廉价,对环境要求相对宽松。

第六节　诊断性 TMS 技术

经颅磁刺激(transcranial magnetic stimulation,TMS)技术是一种无痛、无创伤的绿色治疗方法,磁场以磁力线的形式无创伤地透过皮肤、颅骨而刺激到大脑神经,实际应用中并不局限于头脑的刺激,外周神经肌肉同样可以刺激,因此现在都叫它为"磁刺激"。它与 PET、FMRI、MEG 被誉为"21 世纪研究脑科学的四大技术"。TMS 是在法拉第电磁场感应原理和神经电生理学的基础上发展起来的一门新型技术,是利用脉冲磁场作用于中枢神经系统,改变皮质神经细胞的膜电位,使之产生感应电流,影响脑内代谢和神经电活动,从而引起一系列生理生化反应的神经刺激技术。

一、常规经颅磁刺激方案用于检测诊断

单脉冲经颅磁刺激多用于运动诱发电位检测,包括运动阈值(MT)、波幅和潜伏期、皮质安静期(CSP)、中枢运动传导时间(CMCT)和运动诱发电位募集曲线等,为疾病相关运动皮质兴奋性改变和皮质脊髓束输出改变提供重要证据。

1. 运动阈值

运动阈值系指靶肌肉记录到最小运动诱发电位波幅时的最小刺激强度,反映运动皮质锥体细胞轴突膜电位兴奋性,通常以最大输出强度(MSO)百分比表示。可于双手和前臂肌肉记录到最低运动阈值,而躯干、下肢和骨盆肌群的运动阈值依次增高。静息运动阈值(RMT)于靶肌肉完全放松状态下测得,根据 2012 年国际临床神经生理学联合会(IFCN)指南,推荐改良相对频率法:自阈下刺激开始,逐渐升高。测定静息运动阈值时,首次检测为 35% 最大输出强度,再逐次增加 5% 直至经颅磁刺激能够持续引出峰—峰波幅>50 LLV 的运动诱发电位,然后逐次降低 1% 直至 10 次刺激中出现少于 5 次有效运动诱发电位,这一刺激强度增加 1% 即定义为静息运动阈值。由于皮质和脊髓运动神经元兴奋性存在内在波动性,同一个体的运动诱发电位波幅可能存在差异,因此检测时应尽量保持检测技术和生理状态的一致性,如线圈位置和方向、运动状态(靶肌肉收缩状态)、个体觉醒和环境噪音等,以减少运动阈值测量误差。运动阈值的准确性还与每种强度的刺激次数有关,刺激次数从 10 次调整至 20 次时,可以显著提高测量结果的准确性。闭塞性脑血管病患者患侧皮质静息运动阈值高于健侧,而手术重建患侧血运后 3 个月,双侧皮质静息运动阈值趋于一致。脑卒中康复期健侧运动皮质兴奋性过高可以增强患侧运动皮质抑制性传入冲动,予重复经颅磁刺激降低健侧皮质兴奋性后,促进脑卒中患者康复。

2. 波幅和潜伏期

波幅是以适宜刺激强度作用于运动皮质,引起对侧靶肌肉收缩,于靶肌肉表面记录到的电信号变化。单个运动诱发电位通常以峰-峰波幅表示,也可以调整后的运动诱发电位曲线下面积表示。①运动诱发电位与复合肌肉动作电位(CMAP):复合肌肉动作电位由电刺激周围神经诱发,与经颅磁刺激诱发的运动反应具有不同的神经电生理学表现。给予初级皮质运动区(M1)单脉冲经颅磁刺激可以引起一系列沿皮质脊髓束传导的下行冲动,由于脊髓运动神经元激活阈值不同,潜伏期亦存在轻微差异。因此,相较于复合肌肉动作电位,运动诱发电位同步性降低、时限延长、波幅降低。然而,给予皮质超大刺激时,经颅磁刺激引起的运动诱发电位波幅可以高于复合肌肉动作电位,这是由于在强烈的皮质脊髓束传导的下行冲动下发生运动神经元运动电位叠加。②三重刺激技术(TST):三重刺激技术由Magistris 等于 1998 年首次提出,依次为运动皮质的经颅磁刺激、对侧腕部的超强电刺激和对侧 Erb 点的超强电刺激,通过控制 3 次刺激间隔(ISI)形成 2 次对冲。最后记录波形为对侧腕部复合肌肉动作电位和 Erb 点下行冲动在对冲后形成的运动诱发电位测试波,再进行外周三重刺激(Erb 点—腕部—Erb 点)以获得运动诱发电位对照波。生理状态下,运动诱发电位测试波/对照波比值接近 1,而运动传导通路受损时,该比值减小。由于三重刺激技术个体反应差异较小,临床应用价值高于运动诱发电位波幅和潜伏期,可用于多发性硬化(MS)的诊断与长期随访研究、吉兰—巴雷综合征(GBS)近端传导阻滞的诊断和静脉注射免疫球蛋白(IVIg)的疗效评价。③刺激—反应曲线:刺激—反应曲线反映同一个体、相同状态下不同强度经颅磁刺激与运动诱发电位波幅的关联性。刺激—反应曲线并非静止,而是随生理状态的改变而迅速改变,靶肌肉自放松状态至紧张性收缩,可以引起刺激—反应曲线左移(阈值减小)、斜率增大和最大波幅增高,进行一定强度的运动训练后,主动肌刺激—反应曲线斜率增大、拮抗肌斜率减小。刺激—反应曲线也可以反映出运动传导通路损伤,如疾病相关皮质脊髓束损伤、传导阻滞或脱髓鞘等均可导致刺激—反应曲线斜率减小和最大波幅降低。有文献报道,脑卒中和肌萎缩侧索硬化症(ALS)患者均存在异常的刺激—反应曲线,其中,肌萎缩侧索硬化症的刺激—反应曲线提示皮质脊髓束兴奋性增高,尤其是疾病早期阶段。此外,刺激—反应曲线的敏感性较高,一项比较正常人群服用劳拉西泮和拉莫三嗪等中枢抑制性药物后皮质兴奋性变化的研究结果显示,与皮质内抑制、皮质内易化和运动阈值相比,刺激—反应曲线改变更早、更显著。

3. 中枢运动传导时间

中枢运动传导时间反映初级运动皮质至脊髓前角仅运动神经元的传导时间,通常以运动诱发电位潜伏期与周围运动传导时间(PMCT)差值表示。中枢运动传导时间和运动诱发电位潜伏期与中枢神经系统尤其是皮质脊髓束成熟度有关。新生儿运动诱发电位潜伏期明显长于成人,至 3 岁时四肢远端肌肉周围运动传导时间已接近成人水平,直至 10 岁时中枢运动传导时间方与成人相同。中枢运动传导时间与性别、年龄无或仅有微弱相关性,但下肢周围运动传导时间与身高具有明显相关性。

4. 成对关联刺激

成对刺激可以用于皮质内抑制和皮质内易化的评价,包括 1 个条件刺激(CS)和 1 个测试刺激(TS)。不同的检测指标,条件刺激和测试刺激强度和刺激间隔也不尽一致。通过比较予或不予条件刺激时测试刺激引起的运动诱发电位波幅或阈值的差异,检测皮质内或皮质间抑制或易化现象。成对关联刺激(PAS)的测试刺激是经颅磁刺激,条件刺激是周围神经电刺激,通常于靶肌肉放松状态下进行。周围神经电刺激的传入信息可改变对侧感觉运动皮质神经元兴奋性。刺激间隔为 25 ms 时可见较强的运动诱发电位易化作用,称为 PAS25。成对关联刺激引起的神经元之间的联系改变代表峰值时间相关可塑性形成,刺激间隔的差异可以导致突触长时程增强(LTP)或长时程抑制(LTD),与记忆和学习相关长时程突触可塑性改变相似。神经变性病如小脑萎缩患者初级运动皮质 PAS25 诱发的长时程增强选择性缺失,且与小脑萎缩程度相关,提示此类患者感觉运动皮质可塑性受损,小脑对感觉运动皮质的投射参与皮质认知加工过程;帕金森病(PD)患者皮质可塑性增强可以推迟临床症状的出现时间,且随临床症状的加重,皮质可塑性逐渐减弱。有学者利用 TMS 成对刺激鉴别阿尔茨海默病和额颞叶痴呆,TMS 区别阿尔茨海默病和额颞叶痴呆的灵敏度为 91.8%,特异度为 88.6%。

二、特殊经颅磁刺激刺激模式用于检测诊断

(1)皮质:脑干和脑干—脊髓根传导时间:脑干或枕骨大孔水平也可予电刺激或磁刺激,将"8"字形线圈中心置于枕骨隆突或枕骨隆突和同侧乳突中点,强大的感应电流集中于枕骨大孔水平,可以激活皮质脊髓束的锥体交叉,但与皮质刺激引起的多个下行冲动相反,其引起的是单个下行冲动。通过记录脑干运动诱发电位潜伏期,测定皮质—脑干和脑干—脊髓根传导时间,不仅可以研究脊髓兴奋性改变,还有助于定位皮质脊髓束损害是在锥体交叉之上还是之下。但此种刺激模式也存在固有缺点,如皮质脊髓束严重损害患者,可能激活慢传导下行纤维,也可能完全无法引出运动诱发电位,此时,可以通过预先予以脑干成对刺激使脊髓运动神经元形成短暂性兴奋性突触后电位(EPSP),从而测定准确的运动诱发电位潜伏期。

(2)皮质—圆锥和马尾传导时间:普通线圈刺激强度和深度难以有效激活脊髓圆锥,2009 年 Matsumoto 等设计一种直径 20 cm 的超大线圈,称为腰骶增强磁刺激线圈,可以引起足够的感应电流以诱发腿部肌肉运动诱发电位。皮质刺激与脊髓圆锥刺激引起的运动诱发电位潜伏期差值即为皮质—圆锥传导时间。严重周围神经病变患者由于马尾传导时间延长,可表现为中枢运动传导时间延长而皮质—圆锥传导时间不变。然而,由于予以圆锥超大线圈刺激较为困难,故限制此种刺激模式对马尾传导阻滞能力的探测及其临床应用。

(3)特殊肌肉皮质运动传导检测:①面肌。面神经由颅内和颅外两部分组成,传统周围神经电刺激仅能激活颅外部分,而运动诱发电位联合周围神经电刺激可以分析面神经从皮质至肌肉的传导情况。刺激方式主要分为三部分,其一为颅外刺激,于乳突前方或下方予以超强电刺激。其二为颅内髓外刺激,将磁刺激线圈置于同侧顶枕部且线圈下半部分覆盖乳突,其有效刺激位点为面神经管内段,这是由于面神经进入颞骨岩部时,周围组织导电率明显改变,故这部分面神经对感应电流最为敏感。其三为皮质刺激,刺激初级运动皮质面对上述三部分刺激,可以分别获得皮质至面神经管、面神经管至茎乳孔远端和面神经颅外部分传导时间。通常情况下,皮质至面神经管传导时间可以作为面神经中枢运动传导时间,约为 10ms。面部口轮匝肌、提上唇肌、颊肌和鼻部肌肉均适宜作为测定运动诱发电位潜伏期的靶肌肉,并可记录到清晰的起始负波,如以口轮匝肌作为靶肌肉,记录电极置于口角外侧 1cm 处、参考电极置于记录电极外侧 2cm 处、接地电极置于前额部或颧弓。值得注意的是,面神经检测存在较多干扰,如眨眼或刺激三叉神经引起的其他肌肉收缩等,是未来检测技术改革的方向。②躯干肌群。咽喉肌、呼吸肌和盆底肌也可以作为经颅磁刺激的靶肌肉,用于脑干或高位颈髓损伤患者呼吸功能和吞咽功能的评价。但是由于检测时靶肌肉需维持较高张力,故增加检测的不稳定性,同时,表面电极难以记录到明显诱发电位,常需借助有创性针极电极。总之,对躯干肌群进行磁刺激存在较大困难,相关研究较少,目前尚未形成公认的模式化刺激方案。

三、经颅磁刺激与其他检测技术的联合应用

经颅磁刺激还可与脑电图、fMRI、PET 和功能性近红外光谱成像技术(fNIRS)等联合应用,研究不同脑区功能及其相互联系。

1.经颅磁刺激联合脑电图

经颅磁刺激与脑电图的联合应用是一项重大的突破。经颅磁刺激时,脑电图可及时反馈刺激对大脑的脑电影响。运动诱发电位局限于运动皮质,经颅磁刺激联合脑电图通过予局部皮质磁刺激,可以观察到周围皮质脑电改变,从而探索神经功能随时间的动态改变和内在层次结构,阐明皮质可塑性相关重要问题,例如,癫痫病理生理学机制、致痫灶定位和预后判断;皮质—丘脑环路和皮质之间联系改变等。然而,经颅磁刺激联合脑电图在临床广泛应用还需克服诸多技术难题:首先,是脑电图记录伪迹,磁刺激线圈瞬间产生的强大电磁放电使脑电图放大器饱和,影响脑电信号的采集;其次,变化的磁场在电极中产生较大的电流回路,损坏标准的脑电图电极并灼伤皮肤。近年来通过不断的技术改进,已明显提高其信噪比(SNR)。

2.经颅磁刺激联合 fMRI

实时交互式经颅磁刺激功能磁共振成像(TMS—fMRI)是将经颅磁刺激与fMRI 相结合,可以观察磁刺激时脑神经网络协调活动的变化。Bohning 等的技术革新可以使经颅磁刺激与 MRI 磁场间的相互干扰明显减弱,该项技术逐渐应用于临床。经颅磁刺激联合 fMRI 可以为意识障碍患者意识水平提供客观的生物学评价,从而有助于临床医师判断病情和选择适宜的治疗方案。

尽管经颅磁刺激是一种较新的神经电生理学技术,但在评价运动皮质通路快速传导中的作用令人瞩目,可以作为运动障碍性疾病早期诊断、鉴别诊断和预后判断的重要辅助方法。近年来随着经颅磁刺激运动诱发电位技术的成熟,及其与脑电图、fMRI 和 PET 等的联合应用,使其在认知科学领域和神经网络交互联系中的作用逐渐突显。诊断性经颅磁刺激必将成为未来神经科学临床研究的重要方向之一。

第七节 同步 TMS-EEG/ERP 技术

TMS 和 EEG 结合起来,组成同步 TMS-EEG 联合检测技术,工作原理是TMS 刺激的动态时变磁场在附近的传导性脑组织中产生电场,进而产生动作电位,或改变大脑状态。受刺激的区域的动作电位通过长时程的皮质—皮质、丘脑—皮质或小脑—皮质通路传播到相互连接的脑区。其优势为能够在给予脉冲磁场刺激脑组织同时实现同步采集脑电信号,其具有毫秒精度的时间高分辨率,可以同时检测多个大脑功能区域的变化，基于脑电信号的改变，可以量化分析脑组织兴奋性的变化，计算出脑区功能链接，分析脑功能网络的动态变化，反映大脑皮质的神经可塑性。TMS 同步结合脑电图（TMS-EEG）的方法可直接测量背外侧前额叶皮质（DLPFC）的诱发活动。越来越多的研究开始使用 TMS-EEG 技术来探索不同的神经调控技术（如经颅电刺激和重复经颅磁刺激）对皮质功能特别是非运动皮质的影响。

来自加拿大的成瘾与心理健康中心的 Voinesko 等通过比较健康被试与患者，得出 MDD 组中 DLPFC 的 TMS-EEG 反应差异：具体来说，TMS-EEG 标记物与抑制性和兴奋性神经生理过程及其平衡相关。Giacomo 等在 *JAMA Neurology* 杂志上发表文章，探讨了卒中偏瘫患者小脑间歇性 θ-爆发刺激（CRB-iTBS）是否能改善患者的平衡和步态功能。为评估 CRB-iTBS 治疗效果，利用同步 TMS-EEG 技术，采用两种方法评估单脉冲 TMS 诱发响应：①采用时空域分析评估皮质诱发活动；②采用时频域分析评估皮质振荡活动。

利用 EEG 在时间分辨率上的特点来追踪 TMS 诱发的神经元的瞬态变化。该技术可记录到 TMS 诱发的皮质电位和从刺激部位向远处扩散的电位。TMS 刺激联合 EEG（或 ERP）同步记录对设备的硬件和软件有较高要求，目前应用主流的为德国 Brain Products 公司 BrainAmp 系列脑电设备。TMS-ERP 的联合使用，同样给神经生理学者的研究带来了新的技术手段。利用 EEG 在时间分辨率上的特点来追踪 TMS 诱发的神经元的瞬态变化，可用于评估脑认知功能、脑损伤后局部皮质神经元的活性，研究睡眠状态等。

（姚　琴　郑惠敏　吴秀青　周东升）

参考文献

[1] Moody K，Schonberger L，Maddox R，et al. Sporadic fatal insomnia in a young woman：A diagnostic challenge：CasReport [J]. BMC Neurology，2011，11 (1)：136.

[2] Xie L，Kang H，Xu Q，et al. Sleep initiated fluid flux drives metabolite clearance from the adult brain [J].Science，2013，342(6156)：373－377.

[3] Bryant P A，Trinder J，Curtis N. Sick and tired：does sleep have a vital role in the immune system [J]. Nat Rev Immunol，2004，4(6)：457－467.

[4] Hart B L. Biological basis of the behavior of sick animals [J]. Neurosci Biobehav Rev，1988，12(2)：123－137.

[5] Tononi G，Cirelli C. Sleep and the price of plasticity：from synaptic and cellular homeostasis to memory consolidation and integration [J]. Neuron，2014，81 (1)：12－34.

[6] Pakkenberg B，Pelvig D，Marner L，et al. Aging and the human neocortex [J]. Exp Gerontol，2003，38(1－2)：95－99.

[7] Douglas R J，Martin K A. A functional microcircuit forcat visual cortex [J].J Physiol，1991，440：735－769.

[8] Steriade M. Neocortical cell classes are flexible entities [J]. Nat Rev Neurosci，2004，5：121－134.

[9] Steriade M. Sleep, epilepsy and thalamic reticular inhibitory neurons [J]. Trends Neurosci，2005，28 (6)：317－324.

[10] Steriade M. Grouping of brain rhythms in corticothalamic systems [J]. Neuroscience，2006，137：1087－1106.

[11] Astori S，Wimmer R D，Lüthi A.Manipulating sleep spindles expanding views on sleep，memory，and disease [J]. Trends Neurosci，2013，36 (12)：738－748.

[12] Astori S，Wimmer R D，Prosser H M，et al. The CaV3. 3 calcium channel is the major sleep spindle pacemaker in thalamus [J]. PNAS，2011，108 (33)：13823 – 13828.

[13] McCormick D A，Bal T. Sleep and arousal：thalamocortical mechanisms [J]. Annu Rev Neurosci，1997，20：185 – 215.

[14] Huguenard J R. Low threshold calcium currents in central nervous system neurons [J]. Annu Rev Physiol，1996，58：329 – 348.

[15] Reid A，McCall S，Henry J M，et al. Experimenting on the past：the enigma of von Economo's encephalitis lethargica [J]. J Neuropathol Exp Neurol，2001，60：663 – 670.

[16] Ursin R. Serotonin and sleep [J]. Sleep Med Rev，2002，6：57 – 69.

[17] Espana R A，Scammell T E. Sleep neurobiology for the clinician [J]. Sleep，2004，27：811 – 820.

[18] Hannibal J. Neurotransmitters of the retino-hypothalamic tract [J]. Cell Tissue Res，2002，309：73 – 88.

[19] Zee P C，Manthena P. The brain's master circadian clock：implications and opportunities for therapy of sleep disorders [J]. Sleep Med Rev，2007，11：59 – 70.

[20] Czeisler C A，Duffy J F，Shanahan T L，et al. Stability，precision，and nearly 24 hour period of the human circadian pacemaker [J]. Sleep，999，284：2177 – 2181.

[21] Gooley J J，Saper C B. Anatomy of the mammalian circadian system [M]// Kryger M H，Roth T，Dement W C (eds)：Principles and Practice of Sleep Medicine. Philadelphia：Elsevier Saunders，2005：335 – 350.

[22] Klein D C，Moore R Y. Pineal N- acetyltransferase and hydroxyindole -O- methyl-transferase：control by the retinohypothalamic tract and the suprachiasmatic nucleus [J]. Brain Res，1979，174：245 – 262.

[23] Hattar S，Liao H W，Takao M，et al. Melanopsin-containing retinal ganglion cells：architecture，projections，and intrinsic photo-sensitivity [J]. Science，2002，295：1065 – 1070.

[24] Berson D M，Dunn F A，Takao M. Phototransdunction by retinal ganglion cells that set the circadian clock [J].Science，2002，295：1070 – 1073.

[25] Reid K J, Zee P C. Circadian rhythm disorders [J]. Semin Neurol, 2009, 29: 393-405.

[26] Dijk D J, Archer S N. Light, sleep, and circadian rhythms: together again [J]. Plos Biology, 2009, 7 (6): e1000145.

[27] Brzezinski A. Melatonin in humans [J]. N Engl J Med, 1997, 336: 186-195.

[28] Mutoh T, Shibata S, Okamura H, et al. Melatonin modulates the light-induced sympathoexcitation and vagal suppression with participation of the SCN in mice [J]. J Physiol, 2003, 547 (1): 317-332.

[29] Vanecek J. Cellular Mechanism of Melatonin Action in Neonatal Rat Pituitary [J]. Neuroendocrinology, 1995, 61: 27-30.

[30] Brainard G C, Hanifin J P, Greeson J M, et al. Action spectrum for melatonin regulation in humans: Evidence for a novel circadian photoreceptor [J].J Neurosci, 2001, 21: 6405-6412.

[31] Turner P L, Mainster M A. Circadian photoreception: Aging and the eyes important role in systemic health [J]. Br J Ophthalmol, 2008, 92: 1439-1444.

[32] Duffy J F, Dijk D J, Klerman E B, et al. Later endogenous circadian temperature nadir relative to an earlier wake time in older people [J]. Am J Physiol, 1998, 275: R1478-R1487.

[33] Khalsa S B S, Jewett M E, Cajocen C, et al. A phase response curve to single bright light pulses in human subjects [J]. J Physiol, 2003, 549: 945-952.

[34] Anderson M C, Green C. Suppressing unwanted memories by executive control [J]. Nature, 2001, 410: 366-369

[35] Glass P S, Bloom M, Kearse L, et al. Bispectral analysis measures sedation and memory effects of propofol, midazolam, isoflurane, and alfentanil in healthy volunteers [J]. Anesthesiology, 1997, 86: 836-847

[36] Glass PS. Prevention of awareness during total intravenous anesthesia [J]. Anesthesiology, 1993, 78: 399-400

[37] Graves L, Pack A, Abel T.Sleep and memory: a molecular perspective[J]. Trends Neurosci, 2001, 24: 237-2437

[38] de Mendonca A, Ribeiro J A. Long-term potentiation observed upon blockade of adenosine A1 receptors in rat hippocampus is N-methyl-D-aspartate receptor-dependent [J]. Neurosci Lett, 2000, 291: 81 – 84

[39] Bonhomme V, Fiset P, Meuret P, et al. Propofol anesthesia and cerebral blood flow changes elicited by vibrotactile stimulation: a positron emission tomography study [J]. J Neuraphysiol, 2001, 85: 1299 – 1308.

[40] Bailey A R, Jones J G. Patients' memories of events during general anaesthesia[J]. Anaesthesia, 1997, 52: 460 – 476

[41] Castellano C, Cestari V, Ciamei A. NMDA receptors and learning and memory processes [J]. Curr Drug Targets, 2001, 2: 273 – 283

[42] Wei H, Xiong W, Yang S, et al. Propofol facilitates the development of long-term depression (LTD) and impairs the maintenance of long-term potentiation (LTP) in the CA1 region of the hippocampus of anesthetized rats [J]. Neurosci Lett, 2002, 324: 181 – 184

[43] Dutton R C, Maurer A J, Sonner J M, et al. Short-term memory resists the depressant effect of the nonimmobilizer 1, 2-dichlorohexafluorocyclobutane (2N) more than long-term memory [J]. Anesth Analg, 2002, 94(3): 631 – 639.

[44] Lubke G H, Kerssens C, Gershon R Y, et al. Memory formation during general anesthesia for emergency cesarean sections[J]. Anesthesiology, 2000, 92: 1029 – 1034.

[45] Storer K P, Reeke G N. γ-Aminobutyric acid type a receptor potentiation inhibits learning in a computational network model [J]. Anesthesiology, 2018, 129(1): 106 – 117

[46] Zhou X, Lu D, Li W D, et al. Sevoflurane affects oxidative stress and alters apoptosis status in children and cultured neural stem cells [J]. Neurotox Res, 2018, 33(4): 790 – 800.

[47] Song J, Zhong C, Bonaguidi M A, et al. Neuronal circuitry mechanism regulating adult quiescent neural stem-cell fate decision [J]. Nature. 2012, 489 (7414): 150 – 154.

[48] Doze V A, Papay R S, Goldenstein B L, et al. Long-term ctl A-adrenergic receptor stimulation improves synapfie plasticity, cognitive function,

mood, and longevity [J]. Mol Pharmacol, 2011, 80(4): 747 - 758.

[49] Cariani P. Anesthesia, neural information processing and conscious awareness [J]. Conscious Cogn, 2000, 9(3): 387 - 395.

[50] Harrison N L. General anesthesia research: aroused from a deep sleep [J]. Nat Neurosci, 2002, 5(10): 928 - 929.

[51] Tung A, Mendelson W B. Anesthesia and sleep [J]. Sleep Med Rev, 2004, 8(3): 213 - 225.

[52] Nelson L E, Franks N P, Maze M. Rested and refreshed after anesthesia? Overlapping neurobiologic mechanisms of sleep and anesthesia [J]. Anesthesiology, 2004, 100 (6): 1341 - 1342.

[53] Joo D T, Gong D, Sonner J M, et al. Blockade of AMPA receptors and volatile anesthetics: reduced anesthetic requirements in GluR2 null mutant mice for loss of the righting reflex but not minimum alveolar concentration. Anesthesiology, 2001, 94 (3): 478 - 488.

[54] Mashour G A. Cognitive unbinding in sleep and anesthesia [J]. Science, 2005, 310 (5755): 1768 - 1769.

[55] Saper T C, Chou T E. The sleep switch: hypothalamic control of sleep and wakefulness [J]. Trends Neurosci, 2001, 24(12): 726 - 731.

[56] Mignot E, Taheri S, Nishino S. Sleeping with the hypothalamus: emerging therapeutic targets for sleep disorders [J]. Nat Neurosci, 2002, 5(Suppl): 1071 - 1075.

[57] Tan P P, Shyr M H, Yang C H, et al. Power spectral analysis of the electroencephalographic and hemodynamic correlates of propofol anesthesia in the rat: intravenous infusion [J]. Neurosci Lett, 1993, 160 (2): 205 - 208.

[58] Daunderer M, Schwender D. Depth of anesthesia, awareness and EEG [J]. Anaesthesist, 2001, 50 (4): 231 - 241.

[59] Moote C A, Knill R L. Isoflurane anesthesia causes a transient alteration in nocturnal sleep [J]. Anesthesiology, 1988, 69(3): 327 - 331.

[60] Knill R L, Moote C A, Skinner M I, et al. Anesthesia with abdominal surgery leads to intense REM sleep during the first postoperative week [J]. Anesthesiology, 1990, 73(1): 52 - 61.

[61] Tung A, Szafran M J, Bluhm B, et al. Sleep deprivation potentiates the onset and duration of loss of righting reflex induced by propofol and isoflurane [J]. Anesthesiology, 2002, 97(4): 906 - 911.

[62] Tung A, Bergmann B M, Herrera S, et al. Recovery from sleep deprivation occurs during propofol anesthesia [J]. Anesthesiology, 2004, 100 (6): 1419 - 1426.

[63] Munson E S, Martucci R W, Smith R E. Circadian variations inanesthetic requirement and toxicity in rats [J]. Anesthesiology, 1970, 32 (6): 507 - 514.

[64] Porkka-Heiskanen T, Strecker R E, Thakkar M, et al. Adenosine: a mediator of the sleep-inducing effects of prolonged wakefulness [J]. Science, 1997, 276 (5316): 1265 - 1268.

[65] Kaputlu I, Sadan G, Ozdem S. Exogenous adenosine potentiates hypnosis induced by intravenous anaesthetics [J]. Anaesthesia, 1998, 53 (5): 496 - 500.

[66] Tung A, Szafran M J, Mendelson W B. Blockade of basal forebrain adenosine A1 receptors reverses the effect of sleep deprivation on anesthetic potency in the rat [J]. Anesthesiology, 2002, 97(4): A817.

[67] Tanase D, Baghdoyan H A, Lydic R. Dialysis delivery of an adenosine A1 receptor agonist to the pontine reticular formation decreases acetylcholine release and increases anesthesia recovery time [J]. Anesthesiology, 2003, 98(4): 912 - 920.

[68] Suntsova N, Szymusiak R, Alam M N, et al. Sleep-waking discharge patterns of median preoptic nucleus neurons in rats [J]. J Physiol, 2002, 543(Pt 2): 665 - 677.

[69] Sherin J E, Shiromani P J, McCarley R W, et al. Activation of ventrolateral preoptic neurons during sleep [J]. Science, 1996, 271(5246): 216 - 219.

[70] Veselis R A, Reinsel R A, Beattie B J, et al. Midazolam changes cerebral blood flow in discrete brain regions: an H2 (15) O positron emission tomography study [J]. Anesthesiology, 1997, 87(5): 1106 - 1117.

[71] Tung A, Bluhm B, Mendelson W B. The hypnotic effect of propofol in the medial preoptic area of the rat [J]. Life Sci, 2001, 69(7): 855 - 862.

[72] Nelson N P, Guo M. The sedative component of anesthesia is mediated by GABA (A) receptors in an endogenous sleep pathway [J]. Nat Neurosci, 2002, 5(10): 979 - 984.

[73] Brambrink A M, Evers A S, Avidan M S, et al. Ketamine-induced neuroapoptosis in the fetal and neonatal rhesus macaque brain [J]. Anesthesiology, 2012, 116 (2): 372 - 384.

[74] Romano E, Manetti M, Rosa I, et al. SSlit2/Robo4 axis may contribute to endothelial cell dysfunction and angiogenesis disturbance in systemic sclerosis[J]. Ann Rheum Dis, 2018, 77(11): 1665 - 1674.

[75] Xu J, Mathena R P, Xu M, et al. Early Developmental exposure to general anesthetic agents in primary neuron culture disrupts synapse formation via actions on the mTOR pathway [J]. Int J Mol Sci. 2018, 19 (8): 2183.

[76] Storer K P, Reeke G N. γ-Aminobutyric acid type a receptor potentiation inhibits learning in a computational network model [J]. Anesthesiology, 2018, 129 (1): 106 - 117.

[77] Marine K, Sébastien S, Julie S, et al. Propofol anesthesia impairs the maturation and survival of adult-born hippocampal neurons [J]. Anesthesioloyg, 2013, 118: 602 - 610.

[78] Yu D, Jiang Y, Gao J, et al. Repeated exposure to propofol potentiates neuroapoptosis and long-term behavioral deficits in neonatal rats [J]. Neuroscience Letters, 2013, 534: 41 - 46.

[79] Zhang J, Zhang X, Jiang W. Propofol impairs spatial memory consolidation and prevents learning-induced increase in hippocampal matrix metalloproteinase - 9 levels in rat [J]. NeuroReport, 2013, 24: 831 - 836.

[80] Yin J, Wang S L, Liu X B. The effects of general anaesthesia on memory in children: a comparison between propofol and sevoflurane [J]. Anaesthesia, 2014, 69, 118 - 123.

[81] Pal D, Silverstein B H, Lee H, et al. Neural correlates of wakefulness, sleep, and general anesthesia: an experimental study in rat [J]. Anesthesiology, 2016, 125: 929 - 942

[82] Putzke C, Hanley P J, Schlichthorl G, et al. Differential effects of volatile and intravenous anesthetics on the activity of human TASK - 1[J]. Am J

Physiol Cell Physiol，2007，293：C1319 – 1326.

[83] Tononi G，Boly M，Massimini M，Koch C. Integrated informa-tion theory：from consciousness to its physical substrate [J]. Nat Rev Neurosci，2016，17：450 – 461

[84] Zhou C，Liang P，Liu J，et al. HCN1 channels contribute to the effects of amnesia and hypnosis but not immobility of vola-tile anesthetics[J]. Anesth Analg，2015，121：661 – 666.

[85] Palanca B J A，Avidan M S，Mashour G A. Human neural correlates of sevoflurane-induced unconsciousness [J]. British J Anaesthesia，2017，119（4）：573 – 582.

[86] Alkire M T，Hudetz A G，Tononi G，et al. Consciousness and anesthesia [J]. Science，2008，322（5903）：876 – 880.

[87] Brown E N，Pavone K J，Naranjo M，et al. General Anesthesia：Theory and Practice [J]. 2018，127（5）：1245 – 1258.

[88] Rown E N，Lydic R，Schiff N D. General anesthesia，sleep，and coma [J]. N Engl J Med，2010，363：2638 – 2650.

[89] Wang A，Wang J，Ying L，et al. Mechanisms of long non-coding RNAs in the assembly and plasticity of neural circuitry[J]. Frontiers in Neural Circuits，2017，11：76.

[90] Xu W，Zhao Y，Ai Y. Overexpression of lncRNA Gm43050 alleviates apoptosis and inflammation response induced by sevoflurane treatment by regulating miR – 640/ZFP91 [J]. American J Translational Res，2020，12（8）：4337 – 4346.

[91] Long Y，Wang X，Youmans D T，et al. How do lncRNAs regulate transcription [J]. Science Advances，2017，3（9）：eaao2110.

[92] Milà-Alomà M，Suárez-Calvet M，Molinuevo J L. Latest advances in cerebrospinal fluid and blood biomarkers of Alzheimer's disease [J]. Therapeutic Advances in Neurological Disorders，2019，12：175628641988881.

[93] Poller W，Dimmeler S，Heymans S，et al. Non-coding RNAs in cardiovascular diseases：diagnostic and therapeutic perspectives [J]. Eur Heart J，2018，39（29）：2704 – 2716.

[94] d'Avila J C，Siqueira LD，Mazeraud A，et al. Age-related cognitive

impairment is associated with long-term neuroinflammation and oxidative stress in a mouse model of episodic systemic inflammation [J]. J Neuroinflammation, 2018, 15(1): 28.

[95] Kukharsky M S, Ninkina N N, An H, et al. Long non-coding RNA Neat1 regulates adaptive behavioural response to stress in mice [J]. Translational Psychiatry, 2020, 10(1): 171.

[96] Gutierrez A, Corey-Bloom J, Thomas E A, et al. Evaluation of biochemical and epigenetic measures of peripheral brain-derived neurotrophic factor (BDNF) as a biomarker in huntington's disease patients [J]. Frontiers in Molecular Neuroscience, 2020, 12: 335.

[97] Li L, Zhuang Y, Zhao X, et al. Long Non-coding RNA in Neuronal Development and Neurological Disorders [J]. Frontiers in Genetics, 2019, 9: 744.

[98] Faghihi M A, Modarresi F, Khalil A M, et al. Expression of a noncoding RNA is elevated in Alzheimer's disease and drives rapid feed-forward regulation of beta-secretase.[J]. Nature Medicine, 2008, 14 (7): 723 - 730.

[99] Li K, Tian Y, Yuan Y, et al. Insights into the Functions of LncRNAs in drosophila [J]. International Journal of Molecular Sciences, 2019, 20 (18): 4646.

[100] Zhang S F, Gao J, Liu C M. The role of non-coding RNAs in neurodevelopmental disorders [J]. Frontiers in Genetics, 2019, 10: 1033.

[101] Safavynia S A, Goldstein P A. The role of neuroinflammation in postoperative cognitive dysfunction: moving from hypothesis to treatment [J]. Frontiers in Psychiatry, 2019, 9: 752.

[102] Quan Z, Zheng D, Hong Q. Regulatory roles of long non-coding RNAs in the central nervous system and associated neurodegenerative diseases [J]. Frontiers in Cellular Neuroscience, 2017, 11: 175.

[103] Kopp F, Mendell J T. Functional classification and experimental dissection of long noncoding RNAs [J]. Cell, 2018, 172 (3): 393 - 407.

[104] Atianand M K, Caffrey D R, Fitzgerald K A. Immunobiology of long noncoding RNAs [J]. Annu Rev Immunol, 2017, 35 (1): 177 - 198.

[105] Wan P, Su W, Zhuo Y. The Role of Long Noncoding RNAs in

Neurodegenerative Diseases [J]. Mol Neurobiol, 2017, 54 (3): 2012 – 2021.

[106] Butler A A, Webb W M, Lubin F D. Regulatory RNAs and control of epigenetic mechanisms: expectations for cognition and cognitive dysfunction [J]. Epigenomics, 2016, 8 (1): 135 – 151.

[107] Marchese F P, Raimondi I, Huarte M. The multidimensional mechanisms of long noncoding RNA function [J]. Genome Biol, 2017, 18(1): 206.

[108] Masuda T, Ozono Y, Mikuriya S, et al. Dorsal horn neurons release extracellular ATP in a VNUT-dependent manner that underlies neuropathic pain [J]. Nat Commun, 2016, 7: 12529.

[109] Wang K Z, Zhu J, Dagda R K, et al. ERK-mediated phosphorylation of TFAM downregulates mitochondrial transcription: implications for Parkinson's disease [J]. Mitochondrion, 2014, 17: 132 – 140.

[110] Zhang X, Wang J, Gao J, et al. P2X4 receptor participates in autophagy regulation in Parkinson's disease [J]. Neural Regen Res, 2021, 16 (12): 2505 – 2511.

[111] Vavra V, Bhattacharya A, Zemkova H. Facilitation of glutamate and GABA release by P2X receptor activation in supraoptic neurons from freshly isolated rat brain slices [J]. Neuroscience, 2011, 188: 1 – 12.

[112] Tsuda M, Shigemoto-Mogami Y, Koizumi S, et al. P2X4 receptors induced in spinal microglia gate tactile allodynia after nerve injury [J]. Nature, 2003, 424: 778 – 783.

[113] Varma R, Chai Y, Troncoso J, et al. Amyloid-β induces a caspase-mediated cleavage of P2X4 to promote purinotoxicity [J]. Neuro Mol Med, 2009, 11(2): 63 – 75.

[114] Murphy M P, LeVine H 3rd. Alzheimer's disease and the amyloid-beta peptide [J]. J Alzheimers Dis, 2010, 19: 311 – 323.

[115] Sadigh-Eteghad S, Sabermarouf B, Majdi A, et al. Amyloid-beta: a crucial factor in Alzheimer's disease [J]. Med Princ Pract, 2015, 24: 1 – 10.

[116] Andries M, Van Damme P, Robberecht W, et al. Ivermectin inhibits AMPA receptor-mediated excitotoxicity in cultured motor neurons and extends the life span of a transgenic mouse model of amyotrophic lateral

sclerosis [J]. Neurobiol Dis，2007，25：8－16.

[117] Khoja S，Shah V，Garcia D，et al. Role of purinergic P2X4 receptors in regulating striatal dopamine homeostasis and dependent behaviors [J]. J Neurochem，2016，139(1)，134－148.

[118] Casanovas A，Hernandez S，Tarabal O，et al. Strong P2X4 purinergic receptor-like immunoreactivity is selectively associated with degenerating neurons in transgenic rodent models of amyotrophic lateral sclerosis [J]. J Comp Neurol，2008，506：75－92.

[119] Swift R M. Drug therapy for alcohol dependence [J]. N Engl J Med，1999，340(19)：1482－1490

[120] Ch'Ng S S，Lawrence A J. Investigational drugs for alcohol use disorders：a review of preclinical data [J]. Expert Opin Investig Drugs，2018，27(5)：459－474.

[121] Davies D L，Kochegarov A A，Kuo S T，et al. Ethanol differentially affects ATP-gated P2X3 and P2X4 receptor subtypes expressed in Xenopus oocytes [J]. Neuropharmacology，2005，49 (2)：243－253.

[122] Xiao C，Zhou C，Li K，et al. Purinergic type 2 receptors at GABAergic synapses on ventral tegmental area dopamine neurons are targets for ethanol action [J]. J Pharmacol Exp Ther，2008，327(1)：196－205.

[123] Wyatt L R，Finn D A，Khoja S，et al. Contribution of P2X4 receptors to ethanol intake in male C57BL/6 mice [J]. Neurochem Res，2014，39(6)：1127－1139.

[124] Duveau A，Bertin E，Boué-Grabot E. Implication of neuronal versus microglial P2X4 receptors in central nervous system disorders [J]. Neurosci Bull，2020，36(11)：1327－1343.

[125] Popova M，Trudell J，Li K，et al. Tryptophan 46 is a site for ethanol and ivermectin action in P2X4 receptors [J]. Purinergic Signal，2013，9 (4)：621－632.

[126] Popova M，Rodriguez L，Trudell J R，et al. Residues in transmembrane segments of the P2X4 receptor contribute to channel function and ethanol sensitivity.[J] Int J Mol Sci，2020，21：undefined.

[127] Gofman L，Cenna J M，Potula R. P2X4 receptor regulates alcohol-induced

responses in microglia [J]. J Neuroimmune Pharmacol, 2014, 9: 668 - 678.

[128] Watanabe H, Shitara Y, Aoki Y, et al. Hemoglobin phase of oxygenation and deoxygenation in early brain development measured using fNIRS [J]. Proc Natl Acad Sci U S A, 2017, 114(9): E1737-E1744.

[129] Zhang D, Zhou Y, Hou X, et al. Discrimination of emotional prosodies in human neonates: A pilot fNIRS study [J].Neuroscience Lett, 2017, 658: 62 - 66.

[130] Zhang D, Chen Y, Hou X, et al. Near-infrared spectroscopy reveals neural perception of vocal emotions in human neonates [J]. Human Brain Mapping, 2019, 40(8): 2434 - 2448.

致　谢

　　《麻醉与脑功能》的出版得到了浙江省自然基金（LY19H25001）、浙江省医药卫生科技计划项目（2019RC266、2021KY1043）、浙江省中医药科技计划项目（2019ZA120）、宁波市医疗卫生品牌学科——临床护理学、宁波市儿童青少年心理障碍及睡眠障碍诊疗中心（PPXK2018-08）、宁波市自然科学基金（2020N4247）、宁波市医学科技计划项目（2018A08、2019Y16）、宁波大学医学院附属医院青苗基金（FYQMLC202002）等多个基金项目的资助。

《麻醉与脑功能》编委会